国家卫生健康委员会"十四五"规划教材

全国中等卫生职业教育教材

供康复技术专业用

运动疗法

第2版

主　编　田　莉

副主编　楼天晓　税晓平　邹　颖

编　者（以姓氏笔画为序）

　　　　文应丹（贵州护理职业技术学院）

　　　　田　莉（长沙民政职业技术学院）

　　　　吕紫燕（珠海市卫生学校）

　　　　刘洪秀（东莞职业技术学院）

　　　　闫鹏宇（山东省青岛卫生学校）

　　　　邹　颖（江苏护理职业学院）

　　　　陆　银（桐乡市卫生学校）

　　　　周宇菲（大理护理职业学院）

　　　　班玉滕（山东省济宁卫生学校）

　　　　彭　野（昭通卫生职业学院）

　　　　税晓平（四川中医药高等专科学校）

　　　　楼天晓（湖南中医药高等专科学校）

人民卫生出版社

·北　京·

图书在版编目（CIP）数据

运动疗法 / 田莉主编. — 2 版. —北京：人民卫生出版社，2022.10（2025.11 重印）

ISBN 978-7-117-33720-5

Ⅰ. ①运… Ⅱ. ①田… Ⅲ. ①运动疗法－中等专业学校－教材 Ⅳ. ①R455

中国版本图书馆 CIP 数据核字（2022）第 182027 号

人卫智网	**www.ipmph.com**	医学教育、学术、考试、健康，购书智慧智能综合服务平台
人卫官网	**www.pmph.com**	人卫官方资讯发布平台

运动疗法
Yundong Liaofa
第 2 版

主　　编：田　莉
出版发行：人民卫生出版社（中继线 010-59780011）
地　　址：北京市朝阳区潘家园南里 19 号
邮　　编：100021
E - mail：pmph @ pmph.com
购书热线：010-59787592　010-59787584　010-65264830
印　　刷：廊坊一二〇六印刷厂
经　　销：新华书店
开　　本：850×1168　1/16　印张：22
字　　数：468 千字
版　　次：2016 年 1 月第 1 版　　2022 年 10 月第 2 版
印　　次：2025 年 11 月第 9 次印刷
标准书号：ISBN 978-7-117-33720-5
定　　价：65.00 元
打击盗版举报电话：010-59787491　E-mail：WQ @ pmph.com
质量问题联系电话：010-59787234　E-mail：zhiliang @ pmph.com
数字融合服务电话：4001118166　E-mail：zengzhi @ pmph.com

修订说明

为服务卫生健康事业高质量发展,满足高素质技术技能人才的培养需求,人民卫生出版社在教育部、国家卫生健康委员会的领导和支持下,按照新修订的《中华人民共和国职业教育法》实施要求,紧紧围绕落实立德树人根本任务,依据最新版《职业教育专业目录》和《中等职业学校专业教学标准》,由全国卫生健康职业教育教学指导委员会指导,经过广泛的调研论证,启动了全国中等卫生职业教育护理、医学检验技术、医学影像技术、康复技术等专业第四轮规划教材修订工作。

第四轮修订坚持以习近平新时代中国特色社会主义思想为指导,全面落实党的二十大精神进教材和《习近平新时代中国特色社会主义思想进课程教材指南》《"党的领导"相关内容进大中小学课程教材指南》等要求,突出育人宗旨、就业导向,强调德技并修、知行合一,注重中高衔接、立体建设。坚持一体化设计,提升信息化水平,精选教材内容,反映课程思政实践成果,落实岗课赛证融通综合育人,体现新知识、新技术、新工艺和新方法。

第四轮教材按照《儿童青少年学习用品近视防控卫生要求》(GB 40070—2021)进行整体设计,纸张、印刷质量以及正文用字、行空等均达到要求,更有利于学生用眼卫生和健康学习。

前　言

康复治疗技术是康复医学的重要组成部分,运动疗法是康复治疗师必须掌握的临床实践技能,是康复技术专业的一门核心课程。康复治疗师的操作技术是否正确、熟练,直接影响着康复效果。

本教材共16章,本次修订保留了第1版《运动疗法》的主要内容:关节活动技术、关节松动技术、肌肉牵伸技术、肌力训练、平衡与协调训练、站立与步行训练、牵引技术、神经生理治疗技术、呼吸训练,并根据目前国内外运动疗法的进展热点,增加了运动疗法新技术的章节,着重介绍了悬吊训练疗法、肌内效贴扎技术等深受欢迎的新技术。

在教材编写过程中,全面落实党的二十大精神进教材要求,坚持"三基五性"的教材编写原则,同时将教材内容与行业技术操作规范及职业资格考试大纲紧密结合。本教材聚焦学生技能培养,图文并茂,正文设置"学习目标""考点链接""课堂活动""导入案例""知识拓展""本章小结""思考题"等内容,并配套实训指导及丰富的数字内容。

本教材的读者对象是中职康复技术专业师生,也可作为相关专业学生及专业工作者学习或临床工作的重要参考资料。

编者力求教材简洁明了、图文并茂,使学生学习时上手快、动手顺。但由于编者理论水平还有待提高,且编写时间较短,教材之中难免有不当之处。各位读者在使用本教材时,如发现存有疏漏或讹误之处,请提出宝贵意见和建议,以便本教材得到不断完善。

感谢全体编写人员为本教材顺利出版所付出的辛勤劳动!

田　莉

2023年9月

目　录

第一章 │ 概论

01章 数字内容

学习目标

1. 掌握物理治疗、运动疗法、物理治疗师的概念。
2. 熟悉运动训练常用器械的名称及功能。
3. 了解运动疗法各种技术名称及分类。
4. 能够阐述物理治疗与运动疗法的区别;辨识上肢及下肢运动训练器械;根据功能障碍选择运动训练器械。
5. 具有安全意识;严谨的工作态度。

第一节 概　述

一、基本概念

1. 物理治疗(physical therapy,PT)　是运用力、电、光、声、磁、水和温度等物理因子来促进人体健康,预防和治疗疾病,改善功能的训练方法。物理治疗依据其使用的物理因子性质不同,可分为运动疗法和物理因子疗法两类。

2. 运动疗法(exercise therapy)　是指利用徒手或应用器械等进行主动和/或被动运动,通过改善、代偿和替代的途径来纠正伤、病、残患者功能障碍的方法。

3. 物理治疗师(physiotherapist)　是实施物理治疗的医务工作者,是康复医疗的专业治疗人员,与作业治疗师、言语治疗师等同属于医学相关类人才。

二、运动疗法分类

（一）以力学和运动学原理为基础

1. 关节活动技术　主要用于改善和维持关节活动范围,以利于患者完成功能性活动。根据是否借助外力,分为主动运动、主动助力运动和被动运动;根据是否使用器械分为徒手运动和器械运动。

2. 肌力与耐力训练　肌力训练是根据超量负荷的原理,通过肌肉的主动收缩来改善或增强肌肉的力量。根据肌肉的收缩方式分为等长运动和等张运动;根据是否施加阻力分为抗阻运动和非抗阻运动。耐力训练包括肌肉耐力训练和全身耐力训练。其中全身耐力训练又称为有氧训练,常用于强身健体及心肺疾病、代谢疾病患者和老年人的康复锻炼。

3. 牵伸技术　牵伸是指拉长挛缩或短缩软组织的治疗方法,其主要目的是改善或重新获得关节周围软组织的伸展性,降低肌张力,增加或恢复关节活动范围,同时还可防止发生不可逆的组织挛缩,预防或降低躯体在活动或从事某项运动时出现的肌肉、肌腱损伤。根据牵伸力量来源、牵伸方式和持续时间,分为手法牵伸、器械牵伸和自我牵伸。

4. 平衡与协调训练　平衡训练是指为提高患者维持身体平衡能力所采取的训练措施,能激发姿势反射,加强前庭器官的稳定性。平衡功能的好坏直接或间接影响患者身体控制和日常生活自理的能力。协调功能是人体自我调节,完成平滑、准确且有控制的随意运动的一种能力,协调性是正常运动活动的最重要组成部分。

5. 步行训练　是指以矫治异常步态,促进步行转移能力的恢复,提高患者生活质量为目的的训练方法。

6. 呼吸训练　是指保证呼吸通畅,加强呼吸肌功能,促进排痰和痰液引流,改善肺和支气管组织血液代谢,提高气体交换效率的训练方法。

7. 牵引技术　是指运用作用力与反作用力原理,通过手法、器械等产生的外力,作用于人体脊柱、四肢关节,使关节发生一定的分离,关节周围软组织得到适当牵伸的一种治疗方法。

8. 医疗体操　为达到预防、治疗及康复目的而编排的体操运动及功能练习。

（二）神经生理治疗技术

1. 博巴斯技术(Bobath technique)　主要为运用各种促进技术控制异常运动和异常的姿势反射,出现正常运动后,再按照患者的运动发育顺序以促进正常运动功能的恢复。

2. 布伦斯特伦技术(Brunnstrom technique)　该技术强调在中枢神经系统损伤初期,利用联合反应、共同运动等异常运动模式和反射作为促进手段,然后逐步修正为功能性运动,以恢复运动控制能力的方法。强调在整个恢复过程中,逐步向正常、复杂的运动模式发展,最终达到中枢神经系统的重新组合。

3. 鲁德技术（Rood technique）　又称为多感觉刺激疗法,是指选用有控制的感觉刺激,按照个体的发育顺序,通过应用某些动作引出有目的的反应,并通过反复的感觉刺激诱导出正确的运动模式。

4. 本体促进技术　是利用牵张、关节挤压和牵引、施加一定阻力等本体刺激,来激活和募集最大数量的运动单位参与活动,并应用螺旋对角线的运动模式,来促进神经肌肉功能恢复的一种治疗方法。

5. 运动再学习技术　把中枢神经系统损伤后运动功能的恢复视为一种再学习或再训练的过程,以运动科学、生物力学、神经生理学、行为科学等为理论基础,以脑损伤后的可塑性和功能重组为理论依据,以作业或功能为导向,在强调患者主观参与和认知重要性的前提下,按照运动学习的信息加工理论和现代运动学习的方法,对其进行教育,以恢复运动功能的一套方法。

第二节　运动疗法的常用器械

一、上肢训练常用器械

1. 肩关节旋转训练器　又称肩轮,是一种肩关节运动训练装置,目前临床常用有两种类型:轮型(图1-1A)和杆型(图1-1B)。其可改善肩、肘关节的活动范围,维持和扩大肩关节活动度,兼有增强肩、肘关节周围肌肉力量的作用。

2. 肩梯　是一种通过手指攀爬一定高度,训练肩关节活动度的装置(图1-2)。患者可面对(改善肩前屈活动范围)或侧对(改善肩外展活动范围)肩梯,通过手指沿着阶梯不断向上攀爬,逐渐增大肩关节的活动范围,以减轻疼痛,防止肩关节挛缩。

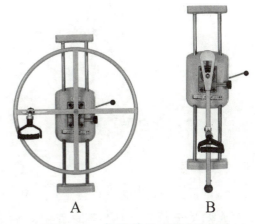

图1-1　肩关节旋转训练器
A. 轮型;B. 杆型。

3. 肩抬举训练器　是一种训练上肢抬举功能的装置(图1-3)。通过将棍棒置放于不同的高度训练上肢的抬举功能;可在棍棒两端悬挂沙袋,进行抗阻力训练。搁架高度可以调整,放在桌上使用。

4. 可调式肘关节牵引椅　是一种用来牵引肘关节,增加肘关节活动度的装置(图1-4)。主要应用于肘关节屈伸活动障碍患者,如肱骨骨折、尺桡骨近端骨折固定或手术后,肘部肌肉或肌腱损伤修复术后。

5. 前臂旋转训练器　是一种训练前臂旋前和旋后功能的装置(图1-5)。通过前臂旋转的主动运动和抗阻运动训练,改善前臂旋前、旋后的活动范围,并可增强前臂旋前肌与旋后肌的力量和耐力。

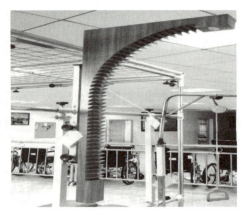

图 1-2　肩梯

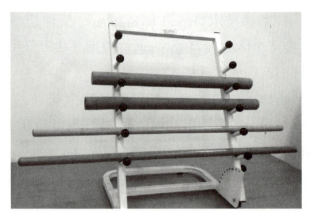

图 1-3　肩抬举训练器

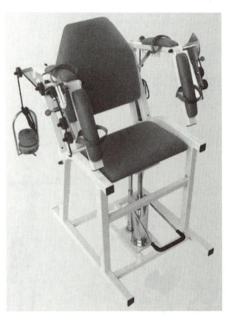

图 1-4　可调式肘关节牵引椅

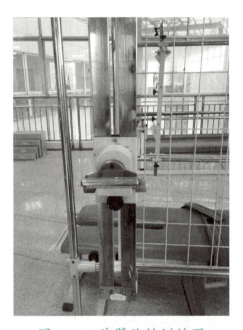

图 1-5　前臂旋转训练器

6. 腕关节屈伸训练器　是一种训练腕关节屈曲和伸展功能的训练装置（图 1-6）。能改善腕关节活动范围，牵伸挛缩和粘连的软组织，增强腕屈肌、腕伸肌的肌力与耐力。

7. 橡筋手指练习器　是一种由橡筋结成网格状、用于训练手指主动屈伸能力的训练装置（图 1-7）。通过手指对橡筋的勾、拉、压、弹、拨等抗阻运动，利用橡筋的弹性、张力，提高手指的主动屈伸活动能力。

8. 功能牵引网架及配件　是一种将肢体悬吊起来进行训练的装置，并附有配件，包括绳索、S 钩、滑轮、尼龙搭扣、固定带、重锤、沙袋等（图 1-8）。可用于肌力训练，增加关节活动度的训练，预防畸形。也可用于关节牵引治疗和放松调整训练。

9. 墙壁拉力器　是一种固定于墙壁上的具有重力负荷的装置，通过拉动重锤进行肌力或关节活动范围训练（图 1-9）。主要用于肌力和耐力的训练，上肢各关节活动度的训练。

10. 肋木　是一组具有横杆的平面框架（图 1-10）。每一肋木间距约 10cm，为保证肋

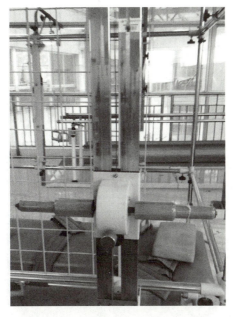

图 1-6　腕关节屈伸训练器

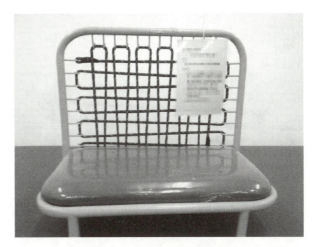

图 1-7　橡筋手指练习器

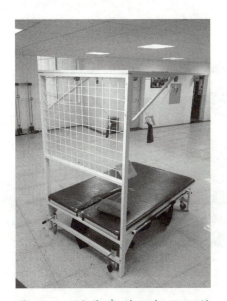

图 1-8　功能牵引网架及配件

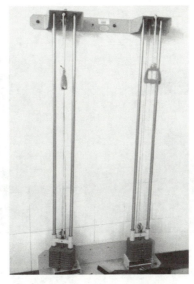

图 1-9　墙壁拉力器

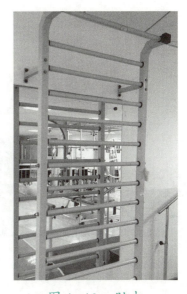

图 1-10　肋木

木强度,每一横杠的直径为 4～5cm。主要功能为矫正姿势,进行肌力与耐力训练,关节活动度训练。

11. 体操棒　是供患者进行体操类活动、训练关节活动度的木棒(图 1-11)。通过携棒做操,可牵张挛缩和粘连的软组织。与沙袋相结合,可增强上肢各关节的肌肉力量,尤其是肩、肘关节的肌肉力量。

12. 系列哑铃　是一种用于增强肌肉力量训练的简单器械(图 1-12)。肌力训练时,选择重量大的哑铃;耐力训练时,选择中等重量的哑铃。

13. 系列沙袋　是装有细沙的、具有一定重量的袋子(图 1-13)。可作为负荷进行肌肉力量的训练以及关节活动度的伸展法矫正训练。

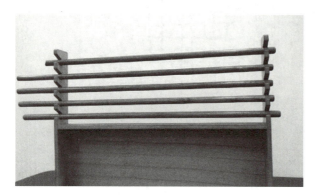

图 1-11　体操棒

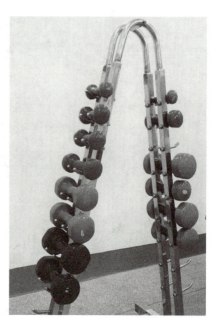

图 1-12　系列哑铃

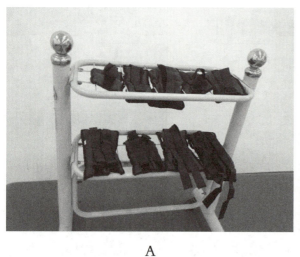

A

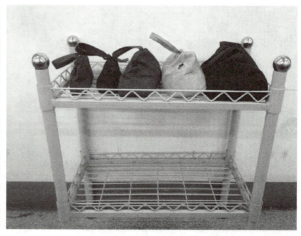

B

图 1-13　系列沙袋

A. 绑式;B. 挂式。

14. 支撑器　是一种供患者在训练床上用手支撑以抬起身体的三角形小支架（图 1-14）。主要用于上肢肌力的训练,躯干肌的肌力训练,日常生活活动的训练如转移、减压等训练。

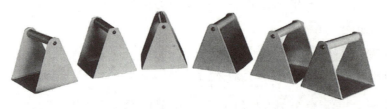

图 1-14　支撑器

二、下肢训练常用器械

1. 重锤式髋关节训练器　适用于各种原因引起的髋关节外展、内收活动范围受限及肌力减退者（图1-15）。

2. 髋关节旋转训练器　通过足的旋转运动，改善髋关节的活动范围、旋转功能和控制能力（图1-16）。

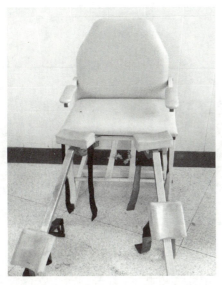

图1-15　重锤式髋关节训练器

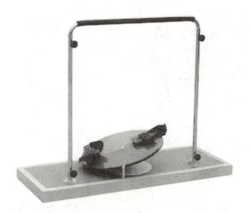

图1-16　髋关节旋转训练器

3. 股四头肌训练器　常用于各种原因引起的膝关节屈伸肌力下降及屈伸关节活动范围受限者（图1-17）。

4. 踝关节屈伸训练器　用于踝关节屈伸功能障碍者，患者可做主动和被动训练（图1-18）。

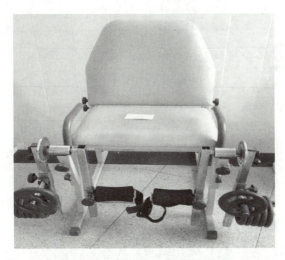

图1-17　股四头肌训练器

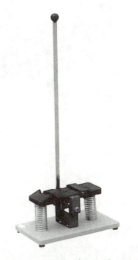

图1-18　踝关节屈伸训练器

5. 坐式踝关节训练器　常用于踝关节屈伸功能障碍者,可增大踝关节活动范围,纠正畸形(图1-19)。

6. 踝关节矫正板　是不同角度的楔形木板或金属板,根据需要可变换角度(图1-20)。可矫正和防止足下垂、足内翻、足外翻等畸形。

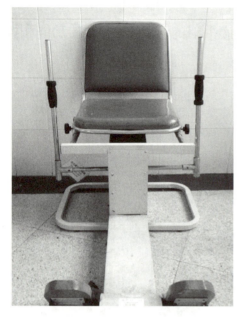 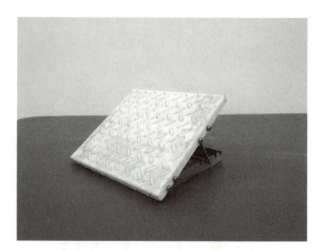

图1-19　坐式踝关节训练器　　　　　　图1-20　踝关节矫正板

7. 起立床　又称倾斜床、直立床(图1-21)。可对脊椎损伤患者,骨盆及下肢损伤患者,偏瘫、截瘫及其他重症患者进行渐进适应性站立训练。倾斜床可固定于0°~90°的任一倾斜位置。

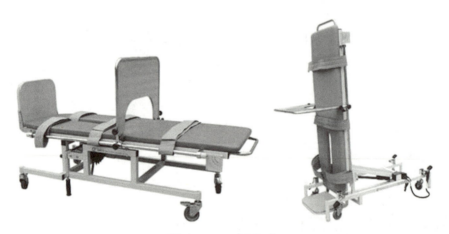

图1-21　起立床

8. 站立架　是一种将患者固定于站立位进行站立训练,并利用桌板进行上肢各种动作训练的装置(图1-22)。主要用于截瘫、脑瘫等站立功能障碍者。

9. 下肢功率自行车　是位置固定的踏车(图1-23)。主要训练患者下肢的关节活动范围,增强下肢肌力,增加心肺功能以及健身等。

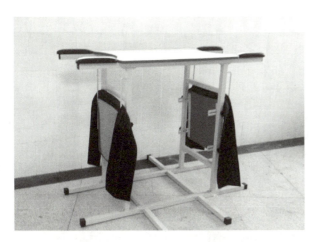
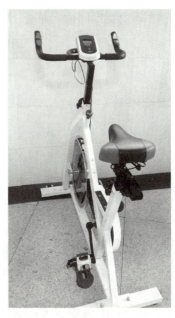

图 1-22　站立架　　　　　　　　图 1-23　下肢功率自行车

10. 活动平板　可用于行走运动训练或进行行走功能评定；也可用于耐力训练、步态训练及下肢力量和关节活动范围训练（图 1-24）。

11. 平行杠　是以上肢支撑体重，进行站立、步行、肌力、平衡、关节活动度训练的装置（图 1-25）。可在平行杆内借助上肢的帮助进行步态训练，矫正足外翻、髋外展，增加行走的稳定性。

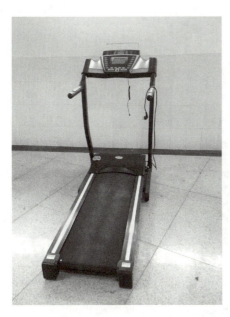
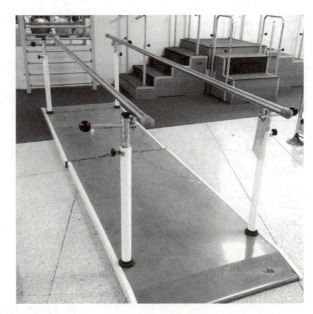

图 1-24　活动平板　　　　　　　图 1-25　平行杠

12. 平衡板　是一块固定于半圆球上的平板（图 1-26）。患者站或坐于平板上主动晃动，用于训练患者的平衡功能。

13. 训练用扶梯　是训练步行的多级台阶装置（图 1-27）。阶梯两侧装有扶手供患者扶持,扶手高度可进行调节。可利用阶梯扶手或拐杖进行上下台阶的步行训练。

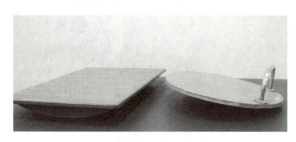

图 1-26　平衡板

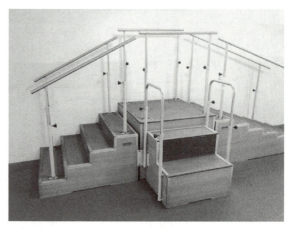

图 1-27　训练用扶梯

14. 抽屉式阶梯　用于患者日常生活步行训练。可作为不同高度的辅助坐具,亦可作为简易的训练阶梯使用(图 1-28)。

15. 助行器　是辅助代步用具,能保持立位身体平衡、支撑体重、训练行走、增强肌力(图 1-29)。

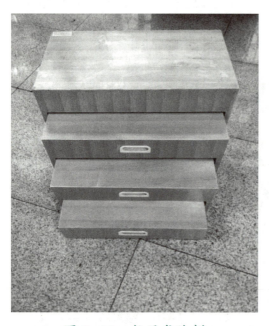

图 1-28　抽屉式阶梯

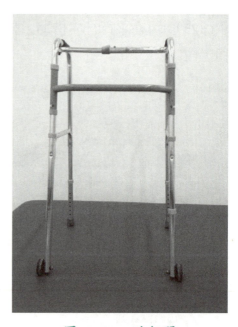

图 1-29　助行器

三、其他常用设备

1. 训练床　一般长 180～200cm,宽 120～160cm,高 45cm(图 1-30A)。主要用于卧位、坐位动作训练。电动升降床(图 1-30B)操作高度可调,气动弹簧辅助的靠背可从 0°～85°进行调节,可为患者提供卧位和坐位训练的支持。多体位手法治疗床(图 1-30C,D)床面分为多段,各段装有气动弹簧可调节角度,腿部采用分离式,可提供单个下肢独立完成各种康复训练。

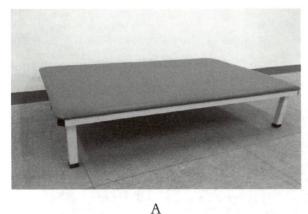
A

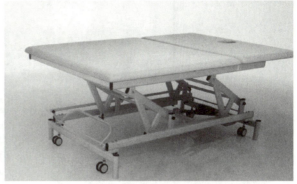
B

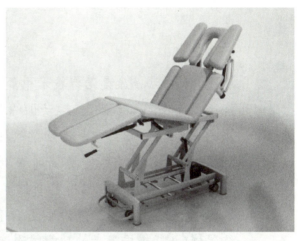
C

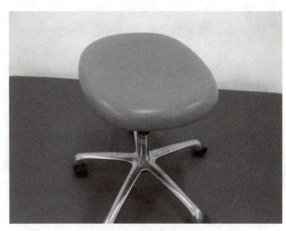
D

图 1-30　训练床

A. 一般训练床;B. 电动升降床;C. 八段位手法治疗床;D. 九段位手法治疗床。

2. 治疗师坐凳　又称 PT 凳(图 1-31),是供治疗师坐的凳子,高度与训练台相适应,约 35cm,凳下有方向轮,可向各方向灵活移动。

3. 姿势矫正镜　是患者进行姿势矫正训练时很重要的一项辅助设备(图 1-32)。

4. 楔形垫　是外形呈楔状的垫子(图 1-33)。用于基本功能综合训练,如关节活动度训练、卧位功能训练和体位矫正训练。

5. 运动垫　又称体操垫,供患者坐卧其上进行康复训练。

图 1-31　PT 凳

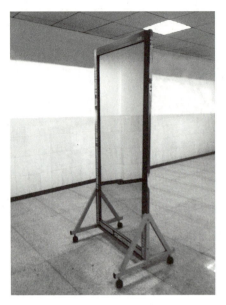

图 1-32　姿势矫正镜

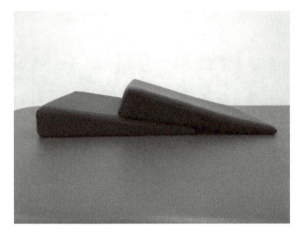

图 1-33　楔形垫

本章小结

　　运动疗法是康复治疗技术中最基本和最积极的治疗方法。本章学习重点是运动疗法的基本概念、运动训练器械的主要功能。本章学习难点是运动疗法的分类,其中以力学和运动学原理为基础的包括关节活动技术、肌力与耐力训练、牵伸技术、平衡与协调训练、步行训练、呼吸训练、牵引技术、医疗体操;神经生理治疗技术包括博巴斯技术、布伦斯特伦技术、鲁德技术、本体促进技术、运动再学习技术。作为康复治疗师,需按照行业标准规范操作各种运动训练器械,并能根据患者的功能障碍选择合适的运动训练器械。

（田　莉）

 思考题

一、简答题

1. 简述以力学和运动学原理为基础的运动疗法分类。

2. 简述上肢运动训练器械的名称。

二、案例分析

患者,男,65 岁,右侧肩关节上举活动受限,肌力下降。请为该患者选择至少 3 种上肢运动训练器械。

第二章 ｜ 运动治疗基础

02 章 数字内容

学习目标

1. 掌握运动轴与运动平面、运动处方的概念。
2. 熟悉制动对人体的影响。
3. 了解运动对人体的积极效应和潜在威胁。
4. 能够演示出关节的运动；制订简单的运动处方。
5. 具有"运动是良医"的理念；严谨的工作态度。

第一节 运动形式与分类

人体运动形式是多样化的，从运动生物力学观点看，人体运动是建立在由头、颈、躯干、上肢及下肢组成的多环节链状系统基础上的，这种链状系统沿一定的运动轴与运动平面完成躯体运动。

一、运动轴与运动平面

运动轴与运动平面见图 2-1。

（一）运动轴

1. 冠状轴　是指与地面平行且与额状面平行的轴。
2. 垂直轴　是指额状面与矢状面相交叉形成的上下贯穿人体正中的轴。
3. 矢状轴　是指与地平面平行且又与矢状面平行的轴，在水平方向前后贯穿人体。

（二）运动平面

1. 水平面（横断面）　是指与地面平行的

考点链接
人体的运动轴和运动平面

面。水平面将人体分为上、下两部分。

2. 冠状面（额状面） 是指与身体前面或后面平行的面。冠状面将人体分成前、后两部分。

3. 矢状面 是指与身体侧面平行的面。矢状面将人体分为左、右两部分。

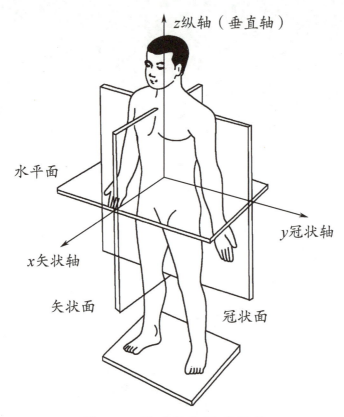

图 2-1 运动轴与运动平面

二、关节的运动方向

1. 屈伸 是指关节在矢状面绕冠状轴的运动。相关关节的两骨之间角度减小或相互接近为屈（图 2-2A），反之为伸（图 2-2B）。

2. 内收与外展 是指关节在冠状面绕矢状轴的运动，即肢体接近正中矢状面的运动为内收（图 2-3A），反之为外展（图 2-3B）。如手指向中指中轴靠拢为内收，离开中轴称为外展。水平内收与外展是指关节在水平面上绕垂直轴运动，如上肢肩关节在外展 90°时向身体中线靠拢为水平内收，远离身体中线为水平外展，而足底朝向内侧的运动则称为内翻（图 2-4A），反之称外翻（图 2-4B）。

3. 旋转 是指关节在水平面绕垂直轴或自身纵轴的运动。向内或向前为内旋（图 2-5A），反之为外旋（图 2-5B）。如寰枢关节绕垂直轴做旋转运动，而肩关节与髋关节可以绕自身纵轴旋转。

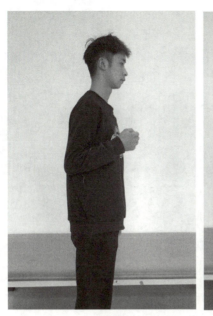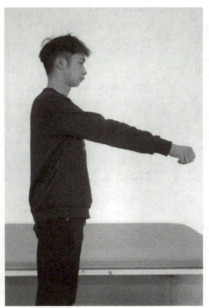

A   B

图 2-2　肘关节的屈伸运动

A. 肘关节屈曲;B. 肘关节伸展。

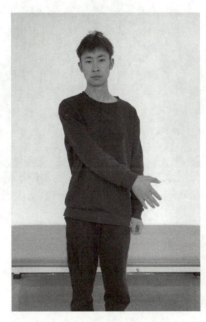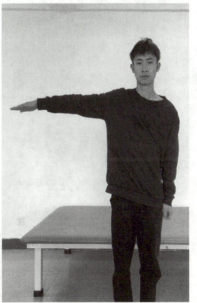

A   B

图 2-3　关节的内收与外展运动

A. 肩关节内收;B. 肩关节外展。

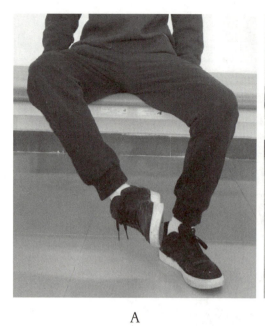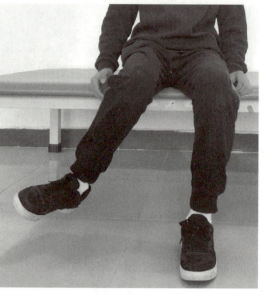

A　　　　　　　　　　　　　　B

图 2-4　足的内/外翻运动

A. 足内翻;B. 足外翻。

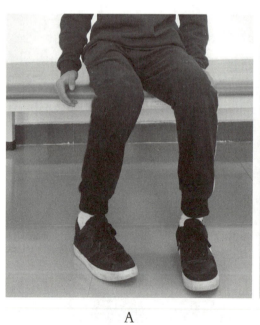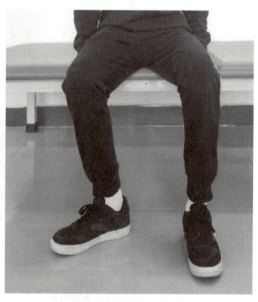

A　　　　　　　　　　　　　　B

图 2-5　髋关节的旋转运动

A. 髋关节内旋;B. 髋关节外旋。

4. 环转　是指以骨的近端为支点做旋转运动,远端做圆周运动。环转是冠状轴与矢状轴的复合运动,如肩关节与髋关节的环转运动。

动一动:请同学们演示肩关节的运动,并说出运动的时候是围绕哪个运动轴、运动平面做什么运动。

三、关节的运动链

运动链是指人体的几个部位(环节)通过关节连接而组成的一个复合结构。通常把一侧的上肢或下肢看做一条长链,每一关节为一链扣。

(一)开放运动链

开放运动链是指远端游离、近端固定的运动链,运动时可以随意活动某一关节或同时活动几个关节,即开链运动。在日常生活中,如穿衣、洗漱、喝水、进食等,上肢活动都是在开链运动状态下完成,因此上肢运动大多为开链运动。而在走路、踢球等活动中,摆动侧的下肢所进行的也是开链运动。

(二)封闭运动链

封闭运动链是指远端固定、近端游离的运动链。运动时只能是多关节的协调活动,不能做单一活动,即闭链运动。在由坐位站起或站立位坐下,以及上下楼梯或攀登等动作时,下肢必须同时活动髋、膝、踝关节,且足与地面固定不动,此时下肢做闭链运动。

四、运 动 分 类

人体运动类型有多种分类法,可以根据运动项目要求、运动生理与生物化学特点或骨骼肌运动形式等分类。康复治疗需要根据患者不同的功能障碍,选择适宜的运动类型达到治疗目的。

(一)有氧运动与无氧运动

根据运动项目所要求的运动强度、时间、速度和对体内氧化供能途径的不同,可将运动项目分为有氧运动与无氧运动。

1. 有氧运动　运动强度在中、小程度,持续时间较长的运动,在运动时所需的能量来源主要通过氧化体内物质提供,属于有氧运动。一般健身锻炼和患者康复训练都属于有氧运动。

2. 无氧运动　运动强度大,或要求速度快、爆发力强且时间短的运动,在运动时由于人体有氧供能速率慢,无法满足机体需要,因此机体需依靠无氧供能,属于无氧运动。无氧运动多见于需要高速度和大力量的体育项目。

（二）动力性运动与静力性运动

由于运动中骨骼肌收缩形式的不同,关节角度可发生或不发生变化。基于此,运动可分为动力性运动与静力性运动。

1. 动力性运动　骨骼肌收缩产生明显的关节角度变化。动力性运动又分为向心性运动与离心性运动。

2. 静力性运动　骨骼肌收缩不产生明显的关节活动。静力性运动是维持躯体一定姿势的基础。

动力性运动与静力性运动两种形式常常结合在一起,互相协调共同完成人体的运动。

（三）力量性运动与耐力性运动

根据机体对抗阻力的强度、时间与频率不同,分为力量性运动与耐力性运动。

1. 力量性运动　对抗阻力的运动属于力量性运动。力量性运动能有效增强肌力。

2. 耐力性运动　机体在较长的时间内保持特定强度负荷或动作质量能力的运动为耐力性运动。长期坚持耐力性运动,可以有效增强心肺功能。

（四）被动运动、辅助运动、主动运动与抗阻运动

在康复治疗中,根据患者肌力与关节活动度大小不同,采取的运动训练方式有被动运动、辅助运动、主动运动与抗阻运动等。

1. 被动运动　完全依靠外力帮助完成的运动称为被动运动。如借助健侧肢体、他人辅助或器械(机械、电刺激)帮助下的运动属于被动运动。当肌力在 0~1 级不能完全用力时,可进行被动运动。持续被动运动可以增加关节活动度,消除肢体肿胀,防止肌萎缩、关节粘连和韧带挛缩。

2. 辅助运动　借助外力(可以是自身的健侧肢体和器械或他人帮助)的运动为辅助运动。当肌力达 2 级以上时,可进行辅助运动。辅助运动能增加关节活动度并逐步增强肌力。

3. 主动运动　由骨骼肌主动收缩完成的肢体运动为主动运动。主动运动是康复训练中最被强调和最常用的训练方法(如徒手操等)。当肌力达到 3 级能抗重力时,可进行主动运动。主动运动可以提高肌力和增加关节活动范围。

4. 抗阻运动　由骨骼肌主动收缩克服自身重力和外来阻力,完成全关节活动范围的运动属于抗阻运动。当肌力达 4~5 级时,可以进行抗阻运动。抗阻运动可以有效增强肌力和耐力、改善关节活动和神经系统的协调功能。

（五）其他运动

针对全身多部位肌群与关节的运动类型还有多种,如技巧运动、医疗体操、娱乐运动、放松运动、水中运动和中国传统的拳、功、操等。

第二节　运动治疗对人体的影响

一、制动对人体的影响

制动是临床治疗和康复医疗的保护性措施,包括卧床休息、局部固定及瘫痪等。制动可以降低组织器官的能量消耗,相对减少代谢需求,有助于保护受损组织器官的修复。对于有严重疾病和损伤的患者,卧床是保证度过伤病危重期的必要手段。长期制动可增加和加重功能障碍,有时其后果较原发病和外伤的影响更加严重,甚至累及多系统的功能。

（一）循环系统

1. 血容量减少　强制卧床 20 天后,循环血量明显下降,每搏量和心输出量相应降低 6%～13%,运动能力显著下降。卧位时中心血容量和右心负荷增加,心房压力感受器兴奋,通过心血管中枢调节抑制抗利尿激素释放,肾小管对原尿的重吸收率降低、滤过率增加,使血浆容量迅速降低。

2. 基础心率增加　基础心率对保持一定水平的冠状血流极为重要,因为冠状动脉的灌注在于心搏的舒张期。长期卧床者由于血容量减少等因素,基础心率加快,舒张期缩短,减少冠状动脉血流灌注,即使从事轻微的体力活动也表现出心动过速。

3. 血栓形成　卧床使总血容量减少,而血液中有形成分没有减少,导致血液黏滞度明显增加,加之血流速度缓慢,使血栓形成的概率明显增加,最常见的是深静脉血栓、血栓性脉管炎和肺栓塞。冠状动脉粥样硬化处血栓形成和阻塞的可能性增加,容易诱发心绞痛或心肌梗死。

4. 有氧运动能力降低　最大吸氧量($\dot{V}O_{2max}$)是衡量心血管功能的常用指标,既反映心输出量,又衡量机体对氧的利用能力。长期卧床后最大吸氧量每天以 0.9% 的速度下降,与老年生理性衰退的年下降率相近。另外,血管调节功能的减退出现直立性低血压,可表现为面色苍白、出汗、头晕,收缩压下降,心率加快,脉压缩小,严重者可产生晕厥。

（二）呼吸系统

1. 肺活量下降　卧位时胸廓弹性阻力增加,横膈上抬,使呼吸运动减小,导致肺通气效率降低,从而影响气体交换。卧位时下侧肺通气不良而血流灌注过度,造成动静脉短路,使通气血流比例失调,生理无效腔增加,肺活量明显下降。

2. 呼吸道感染增加　长期卧床使气管纤毛的功能下降,分泌物黏附于支气管壁,排出困难,再加上卧位时咳嗽动作困难,导致痰液积聚,容易诱发呼吸道感染,坠积性肺炎罹患率增加。

（三）运动系统

1. 骨关节　根据沃尔夫定律,长期制动对骨骼的压力和牵拉力降低,出现骨质疏松,最明显的部位是抗重力的下肢骨骼和与躯干姿势相关的骨骼,承担体重最大的跟骨骨钙丢失尤为突出。尿钙排泄在制动 7 周时达到高峰。制动使关节周围韧带的刚度降低,强度下降,能量吸收减少,弹性模量下降,肌腱附着点处变得脆弱,韧带易于断裂。制动 30 天,可以造成严重关节退变和活动受限。

2. 肌肉组织　制动可使肌肉蛋白质合成减少而分解增加,导致蛋白总量下降,肌萎缩和肌力减退。完全卧床休息,肌力降低速度为每周 10%～15%,3～5 周内肌力下降可达 50%,恢复活动 1 周后肌力恢复 50%。卧床 42 天使肌肉线粒体密度减少 16.6%,氧化酶活性降低 11%,总毛细血管长度缩短 22.2%。

(四)代谢与内分泌系统

1. 负氮平衡　制动造成尿氮排出明显增加,导致低蛋白血症、水肿和体重下降,特别是使体重降低。尤其是在创伤或饥饿的情况下,负氮平衡高达 8～12g/d。氮排出增加起于制动的第 4～5 天,在第 2 周中达到高峰并可持续。卧床休息 3 周所造成的负氮平衡可以在 1 周左右恢复,但卧床 7 周造成的负氮平衡则需要 7 周才能恢复。

2. 内分泌改变　抗利尿激素在制动后第 2～3 天开始分泌抑制,肾上腺皮质激素分泌增高达正常水平的 3 倍,尿可的松的排出量也增加。雄激素水平降低。糖耐量降低,血清胰岛素和前胰岛素 C 肽同时增高,在制动后 1 个月达到高峰。血清甲状腺素和甲状旁腺素增高或不稳定,是造成高钙血症的主要原因之一。卧床制动 14 天后去甲肾上腺素分泌增加 35%,基础代谢率降低。

3. 水电解质改变　血钠、血钾等离子和血胆固醇增高,高密度脂蛋白胆固醇降低。高钙血症是制动后常见而又容易忽视的水电解质异常,在因骨折固定或牵引而长期卧床的儿童中,高钙血症的发生率可高达 50%,卧床休息 4 周左右可以发生症状性高钙血症。体钙丢失途径主要是尿液,其次是粪便,与骨钙丢失程度一致。早期症状包括食欲减退、腹痛、便秘、恶心和呕吐,进行性神经体征为无力、低张力、情绪不稳、反应迟钝,最后发生昏迷。

(五)中枢神经系统

制动后感觉输入减少,可造成感觉减退和痛阈下降。同时来自环境的各种刺激也减少,加之原发疾病和外伤的痛苦,产生感知认知障碍、心理障碍和智力减退,表现为各种精神状态的异常和学习能力等下降。

(六)消化系统

制动和病痛对精神及情绪的影响,可减少胃液的分泌,胃内食物排空速度降低,食欲减退,造成蛋白和碳水化合物吸收减少,产生一定程度的低蛋白血症。胃肠蠕动减弱,使食物残渣在肠道内停留时间延长,水分吸收过多,造成便秘。

(七)泌尿系统

卧床时抗利尿激素的分泌减少,尿量增加,尿钾和钠等排泄也增加。卧床后 1～2 天尿钙就开始增高,5～10 天增高显著。腹肌肌力下降和膈肌活动受限、盆底肌松弛、神经损伤患者神经支配异常而导致括约肌与逼尿肌活动不协调,均是促成尿潴留的因素。瘫痪患者导尿次数多,尿路感染的概率增加。尿排出的钙磷增加、尿潴留、尿路感染是尿石症形成的三大因素,结石的发生率可高达 15%~30%,反过来又促使泌尿系统感染加重。

（八）皮肤

制动可导致皮肤长时间受压,血液循环受阻,皮肤及其附属结构因持续缺血、缺氧而形成压疮。由于骨骼肌和脂肪组织耐受血液循环障碍的能力比皮肤差,因此在皮肤出现明显的变化之前,骨骼肌和脂肪组织已出现坏死状态,并发生溶解、向皮肤表面破溃,一旦受压部位皮肤破损,便会很快呈现出溃疡的表现。若病患为老年人,由于其皮肤及皮下组织萎缩,皮肤弹性下降,皮脂腺及汗腺分泌减少,对触压的感觉功能降低,所以更易形成压疮,并且老年人因皮肤损伤后修复能力差,一旦出现压疮则难以愈合。食欲减退和营养不良又加速了皮下脂肪的减少、皮肤的老化,使皮肤变薄与弹力纤维变性。皮肤卫生状况的下降可导致细菌和真菌感染。大面积压疮使血清蛋白尤其是白蛋白减少,血清蛋白的减少使血浆胶体渗透压下降,液体向组织间隙渗出,从而引起皮肤水肿。

二、运动治疗的作用

运动是康复治疗过程中促进机体功能恢复的主要措施,但不适宜的运动方法和运动量也会给患者带来不良的影响。

1. 维持和改善运动器官的功能　根据训练适应机制原理,适当的运动练习可以使减弱的机体功能逐步提高,恢复到损伤前的水平,维持和改善运动器官的形态和功能,增加功能储备。许多疾病或损伤进入稳定期后,适宜的运动练习有明显的康复效果,包括提高肌肉力量和耐力,牵伸挛缩和粘连的软组织以增加关节活动范围,改善平衡和协调能力,预防和延缓骨质疏松等。

2. 增强心肺功能　运动时由于肌肉需要做功,消耗了身体内部的能源底物,促进了器官的新陈代谢,也促进外周和心肌循环以提高有氧运动能力、改善呼吸功能,在一定范围内增加的程度与运动强度成正比。运动时,大量的血液流向肌肉,心肺的功能活动也相应增加以适应机体的需要。例如,心率加快,心输出量增加,呼吸加深、加快,胸廓和横膈的活动幅度增大。

3. 促进代偿功能的形成和发展　对某些经过系统运动治疗后其功能仍难以完全恢复的患者,通过对健侧肢体或非损伤组织的训练,可以发展代偿能力,以补偿丧失的功能。例如,偏瘫或截瘫患者经过规范的运动治疗后,患肢功能仍未完全恢复,通过训练代偿能力,可以达到最大限度的生活自理。

4. 提高神经系统的调节能力　运动是一系列生理性条件反射的综合,适当的运动可以保持中枢神经系统的兴奋性,改善神经系统反应性和灵活性,维持正常功能,发挥对全身各脏器的调整和协调能力。促进神经－肌肉功能和中枢神经功能重塑过程。

5. 增强内分泌系统的代谢能力　主动运动可以促进糖代谢,减少胰岛素分泌,维持血糖水平;增加骨组织对矿物质(如钙、磷)的吸收。因此,适当运动已经成为糖尿病、骨质疏松症等患者的基本治疗方法之一。

6. 调节精神和心理状态　研究发现,每次 60 分钟的低至中强度运动锻炼可以促进大脑皮质、尾状核、下丘脑和小脑等处的内啡肽分泌,产生镇痛作用。运动中机体代谢活动增强,肾上腺素分泌增加,可以缓解精神和心理压力,干扰抑郁或焦虑情绪与躯体器官功能紊乱之间的相互影响,改善患者的情绪和心态,增强自信心。

三、运动的潜在威胁

1. 运动损伤　不适当的运动有可能导致或加重组织损伤,从而使患者的病情加重。常见原因包括准备或结束活动不充分、运动训练强度或总量过大、运动方式选择不当、运动训练动作错误、高危患者的病情判断不准确等。常见的损伤包括关节扭伤或脱位、肌肉和韧带拉伤、疲劳性骨折、椎间盘突出或腰椎滑脱等。

2. 脏器功能过负荷或衰竭　各种疾病或损伤后脏器功能储备都有不同程度的下降,如果运动强度或总量过大,超过功能储备,有可能诱发脏器功能衰竭。常见的脏器衰竭包括心力衰竭、肾衰竭、呼吸衰竭等。

3. 诱发心脑血管事件　心脑血管事件是指各种突发性心脑血管意外,包括脑血管意外、心肌梗死、心搏骤停等。与运动相关的意外情况有:运动诱发血压过度增高导致脑血管破裂、左心房或动脉血栓脱落导致脑梗死、心律失常导致心搏骤停、心脏破裂、主动脉瘤破裂等。

第三节　运 动 处 方

运动处方是根据健身锻炼者或康复治疗患者的体质状况和运动目的,制订一种科学与定量化的周期性训练计划,并以处方的形式确定运动的类型、强度、时间、频率与注意事项。因此,运动处方一般包括六项内容

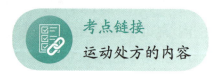

考点链接
运动处方的内容

(图2-6):运动目的、运动类型、运动强度、运动时间、运动频率与注意事项,其中运动类型、运动强度、运动时间与运动频率为运动处方的四大要素。

年龄：70岁	性别：男	其他：病情稳定，临床判定可运动
运动目的	增强心肺功能，提高肌肉力量，降低血压，降低血脂，降低血糖	
运动类型	有氧运动：快走、慢跑、广场舞、骑车、游泳 力量训练：徒手深蹲、哑铃划船、哑铃上举	
运动强度	心率控制在110~120次/min	
运动时间	有氧运动30~40min；力量训练3组，每组15~20次	
运动频率	有氧运动：3~4次/周；力量练习：3~4次/周	
注意事项	加强血压、血糖的监测，禁止空腹和剧烈运动；运动前后做好热身和整理活动，运动要循序渐进	

图 2-6 运动处方示例

一、运动目的

运动处方的根本目的是通过科学、有序的身体活动,给人体一定负荷的运动刺激,使机体产生反应与适应性变化,从而增强体质与身心健康。运动目的主要有以下几方面：

1. 促进生长发育,提高身体素质。
2. 增强体质、延缓衰老。
3. 防治某些疾病、保持健康、丰富生活、调节心理与提高生活质量。
4. 掌握运动技能和方法,提高竞技水平。

二、运 动 类 型

运动类型是指依据运动处方的目的而采用的专门运动种类。根据我国青少年与成年人的体质健康评价指标体系,这里将运动处方的运动类型分为以下 6 种:

1. 发展心肺功能的运动类型　常采用大肌群参加的中小强度(低强度)的、能长时间进行的周期性运动,如跑步、游泳。

2. 发展肌力量的运动类型　主要采用器械或抗自身体重的各种力量练习。

3. 发展柔韧性的运动类型　常采用各种拉伸关节练习、舒展躯干的运动、广播体操、器械体操、武术、舞蹈及各种健身健美操等。

4. 发展灵敏性与协调性的运动类型　常通过身体多环节、多部位、多肌群同步参加的练习。

5. 发展速度的运动类型　常通过各种快速反应练习、短距离反复疾跑、牵引跑、上坡跑、下坡跑、顺风跑及各种球类运动项目等。

6. 控制体重的运动类型　减肥的运动类型有较长时间的中、小强度有氧运动,如步行、慢跑、游泳等。增重的运动类型有多种提高肌力、增加肌含量的抗阻练习,如杠铃深蹲、卧推等。

三、运 动 强 度

运动强度表示运动时机体的用力程度,是运动处方定量化与科学性的核心问题。运动中常以心率表示运动强度的大小,并通过靶心率来控制运动强度。

靶心率是指能获得最佳效果并能确保安全的运动心率,也被称为目标心率或运动适宜心率。常见的靶心率算法有如下两种:

1. 年龄减算法　运动适宜心率 =180(或 170)－年龄,此法适用于有运动习惯的人。如果没有运动习惯的人则用 170 减年龄。

> **考点链接**
> 靶心率的计算方法

2. 最大心率百分比算法　为了较精确地确定适宜心率,须做极限或症状限制性运动试验以确定最大心率,然后取最大心率的 60%～85% 为运动的适宜心率。通常来说,个体的最大心率可用 220－年龄得到近似值。因此运动适宜心率 =(220－年龄)×(60%～85%)。

四、运 动 时 间

按照运动强度及身体条件决定必要的运动时间是运动处方的要点。运动时间是根据运动强度、频率、目的、年龄及身体条件等情况而定。如果运动强度较高,持续时间可较短;反之运动强度较低,可做稍长时间的运动。研究表明,每次进行 20～60 分钟的有氧运动是比较适宜的。

五、运 动 频 率

运动频率是指每周的训练次数。应该根据运动目的以及身体情况合理安排运动频率。研究表明,以增强心血管功能、提高有氧耐力为主的运动训练,最适宜的运动频率是每周 3～4 次。如果能养成良好的运动习惯,坚持每天运动 1 次也是很好的,但应当明白,每天运动只有在次日不感到疲劳的前提下才是可行的。力量性运动的频率一般为每日或隔日练习 1 次。因为力量性运动的能量消耗较大,容易疲劳,而伸展运动如坚持每天练习,则会取得最好的锻炼效果。

六、注 意 事 项

1. 加强医务监督,牢记安全第一 有氧运动前一定要认真进行身体检查,要掌握患者疾病特点及功能水平,特别是患者的呼吸系统、心血管系统和运动器官功能,并以此作为制订运动处方的重要依据。对心肺疾病患者,应在康复医师监督指导下进行训练,根据情况随时调整运动方案。

2. 循序渐进,量力而行 训练要从小量开始,逐渐适应后再增加运动负荷,或严格遵守康复医师制订的运动处方中规定的运动项目、运动强度、运动时间和训练进度。

3. 个别对待,持之以恒 应考虑患者的年龄、疾病特点、运动条件和运动习惯,制订个性化的运动处方,实施不同的运动方案。

4. 防止疲劳,注意运动卫生 患者进行运动时,应防止运动过量和过度疲劳,以免发生运动损伤或其他意外。应注意饭后及空腹时不进行剧烈运动,运动后出汗较多时要预防感冒;若有不适,应停止运动并及时就医。

> **本章小结** 运动对人体有着极其重要的意义,本章学习重点是人体运动形式、运动的分类和运动处方的概念和组成。本章学习难点是运动轴、运动平面、运动方向和运动链的概念及开链/闭链运动的定义。作为治疗师,要重视制动的可能后果,在合理使用运动疗法的同时,也要时刻警惕运动的潜在威胁。

(邹　颖)

一、简答题

1. 简述制动对心血管系统的影响。

2. 简述运动治疗的作用。

二、案例分析

患者,男,60 岁,身高 170cm,体重 75kg,血压 90/150mmHg。此外,患者有糖尿病病史十余年,临床检查显示心肺功能较差。请为该患者制订一份运动处方。

第三章 | 关节活动技术

03章 数字内容

1. 掌握改善关节活动的技术与方法；上肢、下肢关节与躯干的活动技术。
2. 熟悉影响关节活动的因素；关节活动技术的临床应用及持续被动运动。
3. 了解人体各关节解剖及运动学概要。
4. 能够演示关节活动技术；根据不同的案例分析关节活动影响因素及存在问题，完成关节活动训练。
5. 具有良好的职业道德；康复团队协作意识；医患沟通能力。

第一节 概 述

关节活动技术是指利用各种方法来维持和恢复因组织粘连或肌肉痉挛等多种因素引起的关节功能障碍的运动治疗技术。

一、影响关节活动的因素

正常情况下关节活动有一定的角度范围，称之为关节活动度，受生理及病理因素的影响而有所不同。

（一）生理因素

1. 拮抗肌的肌张力 如髋关节外展受到内收肌张力的限制，不能过度外展；一些痉挛型脑瘫患儿因内收肌张力过高，导致外展困难从而呈剪刀步态。

2. 软组织接触 如肘关节屈曲时，前臂与上臂的接触会在一定程度上影响肘关节屈曲角度。

3. 关节的韧带张力 关节周围宽厚、坚韧的韧带会有力地限制关节的活动范围，如膝关节伸展时会受到前交叉韧带、侧副韧带等韧带的限制。

4. 关节周围组织的弹性情况 关节囊薄而松弛的关节,活动度较大,如肩关节;反之,活动度就小,如胸锁关节。

5. 骨组织的限制 当骨与骨相接触时会限制关节过度活动,如肘关节伸展时,会因尺骨鹰嘴与肱骨滑车的接触,限制肘关节过伸。

(二)病理因素

1. 关节及周围软组织疼痛 如关节炎症、骨折、手术后等引起的疼痛,导致关节主动运动和被动运动减少。

2. 关节周围软组织的挛缩、粘连或痉挛 关节周围的肌肉、肌腱、韧带、关节囊等软组织挛缩、粘连,可致关节主动运动和被动运动均减少。关节或韧带损伤引起的肌肉痉挛,可致关节主动运动和被动运动均减少。中枢神经系统病变引起的肌肉痉挛,可致关节主动运动减少,被动运动常大于主动运动。

3. 关节本身病变 关节炎症、异位骨化、关节内渗出或有游离体,关节的主动运动和被动运动均减少。关节僵硬时,主动运动和被动运动丧失。

4. 关节长时间制动 关节长时间制动后,周围软组织的疏松结缔组织发生短缩变成致密结缔组织,失去弹性和伸缩性能,造成关节挛缩,可致关节主动运动和被动运动均减少。长时间制动后导致肌肉失用性萎缩,可使关节主动运动减少。

5. 肌力下降 中枢神经系统病变、周围神经损伤、肌肉或肌腱断裂引起的肌力下降,导致关节主动运动减少,被动运动大于主动运动。

二、改善关节活动的技术与方法

关节活动技术根据借助外力的情况分为被动运动、主动助力运动和主动运动3种。

(一)被动运动

被动运动指患者完全不用力,全靠外力来完成的运动。根据力量的来源分为两种:一种是由经过专门培训的治疗人员来完成的被动运动,如关节可动范围内的运动和关节松动技术;一种是借助外力由患者自己来完成的被动运动,如滑轮练习、关节牵引、持续被动运动等。外力主要来自治疗师、患者健侧肢体或各种康复训练器械。

考点链接
被动运动的内涵、作用

通过关节的被动运动训练,可保持肌肉的生理长度和张力,牵伸挛缩或粘连的肌腱和韧带,增强瘫痪肢体的本体感觉,维持或改善关节的活动范围。关节的被动运动是维护关节正常形态和功能不可缺少的方法之一,特别是对有轻度关节粘连和肌痉挛的患者;对于肌肉瘫痪的患者,应尽早进行关节的被动运动,以维持关节的正常活动范围。

1. 关节可动范围内的运动 治疗师根据关节运动学原理对关节各方向进行的被动

运动。操作时要求固定肢体近端,托住肢体远端,避免代偿运动;运动要缓慢、匀速、有控制地进行,避免冲击性和暴力性运动;应在无痛范围内进行,活动范围逐渐增加,以免造成损伤;每一动作重复 10～30 次,2～3 次 /d。

2. 关节松动技术　主要是利用关节的生理运动和附属运动,在关节的可动范围内进行的一种针对性很强的手法操作技术。对疼痛、活动受限及僵硬等关节功能障碍具有很好的治疗效果。

3. 关节牵引　是指应用作用力与反作用力的原理,通过固定挛缩关节的近端肢体,对其远端肢体进行持续拉力牵引,使关节面产生一定的分离,牵伸关节周围的软组织,以扩大关节活动范围的训练方法。适用于各种原因引起的关节及关节周围软组织挛缩或粘连所致的四肢和脊柱关节功能障碍患者。

4. 牵伸技术　是指运用外力拉长挛缩或短缩的软组织,重新获得关节周围软组织伸展性、降低肌张力、改善关节活动范围的治疗方法。常利用治疗师的手法、训练器械、患者自身重量或体位等方法进行牵张。

5. 持续被动运动(continuous passive motion,CPM)　是利用专用的持续被动运动训练器械,使手术后的肢体进行早期、持续、无痛的被动运动。持续被动运动的应用越来越广泛,主要用于防治制动引起的关节挛缩,促进周围软组织的修复,改善局部血液和淋巴循环,促进肿胀的消退,缓解疼痛等。

(1)持续被动运动的适用范围:四肢骨折术后(特别是关节内或干骺端骨折切开复位内固定术后)、人工关节置换术后、关节软骨损伤、关节囊切除或关节挛缩粘连松解术后、关

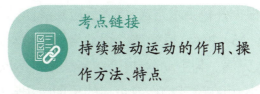

考点链接
持续被动运动的作用、操作方法、特点

节成形及引流术后、关节滑膜切除术后、关节镜术后、韧带重建术后等。

(2)仪器设备:选用各关节专用的持续被动运动训练仪器,该仪器由活动关节的托架和控制运动的装置两部分组成。常用的有针对上肢、下肢、手指等外周关节的专门仪器(图 3-1)。

(3)操作方法与步骤

1)开始训练的时间:可在术后即刻进行,即便手术部位敷料较厚时,也应在术后 3 天内开始。

2)将要训练的肢体固定在训练器械的托架上。

3)开机。

4)确定关节活动范围:在术后早期先从小角度开始活动,多从 20°～30° 开始,可根据患者的耐受程度每日渐增,直至最大关节活动范围。

5)确定运动速度:初始可选择运动速度为每 1～2 分钟一个运动周期。

6)确定训练时间:根据不同的程序,选择的训练时间不同,每次训练 1～2 小时,也可根据患者的耐受程度选定连续训练更长时间,1～3 次 /d。

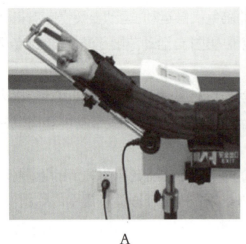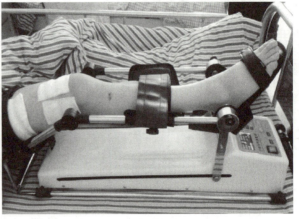

A B

图 3-1 持续被动运动训练仪器
A. 上肢持续被动运动；B. 下肢持续被动运动。

7）训练中密切观察患者的反应及持续被动运动训练器械的运转情况。

8）训练结束后，关机，去除固定，将肢体从训练器械的托架上放下。

（4）注意事项：①术后伤口内如有引流管时，要注意运动时不要影响引流管；②手术切口如与肢体长轴垂直，早期不宜采用器械被动关节运动训练，以免影响伤口愈合；③训练中如同时使用抗凝治疗，应适当减少训练时间，以免出现局部血肿；④训练程序的设定应根据外科手术方式、患者反应及身体情况加以调整。

（5）特点：持续被动运动与一般被动运动相比，作用时间长、运动缓慢、持续稳定、可控、无痛。与主动运动相比，持续被动运动不引起肌肉疲劳，可长时间持续进行，且关节受力小，可在关节损伤或炎症的早期应用。

（二）主动助力运动

主动助力运动指在一定的外力辅助下，患者主动收缩肌肉来完成的运动。助力可以来自治疗师、器械、患者健侧肢体、水的浮力或引力等。此运动是由被动运动向主动运动过渡的形式。

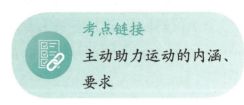
考点链接
主动助力运动的内涵、要求

训练时，助力常加于运动的起始和终末，并随病情好转逐渐减少；训练中应以患者主动用力为主，并作最大努力，任何时间均只给予完成动作的最小助力，以免助力替代主动用力；关节的各方向依次进行运动；每一动作重复 10～30 次，2～3 次 /d。

主动助力运动训练可以逐步增强肢体的肌力，建立协调动作模式。常用的有器械练习、悬吊练习和滑轮练习。

1. 器械练习　以器械作为助力，利用杠杆原理带动活动受限的关节进行活动。应用时应根据病情及治疗目的选择相应器械，如体操棒、肩轮、肩梯、肋木等，以及针对四肢关节活动障碍而专门设计的训练器械，如肩关节练习器、前臂练习器、腕关节练习器、踝关节练习器等。器械练习可以提高患者治疗的兴趣和积极性，加强疗效。

2. 悬吊练习　利用挂钩、绳索和吊带组合将拟活动的肢体悬吊起来,使其在去除肢体重力的前提下进行主动运动(类似于钟摆样运动)(图3-2)。悬吊练习的固定方式可以分为两种,一种是垂直固定,固定点位于肢体重心的上方,主要用于支持肢体;另一种是轴向固定,固定点位于关节的上方,主要是使肢体易于活动。

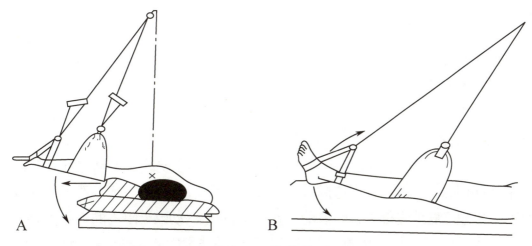

图 3-2　悬吊练习
A. 上肢悬吊练习;B. 下肢悬吊练习。

3. 滑轮练习　利用滑轮和绳索,以健侧肢体帮助患侧肢体活动。

(三) 主动运动

主动运动指患者主动用力收缩肌肉完成的关节运动或动作,以维持关节活动范围的训练。主动运动可以促进血液循环,有温和的牵拉作用,能松

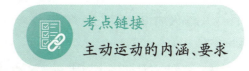

考点链接
主动运动的内涵、要求

解粘连的组织,牵拉挛缩不严重的组织,主要用于治疗和防止关节周围软组织挛缩与粘连,保持关节活动度。最常用的是各种徒手体操,根据患者关节活动受限的方向和程度,设计一些有针对性的动作,比如颈椎操等。主动运动时动作宜平稳缓慢,尽可能达到最大幅度,用力以引起轻度疼痛为最大限度,达最大活动范围后维持数秒;关节的各方向依次进行运动;每一动作重复 10~30 次,2~3 次 /d。

三、临 床 应 用

(一) 适应证

1. 被动运动　引起关节挛缩等关节活动受限的伤病,如骨折复位固定后、关节脱位复位后、关节炎;患者不能主动运动的肢体,如中枢神经系统损伤后、周围神经损伤后、长期完全卧床、主动运动导致疼痛等。

2. 主动助力运动　肌力低于 3 级,能主动运动的患者;各种原因所致的关节粘连或肌张力增高造成关节活动受限,能进行主动运动的患者;用于改善心肺功能的有氧训

练等。

3. 主动运动　肌力3级及以上,能主动运动的患者;需要改善心肺、神经协调功能的患者等。

（二）禁忌证

各种原因导致的关节不稳定,关节内骨折未愈合,关节结核和恶性肿瘤,肌肉、肌腱、韧带有撕裂及修复术后早期,深静脉血栓,全身状况极差且病情不稳定,运动会造成该部位产生新损伤或者加重病情等。

（三）注意事项

1. 熟悉关节结构　在进行关节活动技术之前,要熟练掌握关节的解剖结构、运动方向、运动平面以及各关节的正常活动范围。

2. 早期活动　在不引起病情、疼痛加重的情况下,为了防止关节活动度受限,应早期进行关节活动训练。有条件者可选择关节持续被动运动治疗方法;如条件不具备,则要缓慢、平稳、不引起疼痛地进行关节的被动运动、主动助力运动或无阻力的主动运动。

3. 取得配合并选择合适体位　在进行关节活动技术之前,要向患者解释其目的、操作方法、作用及可能出现的情况,以取得患者的信任和配合。患者和治疗师的体位选择要合适,以患者安全舒适和操作方便为宜。

4. 全范围活动　关节活动范围的维持训练应包括身体的各关节,每个关节必须进行各方向全范围的活动(如肩关节的屈曲、伸展、外展、内收、内旋和外旋,肘关节的屈曲、伸展等),每次活动只针对一个关节,并给予关节一定的牵拉力以减轻关节面之间的摩擦,保护关节。

5. 多种方法综合应用　为了进一步改善和维持关节活动范围,关节活动技术应与关节松动技术、肌肉牵伸技术、关节牵引、神经生理学疗法、物理因子疗法等多种治疗方法综合应用。

第二节　人体关节活动技术

 导入案例

患者,男,57岁,因突发头痛、恶心、呕吐后出现右侧肢体无力,急送当地医院,头颅计算机体层成像（CT）显示脑梗死。患者无发热、无抽搐、无意识丧失,保守治疗2天后转入神经内科,同时开始进行早期床旁康复。

查体:神志清,精神可,左侧肢体运动、感觉未见明显异常,右侧肢体肌肉松弛,肌张力低下,不能进行自主运动。

请问:为了预防制动带来的并发症,可对右侧肢体进行哪些关节活动训练?

一、肩 部 关 节

（一）解剖及运动学概要

广义的肩关节包括盂肱关节、肩锁关节、胸锁关节、喙锁关节、肩胛胸壁关节和肩峰下关节。

1. 盂肱关节　为狭义的肩关节，由肩胛骨的关节盂和肱骨头组成，属球窝关节、多轴关节，是人体最灵活的一个关节。肩关节有 3 个自由度，可绕冠状轴做屈伸运动，绕矢状轴做内收外展运动，绕垂直轴做内旋外旋运动，还可做环转运动。

2. 肩锁关节　由肩胛骨的肩峰与锁骨的肩峰端构成。关节有 3 个轴和 3 个自由度，可做上提、外展和旋转运动。

3. 胸锁关节　由胸骨、第一肋软骨与锁骨的内侧端组成，它是唯一连接上肢与胸廓的关节。胸锁关节参与肩带各种运动。肩锁和胸锁关节运动结合的作用是允许肩胛骨运动，当肩胛骨的肋面保持紧贴胸壁时，关节盂可按其需要向前、向上或向下。肩锁关节和胸锁关节运动范围的总和等于肩胛骨的运动范围。

4. 喙锁关节　由喙突和锁骨的外侧端组成，喙锁关节运动幅度不大，与肩锁关节和胸锁关节共同组成联合关节。

5. 肩胛胸壁关节　又名肩胸关节，由肩胛骨与肋骨构成的胸壁组成，虽不具关节的结构，但在功能上也应视为肩关节的一部分，是肩部关节中的非骨性关节，也称之为功能性关节。肩胛胸壁关节的正常功能对上肢的灵活性和稳固性十分重要，为肱骨运动提供了一个可移动的基础，增加了上臂的运动范围；当上臂上举或用手倒立时，提高了盂肱关节的稳定性，吸收震动。

6. 肩峰下关节　由肩峰和肱骨头组成，盂肱关节的运动需要喙肩弓和肱骨头之间较大的运动。

课堂活动

动一动：请同学们演示肩关节的运动。

知识拓展

肩肱节律

正常肩上抬时伴随一系列的精确协调运动，称之为肩肱节律，主要是指肩胛骨与肱骨运动的比例。

当上臂在外展30°和屈曲60°前主要是发生在盂肱关节,当上臂在此基础上继续外展或屈曲时,肩胛胸壁关节开始参与,且与盂肱关节成1:2的比例运动,即上臂再上举30°时,其中10°由肩胛胸壁关节运动提供,另外20°由盂肱关节运动提供。

(二)关节活动技术

1. 被动运动

(1)肩关节前屈:患者仰卧位,治疗师位于患侧,一手握住患侧肘关节稍上方,另一手握住腕关节处,然后缓慢地将患侧上肢沿矢状面向上高举过头(图3-3)。

(2)肩关节后伸:患者俯卧位或健侧卧位,治疗师位于患侧,一手握住患侧肘关节稍上方,另一手握住腕关节处,然后缓慢地将患侧上肢沿矢状面做后伸运动(图3-4)。

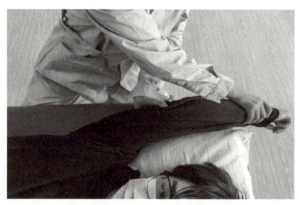
图3-3 肩关节前屈

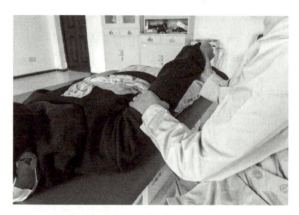
图3-4 肩关节后伸

(3)肩关节外展:患者仰卧位,治疗师位于患侧,一手握住患侧肘关节稍上方,另一手握住腕关节处,然后缓慢地将患侧上肢沿额状面外展,当患侧上肢被移动到外展90°时,应将患肢外旋(掌心朝上)后,再继续缓慢移动直至接近同侧耳部(图3-5)。

(4)肩关节水平外展和水平内收:患者仰卧位,肩位于床沿,上肢外展90°,治疗师位于患侧身体及外展的上肢之间,一手握住患侧肘关节稍上方,另一手握住腕关节处,然后缓慢地将患侧上肢沿水平面做外展(图3-6),再做内收(图3-7)。

(5)肩关节内旋和外旋:患者仰卧位,患侧肩关节外展90°,肘关节屈曲90°。治疗师立于患侧,一手固定其肘关节,另一手握住腕关节,缓慢地将患侧前臂向足的方向运动(内旋)(图3-8)、向头的方向运动(外旋)(图3-9)。

(6)肩胛骨被动运动:患者健侧卧位,患肢在上,肘关节屈曲,前臂置于上腹部。治疗师面向患者站立,一手从患侧上臂下方穿过,拇指与四肢分开,虎口置于肩胛下角,以固定肩胛下角和内缘,一手放在肩峰部以控制运动方向。两手同时向各方向活动肩胛骨,使肩胛骨做上提、下降、前伸、后缩运动,也可以将上述运动结合起来,做旋转运动(图3-10)。

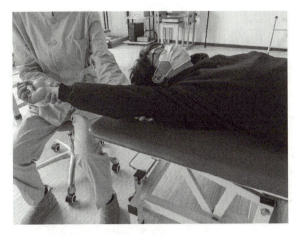

图 3-5　肩关节外展

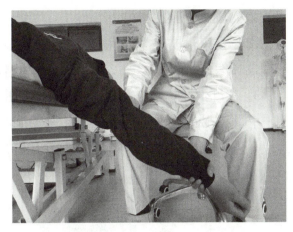

图 3-6　肩关节水平外展

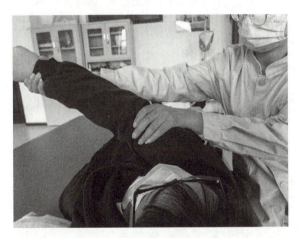

图 3-7　肩关节水平内收

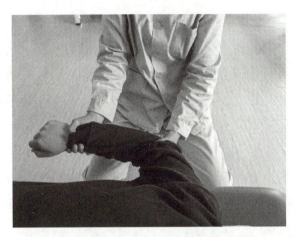

图 3-8　肩关节内旋

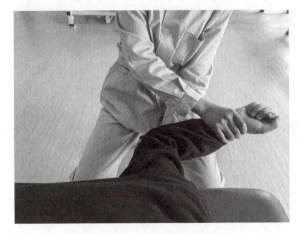

图 3-9　肩关节外旋

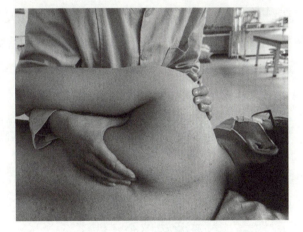

图 3-10　肩胛骨运动

2. 主动助力运动

（1）自我辅助关节活动技术：患侧上肢可在健侧上肢的帮助下上举过头，直至屈曲最大限度再还原，以训练肩关节前屈活动度；患侧肩关节外展90°，由健侧上肢带动患侧上肢做水平外展和内收至最大限度再还原，以训练肩关节水平外展和内收活动度；患侧肩关节外展90°，肘关节屈曲90°，由健侧上肢帮助患侧前臂活动，至最大限度后还原，以训练肩关节内旋和外旋活动度。

（2）器械辅助关节活动技术：改善肩关节活动度的常用器械有吊环、肩轮（图3-11）、肩梯、肋木、体操棒等。

3. 主动运动　肩关节的基本运动有屈曲－伸展、外展－内收、水平外展－内收、内旋－外旋和环转。主动运动时要求动作平稳，对关节的各方向进行最大范围的运动，每天多次重复练习。

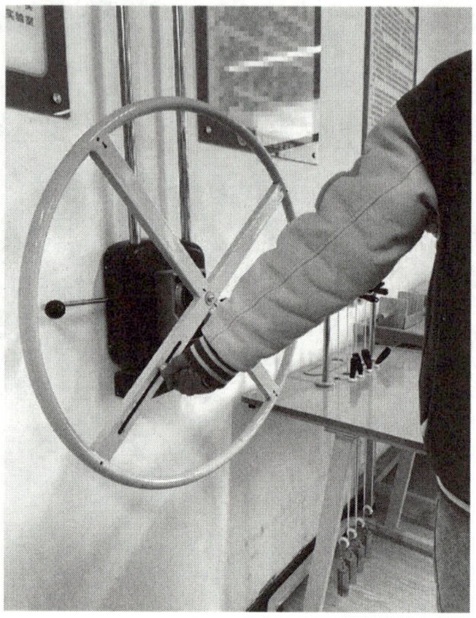

图3-11　肩关节旋转训练

二、肘部关节

（一）解剖及运动学概要

肘关节是一个复合关节，由肱尺关节、肱桡关节、桡尺近侧关节三个单关节，共同包在一个关节囊内所构成。

1. 肱尺关节　由肱骨滑车与尺骨滑车切迹组成。属滑车关节，可绕额状轴做屈、伸运动。

2. 肱桡关节　由肱骨小头与桡骨头关节凹组成。为球窝关节，可做屈、伸运动和回旋运动。因受肱尺关节的制约，其外展、内收运动不能进行。

3. 桡尺近侧关节　由桡骨环状关节面与尺骨的桡切迹组成。为圆柱形关节，只能做旋内、旋外运动。

三个单关节被包在一个关节囊内，形成一个关节腔，因而构成了一个复合关节。无论在结构上还是在功能上，肱尺关节都是肘关节的主导关节。所以肘关节的主要运动形式是屈、伸运动，其次是由桡尺近侧关节与桡尺远侧关节联合运动，完成前臂的旋前、旋后运动。

课堂活动

动一动：请同学们演示肘关节的运动。

（二）关节活动技术

1. 被动运动

（1）肘关节屈曲和伸展：患者仰卧位，治疗师一手固定肱骨远端，一手握住腕关节上方，缓慢地做肘关节的屈曲（图3-12）和伸展运动（图3-13）。

（2）前臂旋前和旋后：患者仰卧位，患侧肩关节外展位，肘关节屈曲90°，前臂中立位，治疗师一手托住患侧肘后部，一手握住前臂远端，沿前臂骨干轴线做旋前（向内转动）（图3-14）和旋后运动（向外转动）（图3-15）。

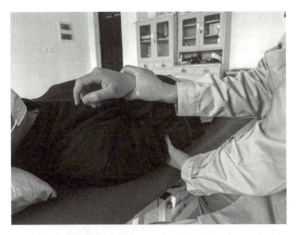

图 3-12　肘关节屈曲

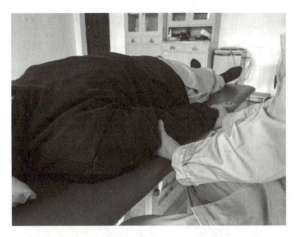

图 3-13　肘关节伸展

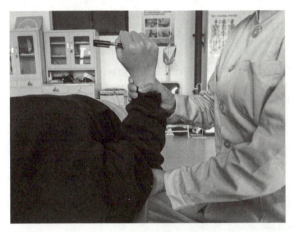

图 3-14　前臂旋前

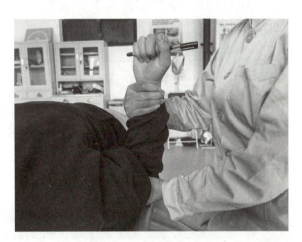

图 3-15　前臂旋后

2. 主动助力运动

（1）自我辅助关节活动技术：患者用健侧手握住患侧前臂远端，帮助患侧肘关节屈曲至手靠近肩关节处，然后还原至伸展位，以训练肘关节的屈伸活动度；患侧前臂在健侧手的帮助下，做桡骨绕尺骨的旋转运动，以训练前臂旋转活动度。

（2）器械辅助关节活动技术：改善肘关节及前臂运动的器械常用的有肘屈伸牵引椅和前臂旋转器（图 3-16）等。

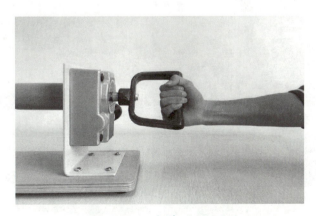

图 3-16　前臂旋转训练

3. 主动运动　肘关节的基本运动有屈曲、伸展,前臂的旋前、旋后。患者双上肢靠近身体自然下垂,弯曲手臂触肩后再伸直;两上臂靠近身体两侧,肘关节屈曲90°,做掌心向上和向下运动。其要求同肩关节主动运动。

三、腕部关节

（一）解剖及运动学概要

从功能上讲,腕关节应包括桡腕关节、腕骨间关节、腕掌关节。

1. 桡腕关节　是腕部的主要关节,由桡骨远端关节面和三角纤维软骨与手舟骨、月骨、三角骨组成,呈椭圆形关节。有两个运动轴,绕额状轴可做屈、伸运动,绕矢状轴可做内收和外展运动,还可以做环转运动。

2. 腕骨间关节　由近排腕骨(豌豆骨除外)与远排腕骨组成。在功能上与桡腕关节组成联合关节,该联合关节称为手关节。手关节的运动同桡腕关节,但增大了运动幅度。

3. 腕掌关节　由远排腕骨与第1~5掌骨底组成。拇指腕掌关节是典型的鞍状关节。可做屈、伸运动和外展、内收运动,但上述运动都不典型。而常常做的是对掌运动,对掌运动是拇指与其余四指的相对运动。其余各个腕掌关节都是平面关节。

 课堂活动

动一动:请同学们演示腕关节的运动。

（二）关节活动技术

1. 被动运动　患者仰卧位或坐位,肘关节屈曲,治疗师一手握住患侧前臂远端,一手握住患侧手掌,做腕关节的屈曲(图3-17)、伸展(图3-18)、尺偏(图3-19)和桡偏运动(图3-20)。

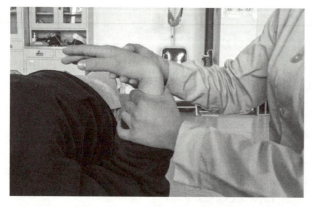

图3-17　腕关节屈曲

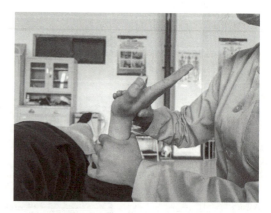

图3-18　腕关节伸展

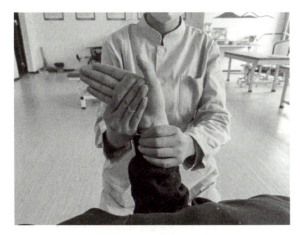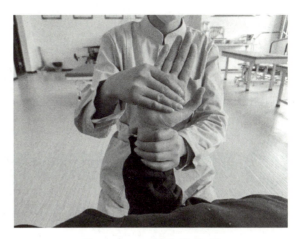

图 3-19　腕关节尺偏　　　　　　　图 3-20　腕关节桡偏

2. 主动助力运动

（1）自我辅助关节活动技术：患者用健侧手握住患侧手背，帮助患侧手做屈曲、伸展、尺偏、桡偏训练。

（2）器械辅助关节活动技术：改善腕关节活动的器械常选择腕屈伸练习器（图 3-21、图 3-22）、旋转练习器、体操球等。

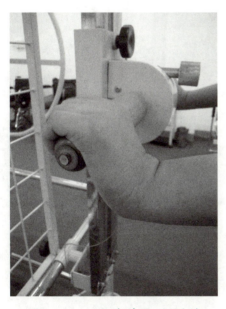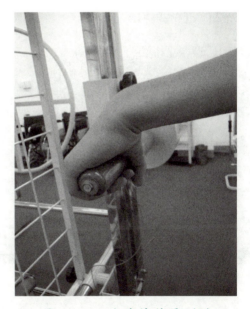

图 3-21　腕关节屈曲训练　　　　　图 3-22　腕关节伸展训练

3. 主动运动　腕关节的基本运动有屈曲－伸展、尺偏－桡偏。主动运动要求同肩关节主动运动。

四、手 指 关 节

（一）解剖及运动学概要

1. 掌指关节　由掌骨头与近节指骨底组成，共有 5 个。可做屈、伸运动和内收、外展运动。

2. 指间关节　第 2～5 指,每指都有近端指间关节和远端指间关节 2 个,拇指只有 1 个指间关节,指间关节均为滑车关节,只能做屈、伸运动。关节囊背侧松弛,掌侧紧而坚韧,因此屈的幅度大于伸的幅度。

课堂活动

动一动:请同学们演示手指关节的运动。

(二)关节活动技术

1. 被动运动

(1)掌指关节:患者仰卧位或坐位,治疗师一手握住患侧掌骨远端,一手活动手指,做掌指关节的屈曲、伸展、内收、外展运动。

(2)指间关节:患者仰卧位或坐位,治疗师一手固定指间关节的近节,一手活动指间关节的远节,做指间关节的屈曲、伸展运动(图 3-23)。掌指关节和指间关节可利用分指板(图 3-24)进行练习。

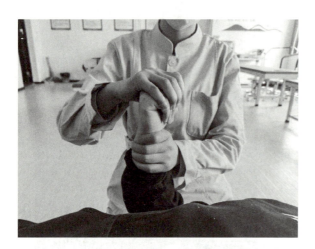

图 3-23　手指关节运动

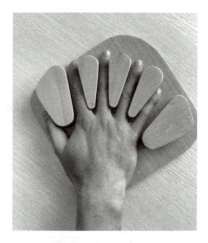

图 3-24　分指板

2. 主动运动　结合日常生活活动进行掌指关节和指间关节运动。

五、髋部关节

(一)解剖及运动学概要

髋关节由髋骨的髋臼和股骨头组成。髋关节可绕冠状轴做屈伸运动,绕矢状轴做外展、内收运动,绕垂直轴做内旋、外旋运动,还可做环转运动。运动形式与肩关节相同,但运动幅度比肩关节小。

动一动：请同学们演示髋关节的运动。

（二）关节活动技术

1. 被动运动

（1）髋关节前屈：患者仰卧位，治疗师立于患侧，一手托住患侧小腿近腘窝处，一手托住患侧足跟，双手缓慢地将患侧大腿沿矢状面向上弯曲，使大腿尽量接近患侧腹部（图 3-25）。

（2）髋关节后伸：患者俯卧位或健侧卧位，治疗师立于患侧，一手固定骨盆，一手托住膝关节处，并用前臂托起小腿，缓慢地将下肢向上方抬起（图 3-26）。

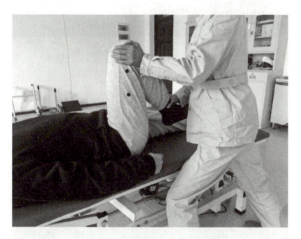

图 3-25　髋关节前屈

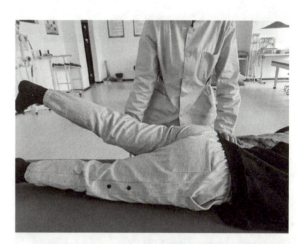

图 3-26　髋关节后伸

（3）髋关节外展、内收：患者仰卧位，治疗师一手托住膝关节腘窝处，一手握住踝关节上方，缓慢地向外用力完成外展动作（图 3-27）；做内收动作时让对侧下肢稍外展，然后还原向内做内收动作（图 3-28）。

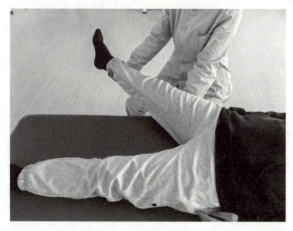

图 3-27　髋关节外展

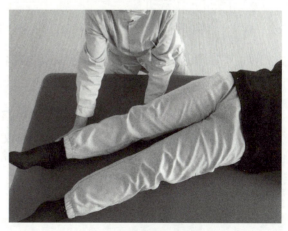

图 3-28　髋关节内收

（4）髋关节内旋、外旋：患者仰卧位，下肢伸展位，治疗师一手握住膝关节近端，一手握住踝关节近端，做下肢轴位的旋转，足尖向内为内旋（图3-29），足尖向外为外旋（图3-30）。也可在患侧髋关节屈曲位下完成，治疗师一手固定患侧足跟，一手握住小腿近端，向内、外侧摆动小腿，做髋关节的内旋（图3-31）、外旋运动（图3-32）。

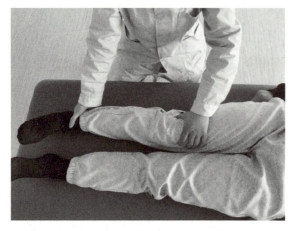
图 3-29　髋关节内旋（下肢伸展位）

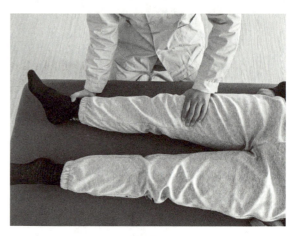
图 3-30　髋关节外旋（下肢伸展位）

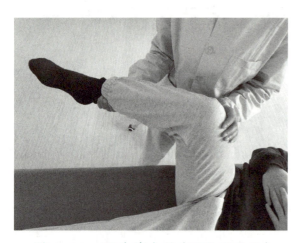
图 3-31　髋关节内旋（下肢屈曲位）

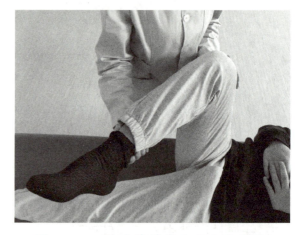
图 3-32　髋关节外旋（下肢屈曲位）

2. 主动助力运动

（1）自我辅助关节活动技术：用健侧足抬起患侧膝关节，并用健侧手抓住膝关节帮助大腿向腹部靠近，以训练髋关节的屈曲活动度；将健侧下肢插入患侧下肢下方，帮助其完成向外、向内运动，以训练髋关节的外展、内收活动度。

（2）器械辅助关节活动技术：改善髋关节屈曲、外展、内收等活动的器械常选择治疗架、滑轮、套带的组合装置，以及髋外展内收练习器等。

3. 主动运动　髋关节的基本运动有屈曲－伸展，外展－内收、内旋－外旋等。主动运动要求同肩关节主动运动。

六、膝部关节

（一）解剖及运动学概要

膝关节是由股骨和胫骨的内、外侧髁关节面以及髌骨关节面组成的复合关节,在一个关节囊内包含两个单关节。

1. 髌股关节　由股骨的髌面和髌骨关节面构成滑车关节,可做屈、伸运动。

2. 股胫关节　由股骨和胫骨的内、外侧髁关节面构成的双椭圆关节,可做屈、伸运动。由于双椭圆关节的相互制约作用,加之两侧韧带的限制,故不能做外展、内收运动。当股胫关节屈曲 90° 时,就成了双球窝形关节,因为股骨内、外侧髁的后部是半球状关节面。双球窝关节除了能做屈、伸运动外,还能做小幅度的回旋运动。

膝关节的主要运动形式是屈、伸运动,还可以做小幅度回旋运动。屈、伸运动是由髌股关节和股胫关节共同完成的。

 课堂活动

动一动:请同学们演示膝关节的运动。

（二）关节活动技术

1. 被动运动　患者仰卧位,治疗师一手托住患侧膝关节腘窝处,一手握住患侧踝关节的近端,缓慢地做膝关节的屈曲运动(图 3-33),再做伸展运动(图 3-34)。

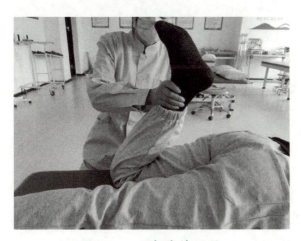
图 3-33　膝关节屈曲

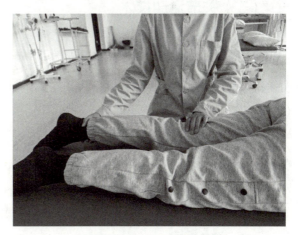
图 3-34　膝关节伸展

2. 主动助力运动

（1）自我辅助关节活动技术:用健侧手帮助患侧膝关节做屈曲运动。

（2）器械辅助关节活动技术:改善膝关节活动度的器械也可选用治疗架、滑轮、套带的组合装置。

3. 主动运动　患者可在坐位或卧位,主动屈、伸膝关节。

七、踝及足关节

(一)解剖及运动学概要

1. 踝关节　由胫、腓骨下端的踝关节面和距骨滑车组合而成的滑车关节。距骨滑车关节面前宽后窄,关节窝比关节头明显宽大,关节囊较松弛,关节腔宽大。踝关节能绕额状轴做背伸(足尖向上)和跖屈运动(足尖向下)。当跖屈时,从距骨滑车较窄的后部进入较宽的关节窝,故可在矢状轴上做轻微的内收、外展运动。

2. 距下关节　由距跟关节和距跟舟关节组成,又称距跗关节,两关节形态不同,构造上无联系,它们是功能上的复合关节。运动时跟骨和舟骨连同其他骨对距骨做内翻、外翻运动。

3. 跗跖关节　由骰骨、3 块楔骨和 5 块跖骨组成,活动甚微。

4. 跖趾关节　由跖骨和近节趾骨组成,可做轻微的屈、伸、收、展运动。

5. 趾骨间关节　是相邻趾骨间的关节,只能做屈、伸运动。

 课堂活动

动一动:请同学们演示踝及足关节的运动。

(二)关节活动技术

1. 被动运动

(1)踝关节背伸:患者仰卧位,下肢伸展位,踝关节中立位,治疗师立于患侧,一手固定患侧踝关节近端,一手托住患侧足跟,用前臂抵住足底,前臂用力使足向小腿方向推压(图 3-35)。

(2)踝关节跖屈:患者仰卧位,下肢伸展位,踝关节中立位,治疗师立于患侧,一手固定患侧踝关节近端,一手下压足背(图 3-36)。

(3)踝关节内翻、外翻:患者仰卧位,下肢伸展位,治疗师立于患侧,一手固定患侧踝关节,一手拇指和其余四指分别握住足跟两侧,前臂掌侧触及足底,内翻时足跟向内侧转动(图 3-37),外翻时足跟向外侧转动(图 3-38)。

(4)跗跖关节旋转:患者仰卧位,下肢伸展位,治疗师立于患侧,一手固定足跟,一手抓握跗跖关节处,将跖骨向足底方向转动,再向足背方向转动。

(5)跖趾关节屈曲、伸展和内收、外展:患者仰卧位,下肢伸展位,治疗师一手固定关节的近端,一手活动关节的远端。趾骨间关节的运动亦如此。

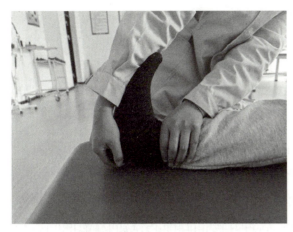

图 3-35　踝关节背伸

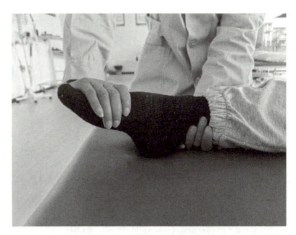

图 3-36　踝关节跖屈

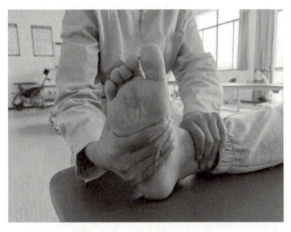

图 3-37　踝关节内翻

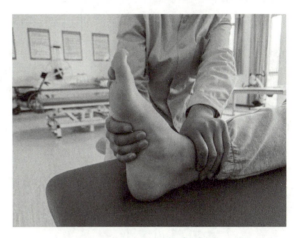

图 3-38　踝关节外翻

2. 主动助力运动

（1）自我辅助关节活动技术：患者长坐位，患侧腿呈 4 形置于健侧膝关节上方，用健侧手帮助患侧踝关节做背屈、跖屈、内翻、外翻，跖趾关节的屈伸、收展等运动。

（2）器械辅助关节活动技术：改善踝关节活动度的器械常选择踝屈伸练习器（图 3-39）。

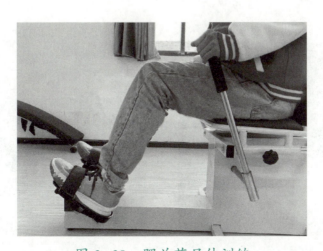

图 3-39　踝关节屈伸训练

3. 主动运动　患者卧位或坐位,主动进行踝关节各方向全活动度的训练。

八、躯　干

（一）解剖及运动学概要

躯干骨包括椎骨、胸骨和肋骨三部分,共 51 块。它们相互连结构成了脊柱和胸廓。

脊柱由 24 块椎骨、1 块骶骨、1 块尾骨、23 个椎间盘以及关节韧带组成。脊柱中央有由椎孔连成的椎管,容纳脊髓。两侧各有 23 个椎间孔,脊神经由此通过。从侧面观察脊柱,可见有 4 个生理弯曲,即颈曲、胸曲、腰曲和骶曲。颈曲和腰曲向前凸,胸曲和骶曲向后凸。脊柱的弯曲可维持重心和缓冲震荡。

脊柱可绕额状轴做前屈后伸运动,绕矢状轴可做左右侧屈动作,绕垂直轴可做回旋运动,还可做环转运动。脊柱各段的运动幅度有很大区别:屈伸运动以腰段最大,颈段次之。侧屈幅度以颈段最大,腰段次之。回旋运动也是以颈段为最大,腰段次之。

 课堂活动

动一动:请同学们演示脊柱关节的运动。

（二）关节活动技术

1. 被动运动

（1）颈段活动:患者仰卧位,治疗师双手固定头部两侧,依次做颈的前屈(图 3-40)、后伸(图 3-41)、左右侧屈(图 3-42、图 3-43)和旋转运动(图 3-44、图 3-45)。

（2）胸腰段活动:患者仰卧位,患侧下肢膝关节屈曲,治疗师一手固定患侧肩关节,一手置于患侧骨盆部位,使肩和骨盆向相反的方向旋转并停留数秒,以充分牵拉躯干(图 3-46)。

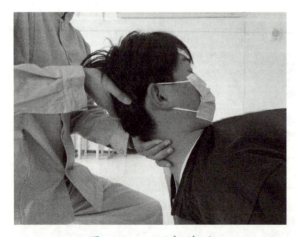

图 3-40　颈部前屈

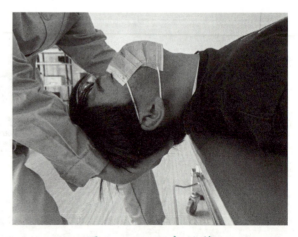

图 3-41　颈部后伸

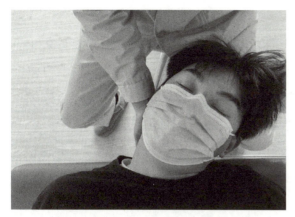

图 3-42　颈部左侧屈

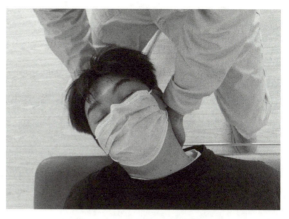

图 3-43　颈部右侧屈

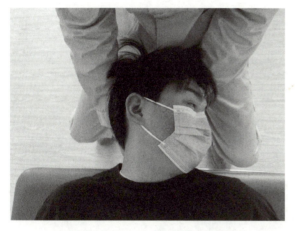

图 3-44　颈部左侧旋转

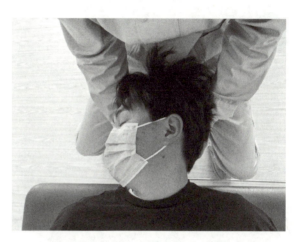

图 3-45　颈部右侧旋转

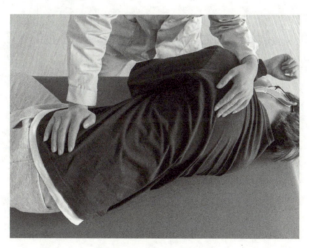

图 3-46　腰部运动

2. 主动运动　患者坐位或站位，做颈椎、腰椎的前屈后伸、左右侧屈和旋转运动。

本章学习重点是改善关节活动的技术与方法，上肢关节、下肢关节与躯干的活动技术，影响关节活动的因素及关节活动技术的临床应用。本章学习难点是在临床治疗过程中根据患者关节存在的问题及程度，选择合适的治疗方法实施治疗。在学习过程中，应注意患者和治疗师的体位要安全、合理、舒适，治疗师的动作要缓慢、柔和、平稳、有节律，避免冲击性和暴力性运动，并能根据患者的治疗反应不断调整治疗方案。

（彭　野）

 思考题

一、简答题

1. 简述影响关节活动的因素。

2. 简述关节活动技术的注意事项。

二、案例分析

患者，男，26岁，1个月前骑电动车时不慎摔倒，左膝着地，致左膝部肿痛伴活动受限，遂到医院骨科就诊。膝关节正侧位检查显示：左髌骨骨折。患者行左髌骨骨折切开复位内固定术，术后1个月因左膝部疼痛、活动受限，上下楼梯困难，于康复科就诊。

请问：

1. 患者目前存在的问题是什么？可对患者进行哪些功能评定？

2. 根据患者存在的问题，可以做哪些关节活动治疗？

第四章 | 关节松动技术

04章

04章 数字内容

学习目标

1. 掌握关节松动技术的定义、基本手法、手法分级应用、操作程序;肩、肘、腕、髋、膝、踝六大关节的松动技术。
2. 熟悉关节松动技术的治疗作用、临床应用;脊柱关节的松动技术。
3. 了解手部及足部的关节松动技术。
4. 能够运用关节松动技术为患者进行康复治疗;独立使用关节松动技术;开展健康教育。
5. 具有良好医德医风;团队合作意识;职业认同感。

第一节 概 述

一、基 本 概 念

1. 定义　关节松动技术是治疗者在关节活动允许范围内完成的手法操作技术,属于被动运动范畴。主要适用于任何因力学因素(非神经性)引起的关节功能障碍,包括关节疼痛、肌肉紧张及痉挛。其具有针对性强、见效快、患者痛苦小、容易接受等特点。

2. 关节的生理运动　指关节在生理活动允许的范围内完成的运动。生理运动可以由患者主动完成,也可由治疗者被动完成,如肩关节的前屈、后伸、内收、外展、内旋、外旋等。

3. 关节的附属运动　指关节在自身及其周围组织允许范围内完成的运动,是维持关节正常活动不可缺少的一种运动,一般不能由患者主动完成,需要他人或健侧肢体的帮助才能完成,如掌指关节的轴向分离和颈椎的分离牵引。

动一动:请同学们演示肩关节的生理运动。

二、基 本 手 法

关节松动技术的基本操作手法包括关节的生理运动和附属运动。

（一）生理运动

关节松动技术中常用的生理运动又称为摆动,其形式有屈、伸、内收、外展、旋转等,是骨的杠杆样运动。操作时先固定关节近端,来回运动关节的远端。其前提条件是关节活动

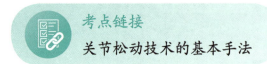 考点链接
关节松动技术的基本手法

度必须达到正常的 60%,如果没有达到这一范围,应先采用关节的附属运动手法促进关节生理运动的改善。

（二）附属运动

临床操作中常用的附属运动有滚动、滑动、旋转、牵引等。

1. 滚动 指一块骨骼在另一块骨骼上滚动(亦称转动),即构成关节的两骨接触面之间发生接触点不断变化的成角运动。不论关节面凹凸程度如何,滚动的方向与骨骼运动(角运动)的方向相同(图4-1)。功能正常的关节,滚动不单独发生,一般会伴随着关节的滑动和旋转。因此,以此方式被动牵张关节时将产生关节面的压迫,有可能造成关节损伤。

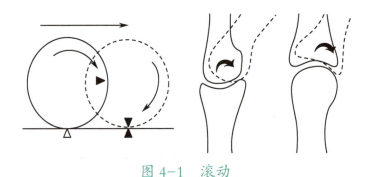

图 4-1 滚动

2. 滑动 一块骨滑过另一块骨称为滑动。滑动时,一骨骼面上的同一点与相对骨骼面上的不同点接触。两骨表面形状一致或两骨表面的凹凸程度相等(图4-2)。单纯的滑移不会发生在关节内,因为事实上两关节面并非完全吻合。滑移的方向取决于移动面是凸面或凹面。若移动的关节面是凸面,滑移的方向与骨骼产生角运动的方向相反。若移动的关节面为凹面,滑移的方向与骨骼产生角运动的方向相同。这种力学关系称为"凹凸定律",是关节松动技巧决定施力方向的依据。由于滑动手法可以缓解疼痛,若与牵拉手法一起应用,还可以松解关节囊使关节放松,改善关节活动范围,临床应用较多。

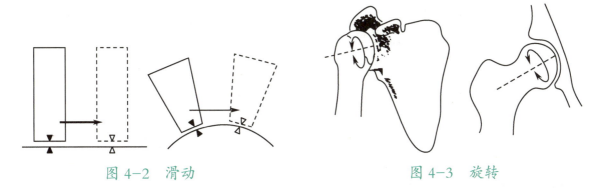

图 4-2 滑动　　　　　　　　　　　　　　　图 4-3　旋转

3. 旋转　指运动骨在静止骨表面绕旋转轴转动(图 4-3)。在关节内,旋转很少单独发生,多与滚动及滑动一起发生。如肩关节屈曲及伸展,髋关节屈曲及伸展。

4. 牵引　包括长轴牵引和分离牵引(图 4-4),也称为牵拉和分离。当外力作用于骨长轴,关节远端沿骨长轴方向移位时,称长轴牵引或牵拉;当外力作用使构成关节的两骨面呈直角相互分开时,称分离牵引或分离。两个动作的区别在于,牵拉时外力与骨长轴平行,关节面可以不分开;分离时外力与关节面垂直,关节面分开。

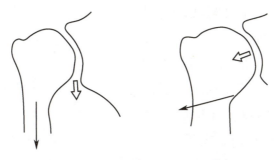

图 4-4　长轴牵引和分离牵引

(三)生理运动与附属运动的关系

人体的关节均存在生理运动和附属运动。附属运动是产生正常生理运动的必要条件,当关节因僵硬、疼痛而限制正常关节活动时,生理运动和附属运动均受限。关节的生理运动恢复后,如关节仍有僵硬或疼痛,可能附属运动仍未恢复。因此在改善生理运动之前应先改善附属运动,而附属运动的改善又可以促进生理运动的改善。

三、手 法 分 级

1. 分级标准　关节松动术在操作时实施手法分级。手法分级是以关节活动的可动范围为标准,根据手法操作时活动关节所产生的活动范围大小,可将关节松动术手法分为Ⅰ～Ⅳ级(图 4-5)。

Ⅰ级　治疗者在关节活动的起始端,小幅度、节律性地来回松动关节。

Ⅱ级　治疗者在关节活动允许范围内,大幅度、节律性地来回松动关节,但不接触关节活动的起始端和终末端。

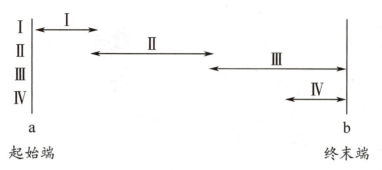

图 4-5　关节松动术手法分级
a 至 b 为关节活动允许范围。

Ⅲ级　治疗者在关节活动允许范围内,大幅度、节律性地来回松动关节,每次均接触到关节活动的终末端,并能感觉到关节周围软组织的紧张。

Ⅳ级　治疗者在关节活动的终末端,小幅度、节律性地来回松动关节,每次均接触到关节活动的终末端,并能感觉到关节周围软组织的紧张。

2. 手法应用选择　以上4级手法中,Ⅰ、Ⅱ级用于治疗因疼痛引起的关节活动受限;Ⅲ级用于治疗关节疼痛并伴有僵硬;Ⅳ级用于治疗关节因周围组织粘连、挛缩而引起的关节活动受限。用于附属运动治疗时,Ⅰ、Ⅱ级手法均可选择;而用于生理运动治疗时,关节活动度必须达到正常的60%才可应用,因此一般选用Ⅲ、Ⅳ级,极少用Ⅰ级手法。

考点链接
关节松动技术的手法分级
与应用选择

四、临床操作程序

1. 患者体位　治疗时,患者应处于一种舒适、放松、无疼痛的体位,常用体位为卧位或坐位,尽量暴露所治疗的关节并使其放松,以达到关节最大范围的被动松动。

2. 治疗师体位　治疗时,治疗师应靠近所治疗的关节,治疗师可一手或借助治疗带、他人来进行固定关节的一端,一手松动另一端。在治疗过程中,治疗师可根据患者具体情况利用毛巾、枕头等器具辅助治疗,也可令患者家属或助手配合治疗。

3. 治疗前评估　手法操作前,对拟治疗的关节先进行评估,找出存在的问题(如疼痛、僵硬)及其程度。根据问题的主次,选择有针对性的手法。当疼痛和僵硬同时存在时,一般先用小级别手法(Ⅰ、Ⅱ级)缓解疼痛后,再用大级别手法(Ⅲ、Ⅳ级)改善活动。

4. 手法实施

(1) 手法操作的运动方向:操作时手法运用的方向可以平行于治疗平面,也可以垂直于治疗平面。治疗平面是指垂直于关节面中点旋转轴线的平面(图4-6)。一般来说,关节分离垂直于治疗平面,关节滑动和长轴牵引平行于治疗平面。

（2）手法操作的程度：在治疗时，无论是生理运动还是附属运动，手法操作均应达到关节活动受限处。如治疗疼痛时，手法应达到痛点但不超过痛点；治疗僵硬时，手法应超过僵硬点。操作过程中，手法要平稳，有节奏，并持续 30～60 秒。不同的松动（推动）速度产生的效应不同，小范围（低幅度）、快速度可抑制疼痛；大范围（高幅度）、慢速度可缓解紧张或挛缩。

（3）手法操作的强度：一般来说，活动范围大的关节如肩、髋、腰椎，手法的强度可以大一些；活动范围小的关节，如腕和颈椎，手法的强度可以小一些。

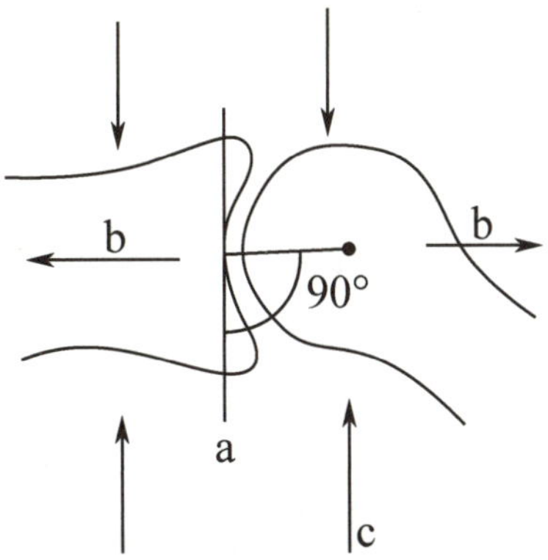

（4）治疗时间：治疗时每一种手法可以重复 3～4 次，每次治疗总时间 15～20 分钟。根据患者对治疗的反应，可以每日或隔日治疗 1 次。

a. 关节平面；b. 分离；
c. 滑动、长轴牵引。

图 4-6　手法操作的运动方向

5. 治疗反应　治疗后及下次治疗前，应对患者的关节活动、疼痛等进行再次评估。治疗后患者症状即有不同程度的缓解，如治疗后有轻微疼痛多为正常的治疗反应，通常在 4～6 小时后消失。如治疗后 24 小时疼痛仍未减轻，甚至加重，说明手法强度过大，应调整治疗强度、缩短治疗时间或暂停治疗 1 日。如果经 3～5 次正规的治疗，症状仍无缓解或反而加重，应重新评估并调整治疗方案。

6. 综合治疗　关节松动技术只是关节功能障碍治疗方案中的一部分。在临床治疗过程中，应结合患者实际情况，将冷疗、关节松动技术、肌肉牵伸技术、蜡疗和电疗法等治疗方法配合使用。

五、治疗作用及临床应用

（一）治疗作用

1. 缓解疼痛　当关节因肿胀或疼痛等原因导致关节不能进行全范围活动时，关节松动可以促进关节液的流动，增加关节软骨和软骨盘无血管区的营养，缓解疼痛；同时防止因活动减少引起的关节退变，这些是关节松动技术的力学作用。关节松动技术的神经学作用表现在可以抑制脊髓和脑干致痛物质的释放，提高痛阈。

2. 保持组织伸展性与改善关节活动范围　长时间关节制动或活动减少可引起组织纤维增生，关节内粘连，肌腱、韧带和关节囊的挛缩。关节松动术，尤其是Ⅲ、Ⅳ级手法，由于直接牵拉了关节周围的软组织，可保持或增加其伸展性，改善关节的活动范围。

3. 增加本体反馈　关节松动直接活动关节，牵伸关节周围的韧带、肌腱和关节囊，刺激位于关节周围韧带、肌腱和关节囊中的本体感受器，可提供关节的静止位置和运动速度及其变化、关节运动的方向、肌肉张力及其变化等本体感觉信息。

（二）临床应用

1. 适应证　主要适用于任何因力学因素（非神经性）引起的关节功能障碍，包括关节疼痛、肌肉紧张及痉挛，可逆性关节活动降低，进行性关节活动受限、功能性关节制动。

2. 禁忌证　关节松弛或习惯性脱位，关节因外伤或疾病引起的肿胀（渗出增加），关节的急性炎症，关节部位的恶性肿瘤或结核，未愈合的关节内骨折。

 知识拓展

动态关节松动术

不同于常规松动术，动态关节松动术（mobilization with movement，MWM）在凹凸定律的基础上，治疗师除了给予关节松动术外，患者还同时进行主动运动，故这种治疗方式具有主动训练和被动运动的双重优势；此外，在操作时，动态关节松动术将疼痛作为反馈信号，如出现疼痛立即停止治疗；如果技术和治疗平面均正确，患者仍感疼痛，就会根据疼痛程度随时改变手法施力的大小和方向。随着正确的运动模式的出现，患者自己配合完成训练，进一步促进肌肉按正常的运动模式收缩，平衡肌群肌张力，增加关节稳定性，改变关节的生物力学结构。

第二节　上肢关节松动技术

 导入案例

患者，女，60岁，自述近1个月来肩关节疼痛，右上肢不能做梳头动作，穿衣动作受限，在院外诊所采用过封闭、针刺、理疗等治疗方法，效果不佳。近1周以来疼痛加剧，稍触动患肢疼痛剧烈难忍；查体肩关节周围广泛性压痛点，以喙肱肌和肱二头肌短头附着点、肩峰下、冈上肌周围压痛明显，X线检查示骨质无异常。

请问：

1. 可对患者进行哪些功能评定？

2. 现拟对患者行关节松动技术治疗，请问应该采用哪种手法？哪个等级？

一、肩　部　关　节

肩部关节由盂肱关节、肩锁关节、胸锁关节、肩胛胸壁关节构成。肩关节的生理运动包括前屈、后伸、内收、外展（包括水平内收、外展）、内旋、外旋；附属运动包括分离、长轴牵引、挤压、前后向滑动等。

盂肱关节

1. 分离牵引

（1）患者体位：患者仰卧位，上肢处于休息位，肩外展约50°，前臂中立位。

（2）治疗师位置及操作方法：治疗师站在患者躯干及外展上肢之间，外侧手托住上臂远端及肘部，内侧手掌心向外握住腋窝下肱骨头内侧。内侧手向外侧持续推肱骨约10秒，然后放松。重复3～5次，操作中要保持分离牵引力与关节盂的治疗平面相垂直（图4-7）。

（3）作用：一般松动，缓解疼痛。

2. 长轴牵引

（1）患者体位：患者仰卧位，上肢稍外展。

（2）治疗师位置及操作方法：治疗师站在患者躯干及外展上肢之间，外侧手握住肱骨远端，内侧手在腋窝，拇指在腋前。外侧手向足的方向持续牵拉肱骨约10秒，使肱骨在关节盂内滑动，重复3～5次，操作中要保持牵引力与肱骨长轴平行（图4-8）。

（3）作用：一般松动，缓解疼痛。

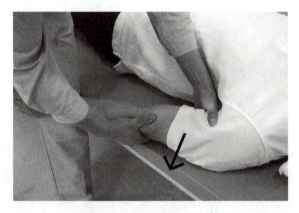

图4-7　肩关节分离牵引

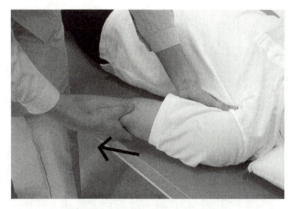

图4-8　肩关节长轴牵引

3. 上下滑动

（1）患者体位：患者仰卧位，上肢稍外展。

（2）治疗师位置及操作方法：治疗师站在患者躯干一侧，内侧手握住肱骨近端的内侧，外侧手握住肱骨远端外侧。内侧手稍向外做分离牵引，同时，外侧手将肱骨上下推动。该手法是长轴牵引和分离牵引的结合。

（3）作用：一般松动，缓解疼痛。

4. 前屈向足侧滑动

（1）患者体位：患者仰卧位，上肢前屈90°，屈肘，前臂自然下垂。

（2）治疗师位置及操作方法：治疗师站在患者躯干一侧，内侧手握住肱骨近端内侧，外侧手握住肱骨远端外侧，内侧手向足的方向牵拉肱骨（图4-9）。

（3）作用：增加肩前屈活动范围。

5. 外展向足侧滑动

（1）患者体位：患者仰卧位，上肢外展 90°，前臂旋前放在治疗者前臂内侧。

（2）治疗师位置及操作方法：治疗师站在患者患侧，外侧手握住肘关节内侧，内侧手虎口放在肱骨近端外侧，四指向下。外侧手稍向外牵引，内侧手向足的方向推动肱骨（图 4-10）。

（3）作用：改善肩外展活动范围。

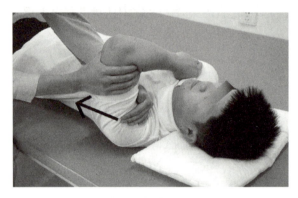

图 4-9　肩关节前屈向足侧滑动

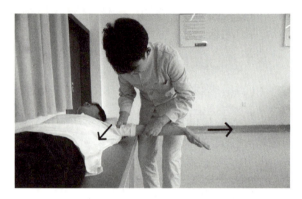

图 4-10　肩关节外展向足侧滑动

6. 前后向滑动

（1）患者体位：患者仰卧位，上肢休息位。

（2）治疗师位置及操作方法：治疗师站在患肩外侧，上方手放在肱骨头上，下方手放在肱骨远端内侧，将肱骨托起，如关节疼痛明显，也可将双手拇指放在肱骨头上操作。下方手固定，上方手将肱骨头向后推动（图 4-11）。

（3）作用：增加肩前屈及内旋的活动范围。

7. 后前向滑动

（1）患者体位：患者俯卧位，患肩放在治疗床边缘，肩前方垫一毛巾，上肢外展，上臂放在治疗者内侧大腿上。

（2）治疗师位置及操作方法：治疗师站在患者外展的上肢与躯干之间，内侧手放在肱骨近端后面，外侧手放在肱骨远端后面。身体前倾，外侧手固定，内侧手借助于上身及上肢力量将肱骨向前推动（图 4-12）。

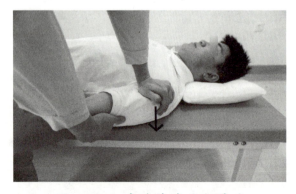

图 4-11　肩关节前后向滑动

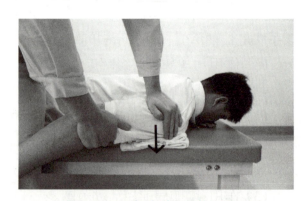

图 4-12　肩关节后前向滑动

（3）作用：增加肩后伸和外旋的活动范围。

8. 侧方滑动

（1）患者体位：患者仰卧位，上肢前屈90°，屈肘，前臂自然下垂。

（2）治疗师位置及操作方法：治疗师站在躯干一侧，内侧手握住肱骨近端内侧，外侧手握住肱骨远端及肘部。外侧手固定，内侧手向外侧推动肱骨（图4-13）。如果关节僵硬明显，治疗师也可以用双手握住肱骨近端，颈肩部抵住肱骨远端外侧。松动时，双手向外，肩部向内同时推动肱骨。

（3）作用：增加水平内收活动度。

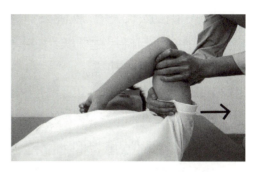

图4-13　肩关节侧方滑动

9. 外展摆动

（1）患者体位：患者仰卧位，肩外展至关节活动受限处，屈肘90°，前臂旋前。

（2）治疗师位置及操作方法：治疗师站在患者外展上肢与躯干之间，内侧手从肩背部后方穿过，手指放在肩上，以防耸肩的代偿作用；外侧手托住肘部，并使肩稍外旋和后伸。外侧手将肱骨在外展范围内摆动。

（3）作用：增加肩关节外展、外旋活动度。

10. 水平内收摆动

（1）患者体位：患者坐位，肩前屈90°，屈肘，前臂旋前，手搭在对侧肩上。

（2）治疗师位置及操作方法：治疗师站在患肩后方，同侧手托住患侧肘部，另一手握住搭在对侧肩部的手。双手同时将患侧上肢作水平内收摆动。

（3）作用：增加肩水平内收活动范围。

11. 内旋、外旋摆动

（1）患者体位：患者坐位或仰卧位，肩外展90°，屈肘90°，前臂旋前。

（2）治疗师位置及操作方法：治疗师站在患肩后外方，内侧手握住肱骨远端，外侧手握住前臂远端及腕部。内侧手固定，外侧手将前臂向下后来回摆动，使肩内旋或外旋。

（3）作用：内旋摆动时增加肩内旋活动范围；外旋摆动时增加肩外旋活动范围。

12. 松动肩胛胸壁关节

（1）患者体位：患者健侧卧位，患侧在上，肩稍内旋，稍屈肘，前臂放在身后。

（2）治疗师位置及操作方法：治疗师站在患者身前，上方手放在肩部，下方手从上臂下方穿过，拇指与四指分开，固定肩胛骨下角。双手同时使肩胛骨做向上、向下、向前、向后以及旋转运动（图4-14）。

（3）作用：改善肩胛胸壁关节的活动度。

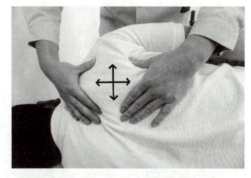

图4-14　松动肩胛胸壁关节

二、肘 部 关 节

肘关节由肱尺关节、肱桡关节、桡尺近侧关节构成。肘关节的生理运动主要是屈、伸；桡尺近侧关节与桡尺远侧关节共同作用可以旋转（包括旋前、旋后）；附属运动包括分离、长轴牵引及侧方滑动等。

（一）肱尺关节

1. 分离牵引

（1）患者体位：患者仰卧位，上肢置于体侧，屈肘90°，前臂旋后。

（2）治疗师位置及操作方法：治疗师站在患侧，下方手握住前臂远端，上方手掌根放在尺骨近端掌面。下方手固定，上方手向背侧方向推动尺骨（图4-15），做肱尺关节的分离牵引。

（3）作用：缓解疼痛；增加肘屈伸活动范围。

2. 长轴牵引

（1）患者体位：患者仰卧位，肩稍外展，屈肘90°，前臂旋前。

（2）治疗师位置及操作方法：治疗师站在患侧，内侧手握肱骨远端内侧，外侧手握住前臂远端尺侧。内侧手固定，外侧手沿尺骨长轴牵引，做肱尺关节的长轴牵引（图4-16）。

（3）作用：增加肘屈伸活动范围。

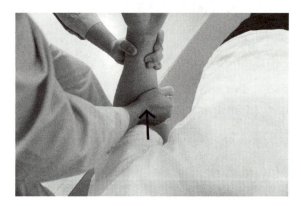

图4-15　肱尺关节分离牵引

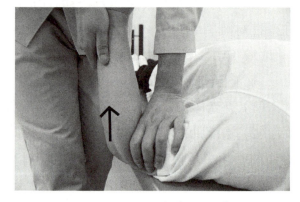

图4-16　肱尺关节长轴牵引

3. 侧方滑动

（1）患者体位：患者仰卧位，肩外展，伸肘，前臂旋后。

（2）治疗师位置及操作方法：治疗师站或坐在患侧，上方手握住患者肱骨远端外侧，下方手握住前臂近端尺侧，把尺骨向桡侧推动（图4-17），做肱尺关节的侧方滑动。

（3）作用：增加肱尺关节和肱桡关节的活动范围。

4. 屈伸摆动

（1）患者体位：患者仰卧位或坐位，肩稍外展。屈肘摆动时旋前，伸肘摆动时旋后。

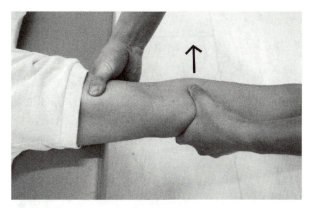

图 4-17　肱尺关节侧方滑动

（2）治疗师位置及操作方法：治疗师站或坐在患肢的外侧，上方手放在肘窝固定，下方手握住前臂远端，并将前臂稍做长轴牵引后再屈曲肘关节。做伸肘摆动时，治疗师在患者伸肘活动受限的终点摆动前臂。

（3）作用：增加屈伸肘的活动范围。

（二）肱桡关节

1. 分离牵引

（1）患者体位：患者仰卧位，上肢外展，屈肘 90°，前臂中立位。

（2）治疗师位置及操作方法：治疗师站在患侧，下方手握住前臂远端，上方手掌根放在桡骨近端掌面。下方手固定，上方手向背侧方向推动桡骨，做肱桡关节的分离牵引（图 4-18）。

（3）作用：缓解疼痛；增加肘屈伸活动范围。

2. 长轴牵引

（1）患者体位：患者仰卧位，肩稍外展，前臂旋后。

（2）治疗师位置及操作方法：治疗师站在患侧，内侧手握住肱骨远端，外侧手握住前臂远端桡侧，内侧手固定，外侧手沿桡骨长轴牵引，做肱桡关节的长轴牵引（图 4-19）。

（3）作用：增加肘屈伸活动范围。

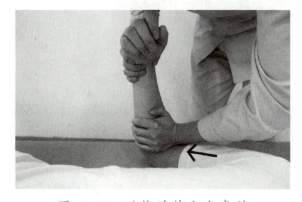

图 4-18　肱桡关节分离牵引

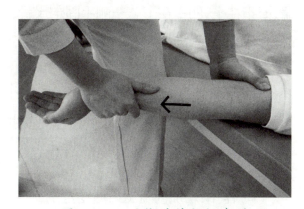

图 4-19　肱桡关节长轴牵引

3. 侧方滑动

（1）患者体位：患者仰卧位，肩外展，伸肘，前臂旋后。

（2）治疗师位置及操作方法：治疗师站或坐于患侧，上方手握住患者肱骨远端内侧，下方手握住前臂近端桡侧，上方手固定，下方手把桡骨向尺侧推动，做肱桡关节的侧方滑动（图4-20）。

（3）作用：增加肱尺关节和肱桡关节的活动范围。

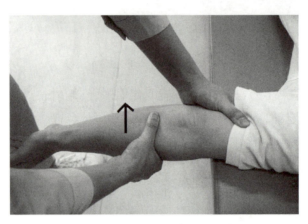

图 4-20 肱桡关节侧方滑动

（三）桡尺近侧关节

1. 长轴牵引

（1）患者体位：患者仰卧位伸肘或坐位屈肘，前臂旋后。

（2）治疗师位置及操作方法：治疗师站或坐在患侧，双手分别握住桡骨或尺骨的远端。一侧手固定，另一侧手将桡骨或尺骨沿长轴牵引。

（3）作用：一般松动，缓解疼痛。

2. 前后向滑动

（1）患者体位：患者仰卧位，肩稍外展，伸肘，前臂旋后。

（2）治疗师位置及操作方法：治疗师面向患者站或坐，双手分别握住桡骨和尺骨的近端，拇指在上，四指在下。一侧手固定尺骨，另一侧手向背侧推动桡骨。

（3）作用：增加前臂旋前的活动范围。

3. 后前向滑动

（1）患者体位：患者仰卧或坐位，肩稍外展，屈肘，前臂中立位。

（2）治疗师位置及操作方法：治疗师面向患者站或坐位，上方手拇指或掌根部放在桡骨小头处，四指放在肘窝，下方手握住前臂远端及腕部。下方手固定，上方手向掌侧推桡骨小头。

（3）作用：增加前臂旋后活动范围。

三、腕 部 关 节

腕部关节由桡尺远侧关节、桡腕关节、腕骨间关节组成。腕关节的生理运动包括屈腕（掌屈）、伸腕（背伸），桡侧偏斜（外展）、尺侧偏斜（内收）以及旋转等。附属运动有分离牵引，前后向滑动，后前向滑动，侧方滑动等。

（一）桡尺远侧关节

1. 前后向滑动

（1）患者体位：患者仰卧位或坐位，前臂旋后。

（2）治疗师位置及操作方法：治疗师站或坐在患侧，双手分别握住桡骨和尺骨的远端，拇指在掌侧，其余四指在背侧。握住尺侧的手固定，握住桡侧手的拇指将桡骨远端向背侧推动（图4-21）。

（3）作用：增加前臂旋前活动范围。

2. 后前向滑动

（1）患者体位：患者仰卧位或坐位，前臂旋前。

（2）治疗师位置及操作方法：治疗师位于患侧，双手分别握住桡骨和尺骨远端，拇指在背侧，其余四指在掌侧。桡侧手固定，尺侧手拇指将尺骨远端向掌侧推动。

（3）作用：增加前臂旋后活动范围。

（二）桡腕关节

1. 分离牵引

（1）患者体位：患者坐位，前臂旋前放在治疗床或治疗台上，腕关节中立位伸出床沿或桌沿，前臂下可垫一毛巾卷。

（2）治疗师位置及操作方法：治疗师位于患侧，一侧手握住前臂远端固定，另一侧手握住腕关节的近排腕骨处并向远端牵拉腕骨（图4-22）。

（3）作用：一般松动，缓解疼痛。

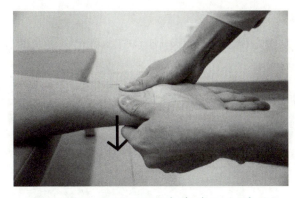

图4-21　桡尺远侧关节前后向滑动

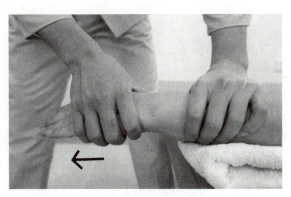

图4-22　桡腕关节分离牵引

2. 前后向滑动

（1）患者体位：患者坐位或仰卧位，屈肘90°，前臂旋后，腕关节中立位。

（2）治疗师位置及操作方法：治疗师位于患侧，一侧手握住手背近排腕骨处固定，另一侧手握住前臂远端桡侧掌面，并向背侧推动桡骨（图4-23）。

（3）作用：增加屈腕活动范围。

3. 后前向滑动

（1）患者体位：患者坐位或仰卧位，屈肘90°，前臂旋前和腕关节中立位。

（2）治疗师位置及操作方法：治疗师位于患侧，一侧手握住近排腕骨掌侧固定，另一侧手握住前臂远端桡侧背面，并向掌侧推动桡骨。

（3）作用：增加伸腕活动范围。

4. 尺侧滑动

（1）患者体位：患者坐位或仰卧位，伸肘，前臂和腕关节中立位，伸出治疗床或治疗台沿。

（2）治疗师位置及操作方法：治疗师位于患侧，一侧手固定前臂远端，另一侧手握住近排腕骨桡侧，并向尺侧推动（图4-24）。

（3）作用：增加腕桡侧偏斜的活动范围。

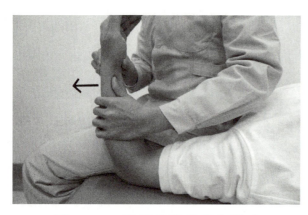

图4-23　桡腕关节前后向滑动

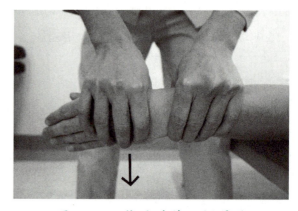

图4-24　桡腕关节尺侧滑动

5. 桡侧滑动

（1）患者体位：患者俯卧位，肩关节外展、内旋，伸肘，前臂和腕关节中立位，伸出治疗床沿。

（2）治疗师位置及操作方法：治疗师位于患侧，一侧手固定前臂远端尺侧，另一侧手握住近排腕骨尺侧，并向桡侧推动。

（3）作用：增加腕尺侧偏斜的活动范围。

（三）腕骨间关节

1. 前后向滑动

（1）患者体位：患者坐位，前臂旋后，腕中立位。

（2）治疗师位置及操作方法：治疗师面向患者坐位，双手拇指分别放在相邻腕骨的掌面，示指放在相应腕骨的背面。一侧手固定，另一侧手向背侧推腕骨。

（3）作用：增加腕骨间关节的活动范围，增加屈腕活动范围。

2. 后前向滑动

（1）患者体位：患者坐位，前臂旋前，腕关节中立位。

（2）治疗师位置及操作方法：治疗师面向患者坐位，双手拇指分别放在相邻腕骨的背面，示指放在相应腕骨的掌面。一侧手固定，一侧手向掌侧推动腕骨。

（3）作用：增加腕骨间关节的活动范围，增加伸腕活动范围。

四、手 部 关 节

手部关节由腕掌关节、掌骨间关节、掌指关节、拇指腕掌关节、近端指间关节、远端指间关节构成。手部关节的生理运动包括屈、伸、内收、外展、拇指对掌等。附属运动包括分离牵引、长轴牵引以及各方向的滑动。

在临床操作中，可根据患者实际情况对构成手部的各关节进行松动，常用手法包括分离牵引、长轴牵引、前后向或后前向滑动、侧方滑动、旋转摆动等手法。

第三节　下肢关节松动技术

一、髋 部 关 节

髋关节由股骨头和髋臼构成。髋关节的生理运动包括屈、伸，内收、外展，以及内旋和外旋。附属运动包括分离牵引，长轴牵引，前后向滑动，后前向滑动以及旋转摆动等。

1. 长轴牵引

（1）患者体位：患者仰卧位，下肢中立位，双手抓住床头，以固定身体。或用治疗带将骨盆固定于治疗床上。

（2）治疗师位置及操作方法：治疗师面向患者站立于患侧，双手握住大腿远端，将小腿夹在内侧上肢与躯干之间。双手同时用力，身体向后倾，将股骨沿长轴向足部方向牵拉（图4-25）。

（3）作用：一般松动，缓解疼痛。

2. 分离牵引

（1）患者体位：患者仰卧位，患侧屈髋90°，屈膝并将小腿放在治疗师的肩上，对侧

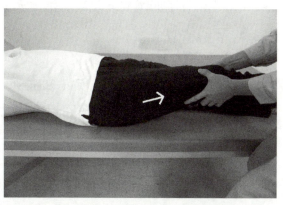

图4-25　髋关节长轴牵引

下肢伸直。双手抓住床头以固定身体,或用治疗带将骨盆固定于治疗床上。

（2）治疗师位置及操作方法:治疗师面向患者站立于患侧,上身稍向前弯曲,肩部放在患腿的腘窝下,双手五指交叉抱住大腿近端。上身后倾,双手同时用力将股骨向足部方向牵拉(图4-26)。

（3）作用:一般松动,缓解疼痛。

3. 前后向滑动

（1）患者体位:患者仰卧位,患侧下肢稍外展。

（2）治疗师位置及操作方法:治疗师面向患者站在患侧,上方手掌放在大腿近端前外侧,下方手放在腘窝内侧。下方手将大腿稍托起,上方手不动,借助身体及上肢力量将股骨向背侧推动(图4-27)。

（3）作用:增加屈髋和髋外旋活动范围。

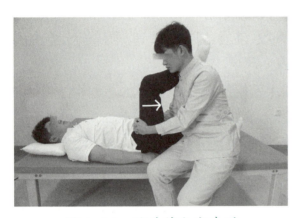

图4-26　髋关节分离牵引

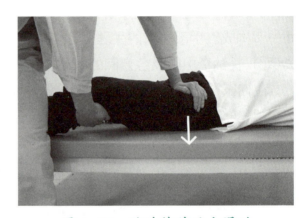

图4-27　髋关节前后向滑动

4. 后前向滑动

（1）患者体位:患者俯卧位,健侧下肢伸直,患侧下肢屈膝。

（2）治疗师位置及操作方法:治疗师面向患者患侧站立,上方手放在大腿近端后面,下方手托住膝部和大腿远端。下方手稍向上抬起,上方手固定,上身稍前倾,借助上肢力量将股骨向腹侧推动。

（3）作用:增加髋后伸及内旋活动范围。

5. 屈曲摆动

（1）患者体位:患者仰卧位,患侧下肢屈髋,屈膝,健侧下肢伸直。

（2）治疗师位置及操作方法:治疗师面向患者患侧站立,上方手放在膝关节上,下方手托住小腿。双手同时将大腿向腹侧摆动,使患侧下肢髋关节发生被动屈曲。

（3）作用:增加髋屈曲活动范围。

6. 旋转摆动

（1）患者体位:患者仰卧位,患侧下肢分别屈髋,屈膝90°,健侧下肢伸直。

（2）治疗师位置及操作方法:治疗师面向患者站立,上方手放在髌骨上,下方手握住足跟,将小腿抬起。做内旋旋转时,上方手固定,下方手向外摆动小腿;做外旋旋转时,上方手固定,下方手向内摆动小腿。该技术也可以采用以下体位操作:患者俯卧位,患侧下肢屈膝90°,健侧下肢伸直。治疗师面向患者站在患侧,上方手放在臀部固定,下方手握住小腿远端的内外踝处。做内旋时下方手将小腿向外摆动,做外旋时下方手将小腿向内摆动。

(3)作用:增加髋的内旋或外旋活动范围。

7. 内收内旋摆动

(1)患者体位:患者仰卧位,患侧下肢屈髋,屈膝,足放在治疗床上,健侧下肢伸直。

(2)治疗师位置及操作方法:治疗师面向患者站立于患侧,上方手放在患侧髋部,下方手放在患膝髌骨上。上方手固定,下方手将大腿向对侧髋部方向摆动(图4-28)。

(3)作用:增加髋内收、内旋活动范围。

8. 外展外旋摆动

(1)患者体位:患者仰卧位,患侧下肢屈髋,屈膝,足放在对侧膝关节上方,呈4形,健侧下肢伸直。

(2)治疗师位置及操作方法:治疗师面向患者站立于患侧,上方手放在对侧骨盆上,下方手放在患侧膝关节。上方手固定,下方手将膝关节向下摆动(图4-29)。

(3)作用:增加髋外展、外旋活动范围。

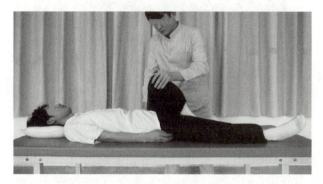

图4-28　髋关节内收内旋摆动

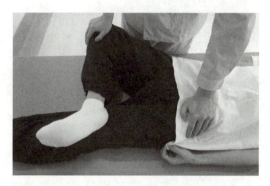

图4-29　髋关节外展外旋摆动

二、膝部关节

膝关节由股胫关节、髌股关节、上胫腓关节组成。膝关节的生理运动包括屈和伸,在屈膝位小腿可内旋(足尖向内)和外旋(足尖向外)。附属运动包括长轴牵引,前后向滑动,后前向滑动,侧方滑动等。

(一)股胫关节

1. 长轴牵引

(1)患者体位:患者坐在治疗床上,患侧屈膝垂于床沿,腘窝下可垫一毛巾卷,身体稍后倾,双手在床上支撑。

(2)治疗师位置及操作方法:治疗师面向患者下蹲或坐在低治疗凳上,双手握住小腿远端,利用上肢和上身力量向足侧牵拉小腿(图4-30)。

(3)作用:一般松动,缓解疼痛。

2. 前后向滑动

(1)患者体位:患者坐在治疗床上,患侧屈膝垂于床沿,腘窝下可垫一毛巾卷,身体稍后倾,双手在床上支撑。

(2)治疗师位置及操作方法:治疗师面向患者坐位,一手虎口或掌根部放在小腿近端约胫骨结节处,一手握住小腿远端稍向上抬起,将胫骨近端向后侧推动(图4-31)。也可在患者仰卧位下操作,下肢伸直,患侧腘窝下垫一毛巾卷,治疗师坐在治疗床一侧,大腿压住患者足部,双手握住小腿近端,拇指放在髌骨下缘,四指放在腘窝后方。双手固定,身体前倾,将胫骨向后推动。

(3)作用:增加膝关节伸的活动范围。

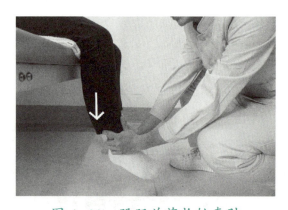 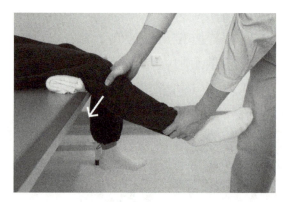

图 4-30　股胫关节长轴牵引　　　　图 4-31　股胫关节前后向滑动

3. 后前向滑动

(1)患者体位:患者仰卧位,患侧下肢屈髋,屈膝,足平放床上,健侧下肢伸直。

(2)治疗师位置及操作方法:治疗师坐在治疗床一侧,大腿压住患者足部,双手握住小腿近端,拇指放在髌骨下缘,四指放在腘窝后方。双手固定,身体后倾,将胫骨向前拉动。

(3)作用:增加膝关节屈曲活动范围。

4. 侧方滑动

(1)患者体位:患者仰卧位,下肢伸直。

(2)治疗师位置及操作方法:治疗师站立于患侧,双手将患侧下肢托起,内侧手放在小腿近端内侧,外侧手放在大腿远端外侧。外侧手固定,内侧手将胫骨向外侧推动(图4-32)。

(3)作用:增加膝关节活动范围。

5. 伸膝摆动

(1)患者体位:患者仰卧位,患侧下肢稍外展,屈膝。

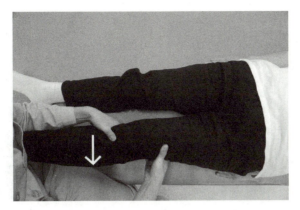
图 4-32　股胫关节侧方滑动

（2）治疗师位置及操作方法：治疗师面向患者足的方向站立于患侧，双手抬起患侧下肢，将其置于内侧上肢与躯干之间。双手握住小腿远端，稍将小腿向下牵拉，并同时将小腿向上摆动。

（3）作用：增加膝关节伸的活动范围。

6. 旋转摆动

（1）患者体位：患者坐位，小腿垂于治疗床沿。

（2）治疗师位置及操作方法：治疗师面向患者坐在一低治疗凳上，双手握住小腿近端，并稍向下牵引。内旋时，向内转动小腿；外旋时，向外转动小腿。

（3）作用：增加膝关节内、外旋活动范围。

（二）髌股关节

1. 分离牵引

（1）患者体位：患者仰卧位，稍屈膝，可以在腘窝下垫一毛巾卷。

（2）治疗师位置及操作方法：治疗师站立于患侧，双手拇指与示指分别放在髌骨两侧。双手握住髌骨，同时向上拉动髌骨（图 4-33）。

（3）作用：一般松动，增加髌骨活动范围。

2. 侧方滑动

（1）患者体位：患者体位同上。

（2）治疗师位置及操作方法：治疗师站立于患侧。双手拇指放在髌骨外侧，示指放在内侧。双手固定，同时将髌骨向外侧或内侧推动（图 4-34）。

（3）作用：一般松动，增加髌骨活动范围。

3. 上下滑动

（1）患者体位：患者体位同上。

（2）治疗师位置及操作方法：治疗师立于患侧。向上滑动时，双手拇指放在髌骨下端；向下滑动时，双手拇指放在髌骨上端，其余四指放在髌骨两侧。双手同时用力将髌骨向上或向下推动。

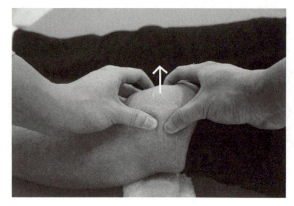

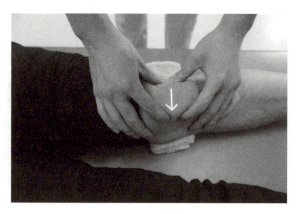

图 4-33　髌股关节分离牵引　　　　　　图 4-34　髌股关节侧方滑动

（3）作用：增加伸、屈膝活动范围。

（三）上胫腓关节

前后向或后前向滑动

（1）患者体位：患者仰卧位，小腿下方垫一毛巾卷。

（2）治疗师位置及操作方法：治疗师立于患侧，前后向滑动时双手拇指放在腓骨小头前面，用力向后推动腓骨小头；后前向滑动时双手拇指放在腓骨小头后面，用力向前推动腓骨小头。

（3）作用：一般松动，缓解疼痛。

三、踝 部 关 节

踝部关节由下胫腓关节、胫距关节、距下关节、跗骨间关节及跗跖关节组成。踝部关节的生理运动包括跖屈、背伸，内翻、外翻等。附属运动包括长轴牵引，前后向滑动，后前向滑动，上下滑动等。

（一）下胫腓关节

前后向或后前向滑动

（1）患者体位：患者俯卧位，患侧下肢屈膝 90°，踝关节放松。

（2）治疗师位置及操作方法：治疗师立于患侧，前后向滑动时，上方手掌根部放在内踝后面，下方手掌根部放在外踝前面，上方手固定，下方手将外踝向后推动；后前向滑动时，上方手掌根部放在外踝后面，下方手掌根部放在内踝前面，下方手固定，上方手将外踝向前推动。

（3）作用：增加踝关节活动范围。

（二）胫距关节

1. 分离牵引

（1）患者体位：患者俯卧位，屈膝 90°，踝关节放松。

（2）治疗师位置及操作方法：治疗师面向患者站在患侧，双手握住内外踝远端，同时可用一侧下肢压住患者大腿后面固定。双手同时向上牵引距骨(图 4-35)。

(3)作用:一般松动,缓解疼痛。

2. 前后向滑动

(1)患者体位:患者仰卧位,患侧下肢伸直,踝关节伸出治疗床外。

(2)治疗师位置及操作方法:治疗师面向患者站在床尾,上方手握住内、外踝前方,下方手握住距骨前面,拇指在外侧,四指在内侧。上方手固定,下方手借助上肢力量将距骨向后推动(图 4-36)。

(3)作用:增加踝关节背伸活动范围。

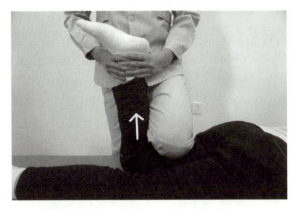

图 4-35 胫距关节分离牵引

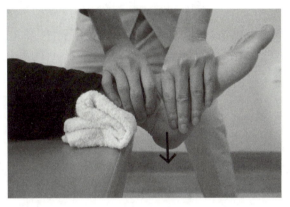

图 4-36 胫距关节前后向滑动

3. 后前向滑动

(1)患者体位:患者俯卧位,踝关节伸出治疗床外,小腿前面垫一毛巾卷。

(2)治疗师位置及操作方法:治疗师面向患者站在床尾,上方手握住内、外踝后面,下方手虎口放在距骨后面。上方手固定,下方手借助上肢力量将距骨向前推动。

(3)作用:增加踝关节跖屈活动范围。

4. 内侧滑动

(1)患者体位:患者俯卧位,下肢伸直,踝关节伸出治疗床外,小腿前面垫一毛巾卷。

(2)治疗师位置及操作方法:治疗师面向患者站在患足外侧,上方手握住内、外踝前面,下方手握住跟骨及距骨外侧。上方手固定,下方手借助上肢力量将跟骨及距骨向内侧推动(图 4-37)。

(3)作用:增加踝关节的外翻活动范围。

5. 外侧滑动

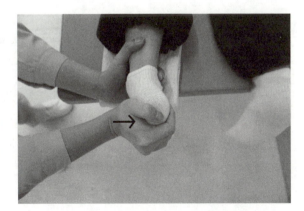

图 4-37 胫距关节内侧滑动

(1)患者体位:患者患侧卧位,患肢置于下方并伸直,踝关节伸出治疗床外。

(2)治疗师位置及操作方法:治疗师面向患者站立,上方手握住内、外踝后面,下方手握住跟骨及距骨。上方手固定,下方手借助上肢力量将跟骨及距骨向外侧推动。

（3）作用:增加踝关节的内翻活动范围。

6. 屈伸摆动

（1）患者体位:患者俯卧位,患侧下肢屈膝90°,健侧下肢伸直。

（2）治疗师位置及操作方法:治疗师面向患者站立,上方手握住内、外踝后面,下方手握住足底。上方手固定,下方手将足做屈、伸摆动。

（3）作用:增加踝关节屈、伸活动范围。

7. 翻转摆动

（1）患者体位:患者俯卧位,患侧下肢屈膝90°,健侧下肢伸直。

（2）治疗师位置及操作方法:治疗师面向患者站立,上方手握住足跟后部,下方手握住足跟前部。内翻摆动时,双手将跟骨向内侧翻转;外翻摆动时,双手将跟骨向外侧翻转。

（3）作用:增加踝内、外翻活动范围。

四、足部关节

足部关节包括跖骨间关节、跖趾关节及趾骨间关节。其生理运动包括屈、伸、内收、外展;附属运动包括上下滑动、侧方滑动、长轴牵引及旋转。

在临床操作中,可根据患者实际情况对构成足部的各关节进行松动,常用手法包括分离牵引、长轴牵引、前后向或后前向滑动、侧方滑动、旋转等手法。

第四节　脊柱关节松动技术

一、颈 椎 关 节

颈椎关节的生理运动包括前屈、后伸、侧屈及旋转运动,附属运动包括相邻颈椎的分离牵引、滑动及旋转。分离是颈椎沿着长轴的牵伸运动,滑动是相邻椎体间的前后及侧方移动,而旋转则是指相邻椎体间或横突间的转动。

1. 分离牵引

（1）患者体位:患者去枕仰卧位,头部伸出治疗床外。

（2）治疗师位置及操作方法:治疗师位于床头,一手托住患者枕后部,另一手放在下颌处。双手固定,借助躯干后倾作用力将头部向后牵拉（图4-38）。

（3）作用:一般松动,缓解疼痛。

2. 垂直按压棘突

（1）患者体位:患者去枕俯卧位,双手五指交叉,掌心向上放在前额处,下颌稍内收。

（2）治疗师位置及操作方法:治疗师面对患者头部站立,双手拇指指腹并置于同一椎体的棘突上,将棘突向腹侧垂直推动(图4-39)。由于C_2和C_7的棘突在体表比较容易摸到,操作时可以C_2或C_7的棘突为标准,进行棘突的定位。

(3)作用:增加颈椎屈、伸的活动范围。

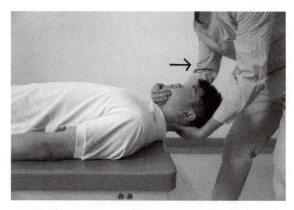
图4-38 颈椎关节分离牵引

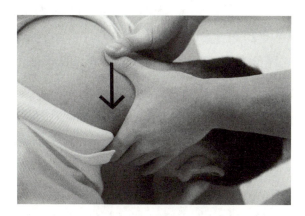
图4-39 垂直按压棘突

3. 垂直按压横突

(1)患者体位:患者体位同上。

(2)治疗师位置及操作方法:治疗师体位同上,治疗师双手拇指放在同一椎体的一侧横突上,拇指指背相接触,将横突垂直向腹侧推动。可以双手拇指同时推动,或内侧手拇指固定,外侧手推动。

(3)作用:增加颈椎旋转的活动范围。

4. 垂直松动椎间关节

(1)患者体位:患者体位同上。

(2)治疗师位置及操作方法:治疗师体位同上,治疗师双手拇指放在横突与棘突之间,向腹侧推动。如果在此体位上一时不能摸准,可先让患者头部处于中立位,治疗师一侧手拇指放在棘突上,另一侧手拇指放在同一椎体的横突,然后让患者头向患侧转动约30°,治疗师双手拇指同时向中间靠拢,此处即相当于椎间关节处。

(3)作用:增加颈椎侧屈和旋转的活动范围。

5. 屈伸摆动

(1)患者体位:患者体位同分离牵引。

(2)治疗师位置及操作方法:治疗师体位同上,治疗师一侧大腿前屈支撑患者头后部,双手放在颈部两侧,治疗师使患者颈椎前屈、后伸。

(3)作用:增加颈椎屈、伸的活动范围。

6. 侧屈摆动

(1)患者体位:患者体位同分离牵引。

(2)治疗师位置及操作方法:治疗师体位同上,向右侧屈时,治疗师的右手放在患者的枕后部,示指和中指放在患者颈椎左侧拟发生侧屈运动的相邻椎体横突上,左手托住患者下颌。操作时治疗师上身稍微向左转动,使颈椎向右侧屈,向左侧屈时手法操作相反。

(3)作用:增加颈椎侧屈的活动范围。

7. 旋转摆动

(1)患者体位:患者体位同分离牵引。

(2)治疗师位置及操作方法:治疗师体位同上,向左旋转时,治疗师右手放在患者枕部托住其头部,左手放在其下颌,双手同时使头部向左缓慢转动。向右旋转时手法操作相反。

(3)作用:增加颈椎旋转的活动范围。

二、胸 椎 关 节

胸椎的生理运动包括屈、伸、侧屈和旋转,附属运动包括垂直按压棘突,侧方推棘突,垂直按压横突,旋转摆动等。

1. 垂直按压棘突

(1)患者体位:去枕俯卧位,上段胸椎($T_{1\sim4}$)病变时,脸向下,双手五指交叉,手掌向上放在前额;中、下段胸椎($T_{5\sim8}$,$T_{9\sim12}$)病变时,头向一侧,上肢放在体侧或外展,前臂垂于治疗床两侧,胸部放松。

(2)治疗师位置及操作方法:上段胸椎病变,治疗师面向患者头部站立,双手拇指放在胸椎棘突上,指尖相对或指背相接触,其余四指自然分开放在胸椎背部。中、下段胸椎病变,治疗师站在体侧,一侧手掌根部(相当于豌豆骨处)放在胸椎棘突。操作时借助上身前倾的作用力将棘突向腹侧按压。

(3)作用:增加胸椎的屈、伸活动范围。

2. 侧方推棘突

(1)患者体位:去枕俯卧位,上肢放在体侧或外展90°,屈肘,前臂垂于治疗床沿两侧。

(2)治疗师位置及操作方法:治疗师站在患侧,双手拇指重叠放在拟松动棘突的侧方,其余四指分开放在胸背部。拇指固定,双上肢同时用力将棘突向对侧推动。

(3)作用:增加胸椎旋转活动范围。

3. 垂直按压横突

(1)患者体位:患者体位同上。

(2)治疗师位置及操作方法:治疗师体位同上。治疗师双手拇指放在拟松动胸椎的一侧横突上,指背相接触或拇指重叠将横突向腹侧推动。

(3)作用:增加胸椎旋转及侧屈活动范围。

4. 旋转摆动

(1)患者体位:患者坐在治疗凳上,双上肢胸前交叉,双手分别放在对侧肩部。

(2)治疗师位置及操作方法:治疗师站在患者一侧,向右旋转时,左手放在其右肩前面,右手放在左肩后面,双上肢同时用力,使胸椎随上体向右转动;向左旋转时治疗师手法操作相反。

(3)作用:增加胸椎旋转活动范围。

三、腰 椎 关 节

腰椎的生理运动有前屈、后伸、侧屈和旋转。附属运动包括垂直按压棘突,侧方推棘突,垂直按压横突以及旋转摆动等。

1. 垂直按压棘突

(1)患者体位:患者去枕俯卧位,腹部可以垫一小枕,使腰椎生理性前屈变平,上肢放在体侧或垂于治疗床沿两侧,头转向一侧。

(2)治疗师位置及操作方法:治疗师站在患侧,下方手掌根部(相当于豌豆骨处)放在拟松动的棘突上,五指稍屈曲,上方手放在下方手腕背部。双手固定,上身前倾,借助上身前倾的作用力将棘突垂直向腹侧按压。

(3)作用:增加腰椎屈、伸活动范围。

2. 侧方推棘突

(1)患者体位:患者体位同上。

(2)治疗师位置及操作方法:治疗师站在患侧,双手拇指分别放在相邻棘突一侧,指腹接触棘突,拇指尖相对或拇指相互重叠,其余四指自然分开放在腰部。双手固定,上身前倾,借助上肢力量将棘突向对侧推动。

(3)作用:增加腰椎旋转活动范围。

3. 垂直按压横突

(1)患者体位:患者体位同上。

(2)治疗师位置及操作方法:治疗师站在患侧,双手拇指放在拟松动腰椎的一侧横突上,指背相接触或拇指重叠。双手固定,上身前倾,借助上肢力量将横突向腹侧推动。

(3)作用:增加腰椎侧屈及旋转活动范围。

4. 旋转摆动

(1)患者体位:患者健侧卧位,患侧下肢屈髋、屈膝。屈髋角度根据松动的腰椎节段而定,松动上段腰椎,屈髋角度偏小;松动下段腰椎,屈髋角度偏大。

(2)治疗师位置及操作方法:治疗师面向患者站立,一侧肘部放在患者的肩前,另一侧肘部放在髂嵴上,双手示指分别放在拟松动相邻椎体的棘突上,同时反方向(肩向后,髂嵴向前)来回摆动。

(3)作用:增加腰椎的旋转活动范围。

　　本章学习重点是关节松动技术的基本手法,手法分级应用,操作程序,肩、肘、腕、髋、膝、踝六大关节的松动技术,关节松动技术的治疗作用及临床应用。本章学习难点是在临床治疗过程中结合患者病情合理选用手法等级和技术动作。在学习过程中应注意患者和治疗师的合理体位,治疗后反应等。治疗师应根据患者的治疗反应不断调整治疗方案,同时关节松动技术应配合冷疗、牵伸、理疗等物理治疗技术。

（文应丹）

思考题

一、简答题

1. 简述关节松动技术的手法分级及手法应用的选择。

2. 简述关节松动技术的适应证及禁忌证。

二、案例分析

　　患者,男,43岁,髌骨骨折术后3个月,膝关节活动受限,查体无特殊,影像学检查显示愈合良好。

请问:

1. 可对患者进行哪些康复功能评定?

2. 现拟对患者行关节松动技术治疗,可采用的关节松动技术有哪些?

第五章 | 肌肉牵伸技术

05章 数字内容

学习目标

1. 掌握牵伸技术的定义、方法、作用及临床应用;上肢、下肢、脊柱肌肉的被动牵伸、自我牵伸技术。
2. 熟悉挛缩的概念与分类;肌肉牵伸的程序。
3. 了解肌肉的物理特性、牵伸原理和主动抑制的牵伸手法。
4. 能运用肌肉牵伸技术帮助患者进行治疗;与患者进行良好的沟通交流和宣教;预防再次损伤。
5. 具有良好医德医风;团队合作意识;职业认同感。

第一节 概　述

一、牵伸基础

（一）肌肉的物理特性

1. 弹性　当外力消失时,肌肉又恢复到原来的形状。
2. 伸展性　当肌肉放松时,受外力牵伸作用下长度增加的特性。
3. 收缩性　当肌肉主动做功时,长度变短的特性。
4. 黏滞性　当外力去除后,肌肉不能立刻恢复其原来长度的特性。肌肉的黏滞性为肌肉活动时由于肌肉内部各蛋白分子相互摩擦产生的内部阻力,即肌肉拉长与回缩时的内阻力。内阻力大小影响肌肉伸长或缩短的速度。

　　肌肉的物理特性受温度的影响。当肌肉温度升高时,其黏滞性下降,伸展性和弹性增加。

（二）牵伸原理

1. 缓慢持续牵伸时,高尔基腱器(肌肉的张力感受器,位于肌肉-肌腱结合处)兴奋,激发抑制反应,使肌肉张力降低,肌肉放松,长度变长,从而逐步恢复肌肉的柔韧性(即肌肉的伸展性和弹性)。

2. 快速牵伸时,肌梭(肌肉的长度感受器)兴奋,刺激传入神经纤维,增加肌肉张力,这一过程称为单突触牵张反射。

因此进行牵伸时,随着牵伸的速度、强度和持续时间的变化,会产生不同的临床效果。

（三）挛缩的概念与分类

1. 挛缩　是指各种原因引起关节相关的肌肉、肌腱、韧带、关节囊等软组织适应性短缩,表现为被动或主动牵伸时有明显的抵抗,关节活动受限。通过检查肌肉紧张度和关节活动范围可以发现挛缩,如患者肘关节伸展达不到全范围,检查发现屈肘肌群紧张或短缩、肌张力增高,则为屈肘肌群挛缩;髋内收肌群紧张或短缩、肌张力增高,髋关节不能充分外展,则为髋内收肌群挛缩。

2. 常见病因　因各种原因引起的中枢和周围神经损伤;各种疾病致使的肢体长期制动;长期保持异常的姿势;拮抗肌群之间张力的不平衡;骨骼肌和神经肌肉的损伤;软组织有创伤、炎症、疼痛、重复劳损;先天或后天畸形。

3. 挛缩分类　根据挛缩发生的致病因素、组织及其性质,可将挛缩分为以下几种:

（1）瘢痕粘连:瘢痕如果发生在皮肤、肌肉、肌腱、关节囊等正常组织中,可形成粘连,引起组织挛缩,降低组织的活动范围,从而限制关节的活动和功能。临床上大多数瘢痕组织粘连引起的挛缩,都可以通过锻炼来预防或减轻。

（2）纤维性粘连:由软组织的慢性炎症和纤维性改变形成的挛缩,可明显限制关节的活动。

（3）肌静力性挛缩:是指没有明确组织病理学表现的肌肉、肌腱短缩,关节活动范围明显受限。静力性挛缩的肌肉可以被拉长,但不能达到肌肉的最大长度。正常人如果不经常进行肌肉的伸展性锻炼,会引起肌肉轻微挛缩或紧张,特别是下肢的双关节肌,如股直肌、腘绳肌等。肌静力性挛缩使用牵伸治疗可有较好的效果。

（4）不可逆性挛缩:正常的软组织或结缔组织由于某些病理性原因而被大量的非伸展性组织(如骨、纤维组织)所取代,使软组织永久失去伸展性,为不可逆性挛缩。不可逆性挛缩通常需要通过手术松解。

（5）假性肌静力性挛缩:上运动神经元损伤引起的肌张力增高,可使肌肉处于一种不正常的持续收缩状态而引起关节活动受限,为假性肌静力性挛缩。

二、肌肉牵伸技术

牵伸技术是指用外力（人工或器械）牵伸挛缩或短缩的软组织，以改善或重新获得关节周围软组织的伸展性，防止发生不可逆的组织挛缩，降低肌张力，改善和恢复关节活动范围的康复技术。牵伸技术是治疗各种由软组织挛缩或短缩导致的关节功能障碍的临床常用方法之一，操作简便、安全、有效。

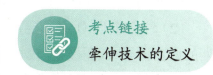

考点链接
牵伸技术的定义

根据外力的来源、牵拉方式和持续时间，可以把牵伸分为以下几种方式：

（一）被动牵伸

利用外力如治疗师、器械或患者自身力量来牵伸的方法称为被动牵伸。根据外力来源的不同可以分为手法牵伸、机械牵伸和自我牵伸。

1. 手法牵伸　是治疗师运用手法技术对发生紧张或挛缩的组织或活动受限的关节进行牵伸，通过手法控制牵伸的方向、速度和持续时间，增加挛缩组织的长度和关节的活动范围。此方式是临床最常用的牵伸方法。手法牵伸是一种短时间的牵伸，一般每次牵伸持续 15～30 秒，重复 3～5 次。这种牵伸不易引起肌肉的牵张反射，也不易增加已经拉长肌肉的张力，也称为静态牵伸。治疗师做手法牵伸时应缓慢、轻柔、循序渐进，切忌快速暴力，以免引起牵张反射或软组织的损伤。

与关节的被动运动不同，手法牵伸是使活动受限的关节增大活动范围，而关节的被动运动是在关节活动未受限、可利用的范围内进行活动，其目的是维持关节现有的活动范围，无明显增大活动范围的作用。

2. 机械牵伸　是借助机械装置，利用小强度的外部力量，较长时间作用于短缩组织的牵伸方法，其牵伸力量通过重量牵引、滑轮系统或夹板发生作用。牵伸时间至少持续20 分钟甚至几小时，才能产生治疗效果。牵伸的力要求稳定、柔和。

3. 自我牵伸　是由患者自己完成的一种肌肉伸展性训练，利用自身重量作为牵伸力量。治疗师指导患者处于固定而舒适的体位下进行牵伸训练，教会患者自我调节牵伸的方向、力量和持续时间等。此方法是巩固牵伸疗效的主要措施。

（二）主动抑制

主动抑制是指在牵伸肌肉之前，患者有意识地放松该牵伸肌肉，使肌肉收缩机制受到人为的抑制，以减少牵伸阻力的一种牵伸技术。主动抑制时进行牵伸的阻力最小，临床上使用广泛。主动抑制只能放松肌肉组织中具有收缩性的结构，对结缔组织尤其是挛缩组织没有作用。主动抑制需要患者有意识地控制肌肉的收缩，因此该技术主要用于神经支配完整、患者能自主控制的情况下，而对那些由于神经功能障碍引起的肌无力、痉挛或瘫痪作用不大。常用的方法有以下几种：

1. 收缩 – 放松

（1）操作步骤：①治疗师被动运动患者关节至关节活动受限处，使欲牵伸的肌肉处于舒适无痛的位置；②牵伸的肌肉先进行等长抗阻收缩约10秒，使肌肉感觉疲劳；③患者主动放松肌肉；④治疗师牵伸肌肉达关节最大活动范围；⑤休息10秒后重复上述过程1~2次。

（2）注意事项：①必须要在无痛的状态下进行肌肉的等长抗阻收缩；②牵伸时要有清晰的语言诱导；③亚极量、较长时间的等长抗阻收缩可以有效地抑制肌肉紧张，同时便于治疗师控制，所以在牵伸前肌肉无须进行最大强度的等长抗阻收缩。

（3）应用举例（腘绳肌紧张致伸膝位下屈髋活动受限）：①治疗师将髋关节屈曲（保持伸膝位）至无痛的最大限度，使腘绳肌紧张；②治疗师双手固定膝关节使其保持伸直位，用肩向头顶方向施加阻力；③患者屈膝位下伸髋抗阻等长收缩约10秒；④腘绳肌放松；⑤治疗师牵伸腘绳肌达伸膝屈髋新的最大范围（图5-1）；⑥休息10秒后重复上述过程1~2次。

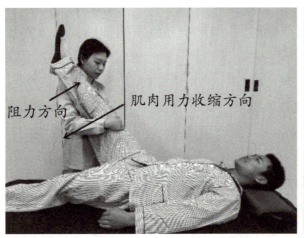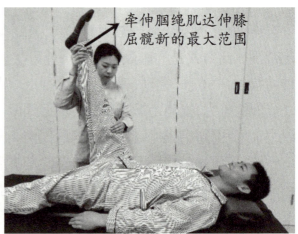

图 5-1　腘绳肌收缩 – 放松

2. 收缩 – 放松 – 收缩

（1）操作步骤：①治疗师被动运动患者关节至关节活动受限处，使欲牵伸的肌肉处于舒适无痛的位置；②牵伸的肌肉先进行等长抗阻收缩约10秒，使肌肉感觉疲劳；③患者主动放松肌肉；④紧张肌肉的拮抗肌做向心性收缩至关节活动的最大限度，以对抗紧张的肌肉，增加关节活动范围；⑤休息10秒后重复上述过程1~2次。

（2）注意事项：同"收缩 – 放松"技术。

（3）应用举例（踝跖屈肌紧张）：①治疗师将踝关节背伸到无痛的最大限度，使跖屈肌紧张；②治疗师一手固定小腿远端，一手置于足底，向足背方向施加阻力；③患者跖屈抗阻等长收缩约10秒；④跖屈肌放松；⑤患者主动做踝关节背伸至最大范围（图5-2）；⑥休息10秒后重复上述过程1~2次。

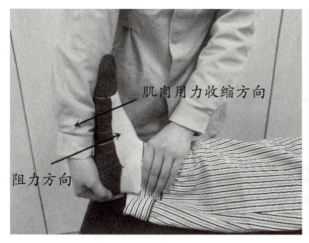
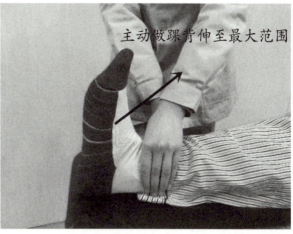

图 5-2　踝跖屈肌收缩 - 放松 - 收缩训练

3. 拮抗肌收缩

（1）操作步骤：①将紧张的肌肉被动拉长至舒适无痛的位置；②紧张肌肉的拮抗肌做等张收缩；③对收缩肌肉施加轻微的阻力，但允许关节运动，当关节运动时，由于交互抑制的作用，紧张的肌肉被放松；④治疗师被动运动关节至最大限度，以牵伸紧张肌肉；⑤休息10秒后重复上述过程1～2次。

（2）注意事项：①避免施加的阻力太大，因其可能引起紧张肌肉的张力扩散，而限制关节运动或引起疼痛；②当肌肉痉挛限制关节运动时，也可用此技术。如果患者不能在"收缩 - 放松"技术中完成紧张肌肉无痛范围内的强力收缩，用该技术有较大帮助。

（3）应用举例（踝跖屈疼痛、紧张）：①患者将踝关节置于舒适的体位；②踝背伸肌主动收缩；③治疗师在足背施加轻微的阻力，但允许关节的运动；④治疗师将踝关节背伸到最大限度，牵伸跖屈肌；⑤休息10秒后重复上述过程1～2次。

（三）其他辅助方法

1. 热疗　牵伸前可先进行局部肢体的热疗，使关节组织有一定的适应性，加热后的肌肉更易放松和被牵伸。常用的热疗有蜡疗、热敷、超短波等。

2. 手法按摩　肢体的按摩可增加局部血液循环，降低肌痉挛和肌紧张，使软组织放松，改善其伸展性。

3. 关节松动术　牵伸前先进行关节松动术，恢复关节内正常的相互关系，可缓解关节疼痛和关节周围软组织的痉挛。

4. 支具　由于肌肉的弹性和黏滞性，被牵伸的软组织会产生一定回弹，在牵伸之后应用支具或动力夹板，使肌肉保持在最大的有效长度，进行长时间持续的牵伸，可以防止牵伸过后关节功能的反弹，巩固治疗。

三、牵 伸 作 用

1. 防止组织发生不可逆性挛缩　组织创伤导致的挛缩现象,早期可采用主动抑制技术,通过反射机制来松弛紧张的肌肉,预防和治疗纤维粘连等不可逆性挛缩。肌肉紧张明显好

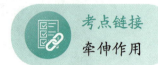

考点链接
牵伸作用

转后,用被动牵伸技术进一步拉长挛缩的肌肉,恢复生理性肌力平衡,增加关节活动范围。

2. 调节肌张力　长期制动或保持异常的姿势,使肌肉、肌腱的弹性回缩力和伸展性降低,肌萎缩,牵伸可以刺激肌肉内的感受器——肌梭,来调节肌张力。中枢神经系统损伤导致的肌张力增高、肌肉痉挛、关节活动受限等,也可以通过牵伸技术降低肌张力,保持肌肉的休息态长度。

3. 增加关节活动范围　肢体长期制动后可导致肌肉紧张,软组织挛缩,关节活动受限。长期保持不良姿势和生活习惯,正常人也会引起肌肉轻微的挛缩或紧张,特别是下肢的腘绳肌、股直肌等。通过牵伸治疗可以改善周围软组织的伸展性,预防或改善肌肉、肌腱及关节囊等软组织挛缩,恢复和改善关节的活动范围。

4. 提高肌肉的兴奋性　对于肌肉张力低下的肌群,通过适当的静态牵伸延长肌肉,可以直接或间接反射性地提高肌肉的兴奋性,增加肌力。

5. 预防或减少肌肉肌腱损伤　躯体在做某项运动之前,应先做关节和软组织的牵伸活动,增加关节的灵活度,预防或减少肌肉肌腱损伤。

四、牵 伸 程 序

1. 牵伸前评估　治疗师在做牵伸治疗之前要对患者进行系统的检查和评估,如肌肉的张力、肌肉力量和关节活动范围等,了解其关节活动范围受限的性质、原因及功能情况。需要考虑患者是否有炎症性疼痛、感觉是否正常、挛缩组织处于哪个阶段、年龄、认知、全身状况、能否主动参与以及预后等。

2. 向患者解释牵伸的目的、步骤　在牵伸之前,应向患者解释牵伸治疗的目的、步骤及注意事项,以取得患者的信任和配合。患者和治疗师都应尽量保持在舒适、放松、安全的体位,患者一般取卧位和坐位。被牵伸的部位处于抑制反射、便于牵伸的体位,被牵伸部位应尽量充分暴露,如有可能应去除绷带、夹板或较多的衣物。

3. 牵伸技术参数

(1) 牵伸方向:牵伸力量的方向应该与肌肉紧张或挛缩的方向相反。先以主动、小强度方式牵伸软组织;在可控制的关节活动范围内活动;缓慢移动肢体至关节受限的终末端;固定关节近端,活动远端肢体,以增加肌肉长度和关节活动范围。

(2) 牵伸强度:牵伸力量必须足够拉紧软组织的结构,但不引起疼痛或损伤。在牵伸

过程中患者会感到轻微疼痛,因此牵伸强度要以患者能够耐受为度。当患者感到明显疼痛或剧痛难忍,则视为负荷过度,易造成被牵伸组织损伤,应及时调整牵伸强度,以免造成医源性损伤。研究表明,低强度长时间的持续牵伸效果优于高强度短时间的牵伸。

（3）牵伸时间:手法牵伸时间为每次15~30秒,也可达60秒,休息20秒,再重复3~5次,关节各方向依次进行牵伸。机械牵伸每次在20分钟或以上。每天1~2次,10次为一疗程,一般需3~5个疗程。如规范治疗一周无明显疗效,应重新评估,及时调整参数或改用其他治疗方法。

（4）治疗反应:一般行牵伸治疗后,患者感到被牵伸部位关节周围软组织放松,关节活动范围得到改善。如果第2天被牵伸部位仍然有肿胀或明显疼痛,说明牵伸的强度过大,应及时降低牵伸强度或停止治疗1天。不同的部位,不同的病情,其牵伸的强度、时间及疗程等均不一样,治疗中应根据患者的具体情况及时进行评估,并制订合理的参数。

五、临 床 应 用

（一）适应证

各种软组织的挛缩、粘连或瘢痕形成,引起肌肉、结缔组织和皮肤短缩,关节活动范围受限。

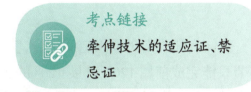
考点链接
牵伸技术的适应证、禁忌证

（二）禁忌证

关节内或关节周围组织各种急性炎症、感染、结核或肿瘤;新近发生的骨折或骨折未愈合、肌肉或肌腱的损伤,神经损伤或神经吻合术后1个月内;活动关节或肌肉被拉长时疼痛剧烈;严重的骨质疏松;骨性限制关节活动;短缩或挛缩的软组织造成关节的固定,形成了不可逆性挛缩。

（三）注意事项

1. 牵伸治疗前先进行评定,明确功能障碍的情况,选择合适的牵伸方式,使治疗更具有针对性。

2. 牵伸治疗前可先进行热疗、按摩或关节松动术,增加挛缩组织的伸展性,缓解关节疼痛和周围组织的痉挛。

3. 避免牵伸水肿组织。水肿组织牵伸后水肿易扩散,增加疼痛和肿胀。

4. 对肌力较弱的肌肉,应将牵伸和肌力训练结合起来,使患者在伸展性和力量之间保持平衡。

5. 牵伸力量要适度、轻柔、缓慢、持久,达到一定力量,持续一定时间。应避免过大的牵伸力量和跳跃性牵伸,以避免刺激牵伸肌肉引起牵张反射。

6. 要及时了解患者的治疗反应,牵伸后肌肉酸胀属正常反应,但如果肌肉酸胀持续超过24小时,甚至引起关节疼痛,说明牵伸强度过大,须调整牵伸参数或休息1天。牵伸后应注意肢体的保暖或佩戴支具,以巩固牵伸效果。

第二节 上肢肌肉牵伸技术

 导入案例

患者,女,42岁,2个月前因跌倒致左肘关节肿胀,急诊X线片示"左肱骨下端粉碎性骨折伴肘关节半脱位",给予消肿止痛等药物治疗,4天后行内固定手术。现查体:左肘关节轻度肿胀,局部压痛(+),手术切口瘢痕愈合,左肘关节屈曲挛缩,被动运动95°,伸展15°。X线片:左肱骨下端骨折愈合良好,肘关节在位,周围软组织轻度肿胀。

请问:

1. 如何改善患者左肘关节的活动范围?

2. 患者左肘关节术后发生屈曲挛缩的原因是什么?

一、肩 部 肌 肉

牵伸肩部肌肉时须固定肩胛骨,使肩胛骨保持在没有外展、外旋的位置上。此时,肩关节只能完成前屈120°、外展120°的运动,只有当肱骨外旋时,才能完成全范围的活动。在牵伸肩部肌肉时,要防止出现肩胛骨的代偿性运动,否则容易引起肩部肌肉过度牵伸。

(一)徒手被动牵伸技术

1. 牵伸肩关节前屈肌群

(1)牵伸目的:增加肩关节后伸的活动范围。

(2)患者体位:俯卧位,上肢置于体侧,前臂及手放松。

(3)治疗师体位:面向患者立于牵伸侧,上方手固定肩胛骨,下方手握住肱骨远端,前臂托住牵伸侧上肢。

(4)牵伸手法:下方手将肱骨被动后伸至最大范围,保持15~30秒,重复3~5次(图5-3)。

2. 牵伸肩关节后伸肌群

(1)牵伸目的:增加肩关节前屈的活动范围。

(2)患者体位:仰卧位,肩关节前屈、屈肘,前臂及手放松。

(3)治疗师体位:面向患者立于牵伸侧,上方手握住肱骨远端,下方手置于肩胛骨腋缘固定肩胛骨。

(4)牵伸手法:上方手将肱骨被动前屈至最大范围,保持15~30秒,重复3~5次(图5-4)。

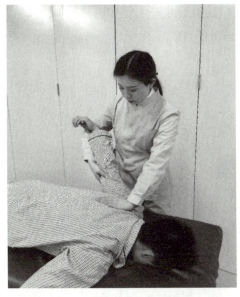

图 5-3　牵伸肩关节前屈肌群

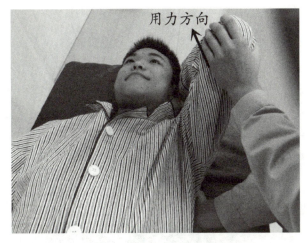

图 5-4　牵伸肩关节后伸肌群

3. 牵伸肩内收肌群

（1）牵伸目的：增加肩关节外展的活动范围。

（2）患者体位：仰卧位，肩关节外展 90°，屈肘 90°。

（3）治疗师体位：面向患者立于牵伸侧，上方手托住肘关节，下方手置于肩胛骨腋缘固定肩胛骨。

（4）牵伸手法：上方手将肱骨被动外展至最大范围，保持 15～30 秒，重复 3～5 次（图 5-5）。

4. 牵伸肩关节外旋肌群

（1）牵伸目的：增加肩关节内旋的活动范围。

（2）患者体位：仰卧位，肩关节外展 90°，屈肘 90°。

（3）治疗师体位：立于牵伸侧，内侧手握住肱骨远端，外侧手握住前臂远端。

（4）牵伸手法：外侧手将前臂向足的方向下压，使肩被动内旋至最大范围，保持 15～30 秒，重复 3～5 次（图 5-6）。

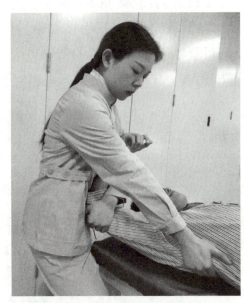

图 5-5　牵伸肩内收肌群

5. 牵伸肩关节内旋肌群

（1）牵伸目的：增加肩关节外旋的活动范围。

（2）患者体位：仰卧位，肩关节外展 90°，屈肘 90°。

（3）治疗师体位：立于牵伸侧，内侧手握住肱骨远端，外侧手握住前臂远端。

（4）牵伸手法：外侧手将前臂向头的方向下压，使肩被动外旋至最大范围，保持 15～30 秒，重复 3～5 次（图 5-7）。

注意:当牵伸肩关节内、外旋肌肉时,施加的牵伸力通过肘关节达到肩关节,须确保肘关节稳定、无痛和较低的牵伸强度,骨质疏松患者要特别注意。

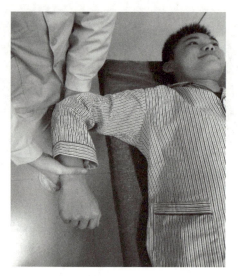

图 5-6　牵伸肩关节外旋肌群

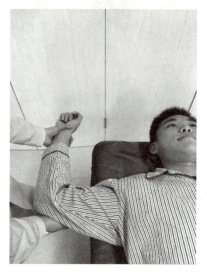

图 5-7　牵伸肩关节内旋肌群

6. 牵伸肩关节水平内收肌群(胸肌)

(1)牵伸目的:增加肩关节水平外展的活动范围。

(2)患者体位:仰卧位(图 5-8A),牵伸侧肩部位于床沿,肩关节外展 60°～90°。

(3)治疗师体位:面向患者立于牵伸侧,内侧手握住肱骨远端,外侧手握住前臂远端。

(4)牵伸手法:双手移动牵伸侧上肢向地面方向被动运动至最大范围,保持 15～30 秒,重复 3～5 次。胸肌的牵伸也可在坐位下进行,患者双手五指交叉置于头后部,治疗师面向患者立于身后,双手分别握住肘关节并被动向后运动(图 5-8B)。

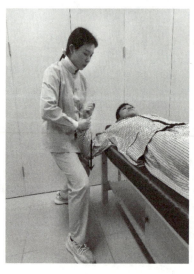

A

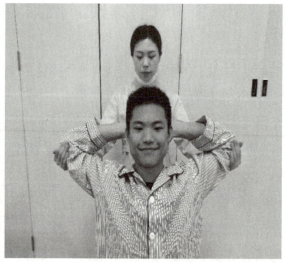

B

图 5-8　牵伸肩关节水平内收肌群(胸肌)

A. 仰卧位牵伸胸肌;B. 坐位牵伸胸肌。

7. 牵伸肩胛提肌

（1）牵伸目的：增加肩胛骨的活动范围。

（2）患者体位：坐位，头转向非牵伸侧稍向前屈，直至颈部后外侧有酸胀感。牵伸侧上肢外展，屈肘，手置于头后部。

（3）治疗师体位：立于患者牵伸侧身后，外侧手从侧面托住上臂远端，内侧手置于牵伸侧颈肩部交界处。

（4）牵伸手法：外侧手向上抬，内侧手向下压，让患者结合深呼吸，以牵伸肩胛提肌（图5-9）。

（二）自我牵伸技术

1. 长轴牵伸　患者侧坐在高靠背椅上，牵伸侧上肢放在椅背外，牵伸侧手提一重物或利用非牵伸侧手向下牵伸上肢，以增加肩活动范围（图5-10）。

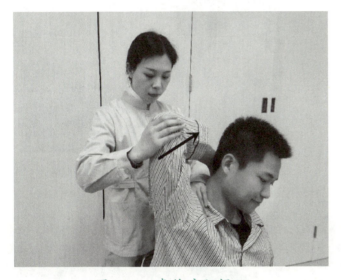
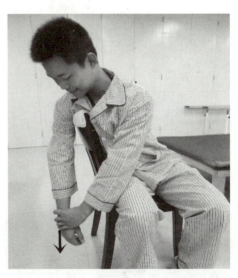

图5-9　牵伸肩胛提肌　　　　图5-10　肩关节长轴自我牵伸

2. 分离牵伸　患者立位，牵伸侧腋下夹一毛巾卷，屈肘。非牵伸侧手在胸前托住肘部，向身体非牵伸侧进行牵伸（图5-11），或非牵伸侧手在背后握住前臂远端，向身体非牵伸侧进行牵伸，以增加肩外展活动范围。

3. 牵伸肩后伸肌群　当上肢前屈小于90°时，患者可坐于桌旁，牵伸侧上肢置于桌上，伸肘，前臂旋前，非牵伸侧手置于牵伸侧上臂上面，身体向前方及桌子方向倾斜，以牵伸肩后伸肌群，增加肩前屈活动范围（图5-12）。

4. 自我牵伸肩前屈肌群　患者背对桌子而坐，牵伸侧上肢后伸，手置于桌上，肘伸直，非牵伸侧手置于牵伸侧肩部以固定肩关节，身体向前并向下运动，以牵伸肩前屈肌群，增加肩后伸活动范围（图5-13）。

5. 自我牵伸肩内收肌群　当上肢外展小于90°时，患者坐在桌旁，牵伸侧上肢置于桌上，伸肘，前臂旋前，非牵伸侧手置于牵伸侧手上臂上面，身体向下及桌子方向倾斜（图5-14）。当上肢外展大于90°时，患者侧对墙边站立，牵伸侧肩外展，屈肘，前臂置于墙上,非牵伸侧手置于牵伸侧肱骨近端,固定肩关节,身体缓慢下蹲,以牵伸肩内收肌群,增加肩外展活动范围。两侧同时进行牵伸时,患者可站于墙角进行自我牵伸。

6. 自我牵伸肩旋转肌群 患者侧坐于桌旁,其上肢屈肘 90° 置于桌上,牵伸内旋肌群时,前臂掌面离开桌面;牵伸外旋肌群时,前臂掌面向地面运动。

7. 自我牵伸肩胛提肌 患者靠墙站立,牵伸侧上肢外展,屈肘,肘部接触墙壁,手置于头后面,头部转向非牵伸侧稍前屈。牵伸时身体稍下蹲,使肩胛骨上旋。

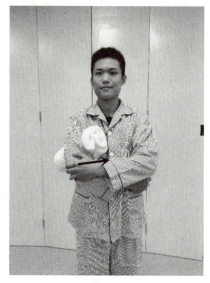

图 5-11　肩关节分离自我牵伸

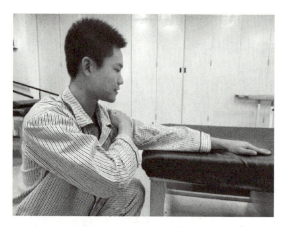

图 5-12　自我牵伸肩后伸肌群

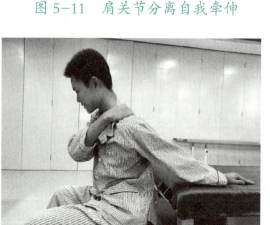

图 5-13　自我牵伸肩前屈肌群

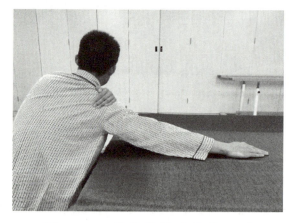

图 5-14　自我牵伸肩内收肌群

二、肘 部 肌 肉

肘部肌肉进行牵伸时,应注意经过肘关节的肌肉,如肱二头肌、肱桡肌等肌肉也影响前臂的旋前和旋后,因此,牵伸屈肘和伸肘肌群时,要分别在前臂旋前和旋后位进行。肘部肌肉牵伸时应避免暴力牵伸,以免肌肉创伤,导致骨化性肌炎,尤其是儿童肘部肌群的牵伸,手法应轻柔、缓慢或应用主动抑制技术。

（一）徒手被动牵伸技术

1. 牵伸屈肘肌群

（1）牵伸目的：增加肘关节伸直的活动范围。

（2）患者体位：仰卧位，上肢稍外展，前臂旋前。

（3）治疗师体位：面向患者坐于牵伸侧，上方手固定肱骨近端，下方手握住前臂远端。

（4）牵伸手法：上方手固定，下方手将肘被动伸展至最大范围，保持15～30秒，重复3～5次（图5-15）。

2. 牵伸伸肘肌群

（1）牵伸目的：增加肘关节屈曲的活动范围。

（2）患者体位：仰卧位，上肢稍外展，前臂旋后。

（3）治疗师体位：面向患者坐于牵伸侧，上方手握住前臂远端掌侧，下方手固定肱骨。

（4）牵伸手法：下方手固定，上方手被动屈曲肘关节至最大范围，保持15～30秒，重复3～5次（图5-16）。若牵伸肱三头肌长头，患者取坐位，手置于颈后部。治疗师上方手握住肘部向上牵伸，下方手握住腕部向下牵伸（图5-17）。

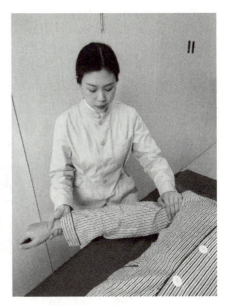

图 5-15　牵伸屈肘肌群

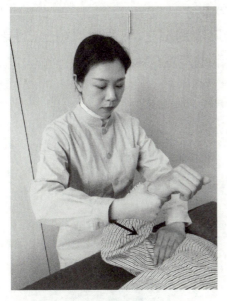

图 5-16　牵伸伸肘肌群

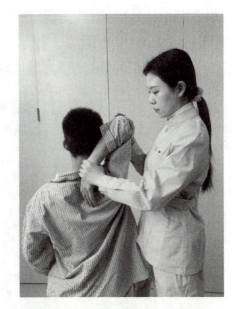

图 5-17　牵伸肱三头肌长头

3. 牵伸前臂旋前、旋后肌群

（1）牵伸目的：牵伸前臂旋后肌群时增加前臂旋前活动范围，牵伸前臂旋前肌群时增加前臂旋后活动范围。

（2）患者体位：仰卧位或坐位，上肢稍外展，屈肘90°。

（3）治疗师体位：面向患者坐于牵伸侧，上方手握住前臂远端掌侧，下方手握住肘关节固定肱骨。

（4）牵伸手法：上方手将前臂被动旋前（图5-18）或旋后（图5-19）至最大范围，保持15～30秒，重复3～5次。下方手固定肱骨以防止肩关节内、外旋的代偿运动，牵伸的力量使桡骨围绕尺骨旋转。

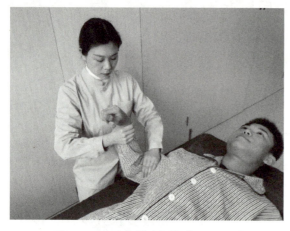 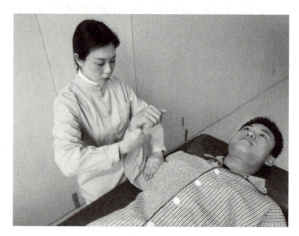

图5-18　牵伸前臂旋后肌群　　　　　图5-19　牵伸前臂旋前肌群

（二）自我牵伸技术

1. 自我牵伸伸肘肌群

（1）屈肘分离牵伸：患者坐位，在牵伸侧肘窝处放一毛巾卷，非牵伸侧手握住前臂远端，屈肘至最大范围，以牵伸肱三头肌（图5-20A）。

（2）扶墙屈肘牵伸：患者距墙一臂远处，面向墙壁站立，双手平放墙上，上身向前，同时屈肘，借助上身重量牵伸伸肘肌群，增加屈肘活动范围（图5-20B）。

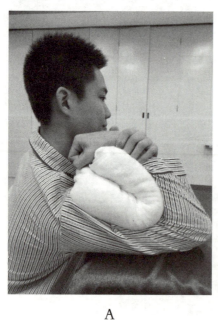 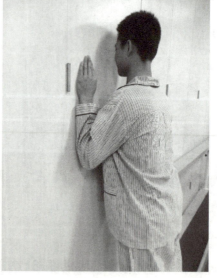

A　　　　　　　　　　　　B

图5-20　自我牵伸伸肘肌群

A. 坐位自我牵伸伸肘肌群；B. 扶墙位自我牵伸伸肘肌群。

2. 自我牵伸屈肘肌群

（1）伸肘分离牵伸：患者背向床头，双手握住扶手。伸肘，上身向前，借助上身重量牵伸屈肘肌群。

（2）悬吊伸肘牵伸：患者双手握住单杆，双足悬空，借助身体重量牵伸屈肘肌群，增加伸肘活动范围（图5-21）。

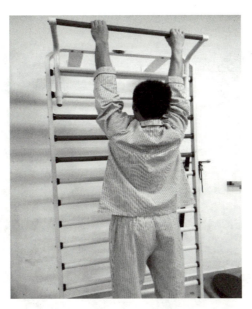

图 5-21　悬吊伸肘牵伸屈肘肌群

3. 自我牵伸前臂旋前、旋后肌群　牵伸侧上肢屈肘，非牵伸侧手握住牵伸侧前臂远端，旋前或旋后至最大范围。

三、腕及手部肌肉

牵伸腕部肌肉时，牵伸力量应集中在腕掌关节的近端，手指放松。治疗时应对腕关节、掌指关节进行充分的伸展和屈曲，应注重拇指外展方向的运动。手指关节挛缩应分别进行牵伸，不能同时牵伸。

（一）徒手被动牵伸技术

1. 牵伸腕屈肌群

（1）牵伸目的：增加腕关节伸展的活动范围。

（2）患者体位：仰卧位或坐在桌旁，前臂旋前置于桌上，腕伸出桌沿，手指放松。

（3）治疗师体位：治疗师坐于牵伸侧，一手握住前臂远端固定，另一手握住患者的手掌。

（4）牵伸手法：被动伸腕至最大范围，保持15~30秒，重复3~5次（图5-22）。

2. 牵伸腕伸肌群

（1）牵伸目的：增加腕关节屈曲的活动范围。

（2）患者体位：仰卧位或坐在桌旁，屈肘 90°，前臂旋后或中立位，手指放松。

（3）治疗师体位：立于牵伸侧，一手握住前臂远端固定，另一手握住手掌背面。

（4）牵伸手法：被动屈腕至最大范围，保持 15～30 秒，重复 3～5 次（图 5-23）。进一步牵伸腕伸肌时，将患者肘关节伸直。

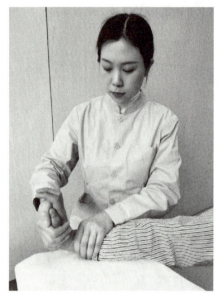 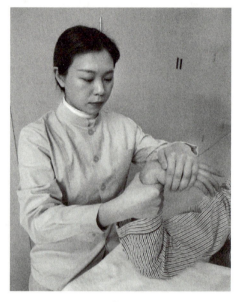

图 5-22　牵伸腕屈肌群　　　　图 5-23　牵伸腕伸肌群

3. 牵伸腕尺偏肌群

（1）牵伸目的：增加腕关节桡偏的活动范围。

（2）患者体位：坐位，前臂置于治疗台上。

（3）治疗师体位：坐位，上方手握住前臂的远端，下方手握住第五掌骨。

（4）牵伸手法：上方手固定前臂远端，下方手使腕关节桡偏至最大范围，保持 15～30 秒，重复 3～5 次（图 5-24）。

4. 牵伸腕桡偏肌群

（1）牵伸目的：增加腕关节尺偏的活动范围。

（2）患者体位：坐位，前臂置于治疗台上。

（3）治疗师体位：坐位，上方手握住前臂的远端，下方手握住第二掌骨。

（4）牵伸手法：上方手固定前臂远端，下方手使腕关节尺偏至最大范围，保持 15～30 秒，重复 3～5 次（图 5-25）。

5. 牵伸屈指肌群

（1）牵伸目的：增加手指伸展的活动范围。

（2）患者体位：仰卧位或坐位，牵伸侧上肢稍外展，屈肘 90°。

（3）治疗师体位：立于牵伸侧，下方手握住前臂远端，上方手置于患手掌侧面。

（4）牵伸手法：上方手被动伸腕至最大范围，再将手指完全伸直，保持 15～30 秒，重复 3～5 次（图 5-26）。

6. 牵伸伸指肌群

（1）牵伸目的：增加手指屈曲的活动范围。

（2）患者体位：仰卧位或坐位，牵伸侧上肢稍外展，屈肘 90°。

（3）治疗师体位：面向患者立于或坐于牵伸侧，下方手握住前臂远端，上方手握住手指。

（4）牵伸手法：上方手被动屈腕至最大范围，再将手指完全屈曲，保持 15～30 秒，重复 3～5 次（图 5-27）。

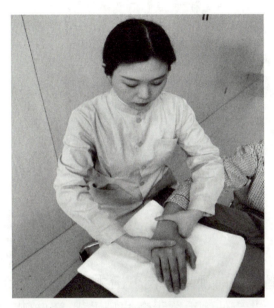

图 5-24　牵伸腕尺偏肌群

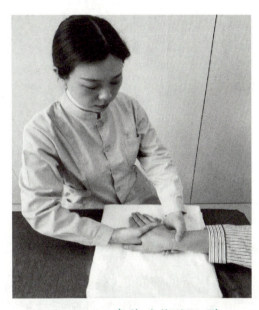

图 5-25　牵伸腕桡偏肌群

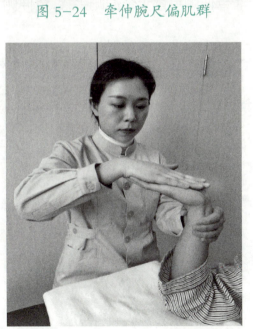

图 5-26　牵伸屈指肌群

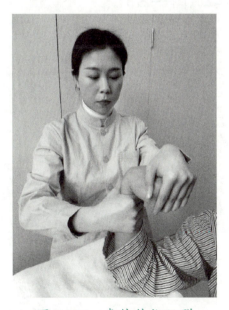

图 5-27　牵伸伸指肌群

（二）自我牵伸技术

1. 自我牵伸腕伸肌群　①双手手背相贴置于胸前，垂肘，手指向下，腕关节做向上运动，牵伸腕伸肌群（图5-28A）；②将牵伸侧前臂掌侧置于桌面，手伸出桌沿，非牵伸侧手置于牵伸侧手背并向下施加力量进行牵伸，牵伸腕伸肌群（图5-28B）。

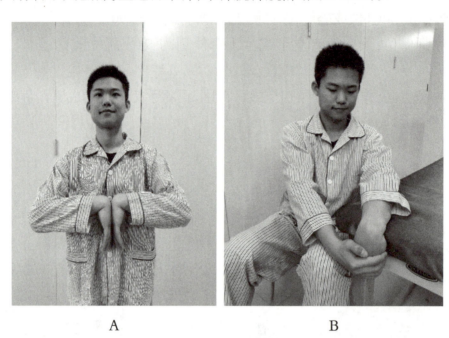

A　　　　　　　　　　　　　B

图 5-28　自我牵伸腕伸肌群

A. 手背相贴牵伸腕伸肌群；B. 手伸出桌沿牵伸腕伸肌群。

2. 自我牵伸腕屈肌群　①双手手掌相贴置于胸前，肘关节向下，手指向下，腕关节向上运动（图5-29A）；②将牵伸侧手掌平放桌上，非牵伸侧手置于牵伸侧手背，牵伸侧前臂向前运动（图5-29B）。

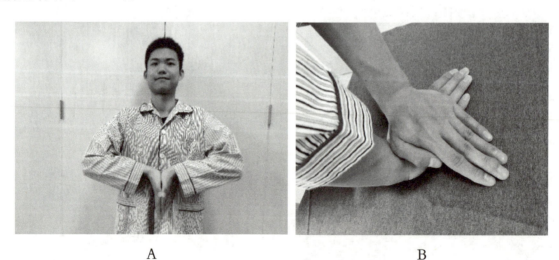

A　　　　　　　　　　　　　B

图 5-29　自我牵伸腕屈肌群

A. 手掌相贴牵伸腕屈肌群；B. 手平放桌面牵伸腕屈肌群。

3. 自我牵伸腕关节尺偏、桡偏肌群　牵伸侧前臂旋前置于桌上，掌心朝下，非牵伸侧手置于牵伸侧手背上，牵伸尺偏肌群（图5-30）时，将牵伸侧手向桡侧运动，以增加桡偏活动范围；牵伸桡偏肌群（图5-31）时，将牵伸侧手向尺侧运动，增加尺偏活动范围。

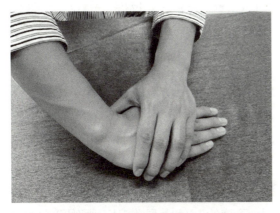
图5-30　自我牵伸腕关节尺偏肌群

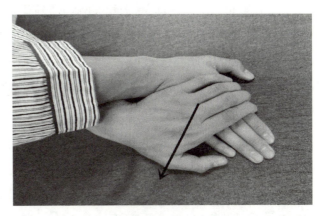
图5-31　自我牵伸腕关节桡偏肌群

4. 自我牵伸掌指关节屈、伸肌群　牵伸掌指关节伸肌群时，牵伸侧手握拳，非牵伸侧手置于牵伸侧手背上，手掌置于掌指关节处，将近端指骨向手掌方向屈曲，以增加掌指关节屈曲活动度；牵伸掌指关节屈肌群时，牵伸侧四指并拢，非牵伸侧四指置于牵伸侧手指掌侧向背侧伸展，增加掌指关节伸直活动度。

5. 自我牵伸屈、伸指肌群　牵伸伸指肌群时，牵伸侧手屈曲近端及远端指间关节，非牵伸侧手置于牵伸侧手指背侧，同时屈曲近端及远端指间关节至最大范围，以增加屈曲活动度；牵伸屈指肌群时，牵伸侧手指伸直，非牵伸侧拇指置于牵伸侧近端指骨背面，示指置于远端指骨掌面，牵伸近端及远端指间关节，增加伸展活动度。

 课堂活动

动一动：请同学们分组演示一下上肢肌肉徒手被动牵伸技术和自我牵伸技术。

第三节　下肢肌肉牵伸技术

一、髋 部 肌 肉

髋部肌肉附着在骨盆和腰部的脊柱上，牵伸髋部肌肉时须固定骨盆，以减少不必要的代偿运动，使牵伸力量真正作用于髋部。

（一）徒手被动牵伸技术

1. 牵伸臀大肌

（1）牵伸目的：增加屈膝时屈髋的活动范围。

（2）患者体位：仰卧位，稍屈髋屈膝。

（3）治疗师体位：面向患者立于牵伸侧，远端手握住牵伸侧胫骨远端，近端手置于髌骨上方。

（4）牵伸手法：一手置于牵伸侧下肢膝关节稍下方，一手握住下肢踝关节上方，被动屈髋、屈膝至最大范围（图5-32），保持15～30秒，重复3～5次。

2. 牵伸腘绳肌

（1）牵伸目的：增加伸膝时屈髋的活动范围。

（2）患者体位：仰卧位，膝伸直。

（3）治疗师体位：面向患者，头部立于牵伸侧，用肩托起牵伸侧下肢，双手放在股骨远端以固定骨盆和股骨。

（4）牵伸手法：保持髋关节中立位、膝关节伸直，用肩托起下肢，被动屈髋至最大范围（图5-33），保持15～30秒，重复3～5次。髋内旋时，屈髋的牵伸力量作用于腘绳肌外侧；髋外旋时，屈髋的牵伸力量作用于腘绳肌中间。

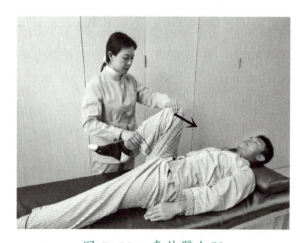

图5-32　牵伸臀大肌

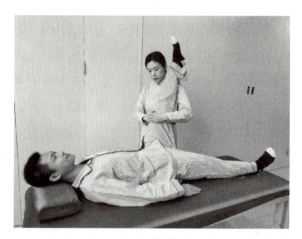

图5-33　牵伸腘绳肌

3. 牵伸髂腰肌

（1）牵伸目的：增加髋关节后伸的活动范围。

（2）患者体位：俯卧位，牵伸侧下肢屈膝，对侧下肢伸膝。

（3）治疗师体位：面向患者立于牵伸侧，上方手置于臀部固定骨盆，下方手置于髌骨前方托住大腿。

（4）牵伸手法：下方手托起大腿离开台面，被动后伸髋关节至最大范围（图5-34A），保持15～30秒，重复3～5次。

如果患者不能保持俯卧位，也可取仰卧位。牵伸侧下肢伸直悬于治疗床沿，使髋关节后伸超过中立位，非牵伸侧下肢屈髋、屈膝置于床面上。治疗师面向患者立于治疗床头，一手固定非牵伸侧下肢髌骨下方，另一手置于牵伸侧髌骨前上方，牵伸时牵伸侧手向下压大腿，使髋关节后伸至最大范围，牵伸髂腰肌（图5-34B）。

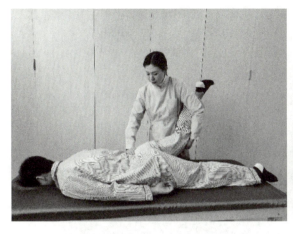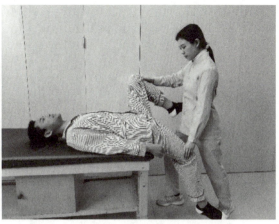

A   B

图 5-34　牵伸髂腰肌

A. 俯卧位牵伸髂腰肌;B. 仰卧位牵伸髂腰肌。

4. 牵伸髋内收肌群

（1）牵伸目的:增加髋关节外展的活动范围。

（2）患者体位:仰卧位,下肢伸直。

（3）治疗师体位:面向患者立于牵伸侧,内侧手置于对侧大腿内侧,外侧手托住牵伸侧大腿远端。

（4）牵伸手法:外侧手将下肢外展至最大范围（图5-35）,保持15～30秒,重复3～5次。

5. 牵伸髋外展肌群

（1）牵伸目的:增加髋关节内收的活动范围。

（2）患者体位:侧卧于床边,牵伸侧腿在上,髋伸展,非牵伸侧腿在下,屈髋屈膝。

（3）治疗师体位:立于患者身后,上方手扶按髂嵴固定骨盆,下方手按于牵伸侧股骨远端的外侧。

（4）牵伸手法:上方手按压髂嵴固定骨盆,下方手内收髋关节至最大范围（图5-36）,保持15～30秒,重复3～5次。

6. 牵伸髋内旋肌群

（1）牵伸目的:增加髋关节外旋的活动范围。

（2）患者体位:俯卧位,牵伸侧下肢伸髋、屈膝90°,非牵伸侧下肢伸直。

（3）治疗师体位:面向患者立于牵伸侧,上方手置于臀部固定骨盆,下方手握住小腿远端外踝处。

（4）牵伸手法:上方手固定骨盆,下方手将小腿向内转至髋外旋最大范围（图5-37）,保持15～30秒,重复3～5次。

7. 牵伸髋外旋肌群

（1）牵伸目的:增加髋关节内旋的活动范围。

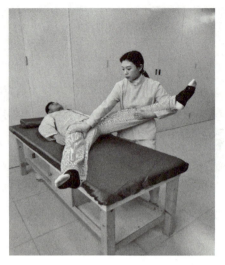

图 5-35　牵伸髋内收肌群

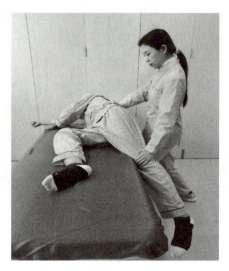

图 5-36　牵伸髋外展肌群

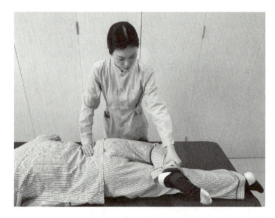

图 5-37　牵伸髋内旋肌群

（2）患者体位：俯卧位，牵伸侧下肢伸髋、屈膝90°，非牵伸侧下肢伸直。

（3）治疗师体位：面向患者立于牵伸侧，上方手置于臀部固定骨盆，下方手握住小腿远端外踝处。

（4）牵伸手法：上方手固定骨盆，下方手将小腿向外转至髋内旋最大范围（图5-38），保持15~30秒，重复3~5次。

（二）自我牵伸技术

1. 牵伸伸髋肌群　患者手膝跪位，腰部保持稳定，臀部向后运动至最大范围，牵伸伸髋肌群（图5-39）。

2. 牵伸髂腰肌　①患者俯卧位，双上肢伸直支撑躯干，上身向上抬起至最大范围，牵伸髂腰肌（图5-40）。②患者立位，双足分开，双手置于腰后，上身尽量后伸。

3. 弓步牵伸屈髋、伸髋肌群　患者取弓步，一侧下肢屈髋、屈膝90°，另一侧下肢向后伸直，双手置于前腿的髌骨上方，挺胸，身体下压（图5-41）。此方法可同时牵伸前腿的伸髋肌群和后腿的屈髋肌群。

4. 牵伸髋外展、内收肌群　①患者距墙一臂远处侧方站立，牵伸侧上肢外展，手置于墙上,下肢外旋置于非牵伸侧下肢后方,牵伸时躯干向外侧屈,骨盆向内侧移动,牵伸髋外展、内收肌群(图5-42A)。②患者取双足左右分开站立位,两手叉腰做左右侧屈运动,牵伸髋外展、内收肌群(图5-42B)。

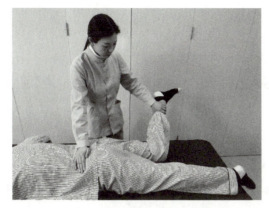

图 5-38　牵伸髋外旋肌群

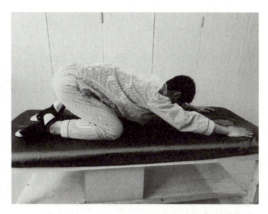

图 5-39　自我牵伸伸髋肌群

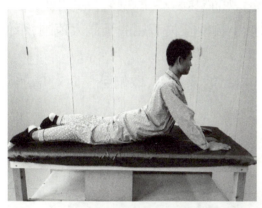

图 5-40　自我牵伸髂腰肌

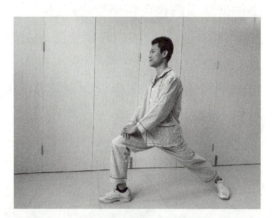

图 5-41　自我弓步牵伸屈髋、伸髋肌群

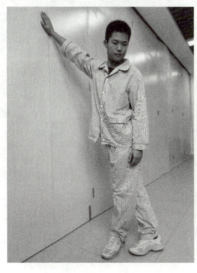

A

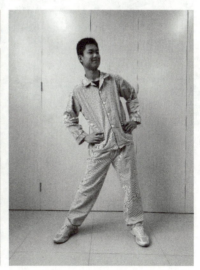

B

图 5-42　自我牵伸髋外展、内收肌群

A. 左右腿交叉站立位;B. 左右腿并排站立位。

二、膝部肌肉

（一）徒手被动牵伸技术

1. 牵伸伸膝肌群

（1）牵伸目的：增加膝关节屈曲的活动范围。

（2）患者体位：俯卧位，牵伸侧下肢屈膝，在大腿下垫一毛巾卷，防止牵伸时髂前上棘和髌骨被挤压，非牵伸侧下肢伸直。

（3）治疗师体位：面向患者立于牵伸侧，上方手置于臀部固定骨盆，下方手握住小腿远端外踝处。

（4）牵伸手法：上方手固定骨盆，下方手被动屈膝至最大范围，保持15～30秒，重复3～5次（图5-43A）。

牵伸伸膝肌群也可在坐位进行：患者坐在床沿，屈髋90°，尽量屈膝。治疗师上方手固定大腿远端，下方手握住内外踝上方，尽量向后推小腿使膝关节屈曲至最大范围，牵伸伸膝肌群（图5-43B）。

上述两种方法中，取坐位时对增加屈膝0°～90°效果最好，取俯卧位时对增加屈膝90°～135°效果最好。

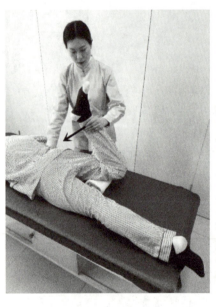 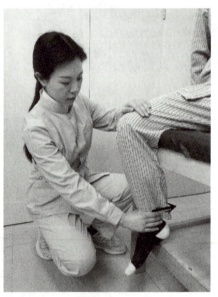

A   B

图 5-43 牵伸伸膝肌群

A. 俯卧位牵伸伸膝肌群；B. 坐位牵伸伸膝肌群。

2. 牵伸屈膝肌群

（1）牵伸目的：增加膝关节伸展的活动范围。

（2）患者体位：俯卧位，下肢伸展，在大腿远端垫一毛巾卷。

（3）治疗师体位：面向患者足部立于牵伸侧，上方手置于大腿后部固定骨盆及股骨，下方手握住小腿远端踝关节处。

（4）牵伸手法：上方手固定股骨和骨盆，下方手将小腿向下压至膝关节伸展最大范围（图5-44A），保持15～30秒，重复3～5次。

如果伸膝在末端活动受限，患者可取仰卧位进行牵伸。治疗师立于牵伸侧，上方手置于髌骨上方固定大腿和髋部，阻止牵伸过程中髋关节屈曲，下方手托住小腿远端踝关节处，向上抬小腿（图5-44B）。

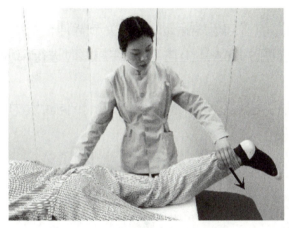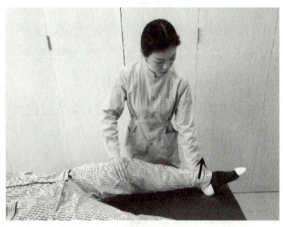

A B

图5-44　牵伸屈膝肌群

A.俯卧位牵伸屈膝肌群；B.仰卧位牵伸屈膝肌群。

（二）自我牵伸技术

1. 牵伸伸膝肌群　根据屈膝活动的受限程度可采用不同的牵伸方法。如果最大屈膝角度大于30°，可取立位，患侧下肢放在一小凳上，双手重叠置于髌骨上方向下压，同时小腿向前运动，牵伸伸膝肌群。如果最大屈膝角度小于90°，可双手扶椅背，屈髋、屈膝下蹲，借助自身身体的重量，牵伸伸膝肌群。如果最大屈膝角度大于90°，牵伸侧下肢可放在较高的椅上，双手握住椅背，身体前倾，同时屈髋、屈膝，该方法对牵伸踝跖屈肌，增加踝背伸活动范围也有较好的作用。

2. 牵伸屈膝肌群　患者坐在床沿，牵伸侧下肢伸膝置于床上，非牵伸侧下肢置于床沿外，双手叠加置于牵伸侧下肢髌骨上方，上身向前弯曲至最大范围，牵伸屈膝肌群（图5-45）。

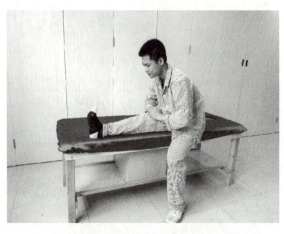

图5-45　自我牵伸屈膝肌群

三、踝及足部肌肉

（一）徒手被动牵伸技术

1. 牵伸踝跖屈肌群

（1）牵伸目的：增加踝关节背伸的活动范围。

（2）患者体位：仰卧位。

（3）治疗师体位：立于牵伸侧下肢外侧，上方手握住内外踝处固定小腿，下方手握住足跟，前臂掌侧抵住足底。

（4）牵伸手法：下方手将足跟向远端牵伸，前臂向近端运动，使踝关节背伸至最大范围，保持15～30秒，重复3～5次，牵伸腓肠肌（图5-46A）。上述手法，在屈膝时进行牵伸，主要牵伸比目鱼肌（图5-46B）。

牵伸腓肠肌和比目鱼肌时，容易过度牵伸引起足弓内侧缘松弛，因此，牵伸时发力一定要缓慢，避免用力过大，导致医源性平足的发生。

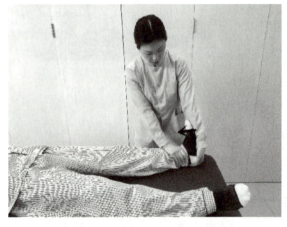 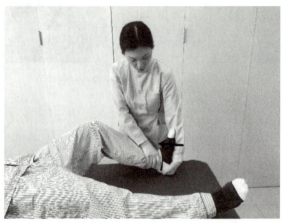

A   B

图 5-46　牵伸踝跖屈肌群

A. 牵伸腓肠肌；B. 牵伸比目鱼肌。

2. 牵伸踝背伸肌群

（1）牵伸目的：增加踝关节跖屈的活动范围。

（2）患者体位：坐位或仰卧位。

（3）治疗师体位：立于牵伸侧下肢外侧，上方手握住内外踝处固定小腿，另一手握住足背。

（4）牵伸手法：下方手向下活动足至最大范围，保持15～30秒，重复3～5次（图5-47）。

3. 牵伸足外翻肌群

(1)牵伸目的:增加踝关节内翻的活动范围。

(2)患者体位:仰卧位,下肢伸直。

(3)治疗师体位:立于或坐于牵伸侧下肢的外侧,上方手握住内外踝下方的距骨处,下方手握住足跟。

(4)牵伸手法:上方手固定,下方手将足跟向内转动使足内翻至最大范围,保持15～30秒,重复3～5次(图5-48)。

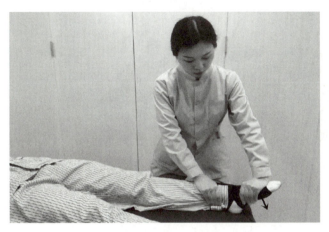
图 5-47 牵伸踝背伸肌群

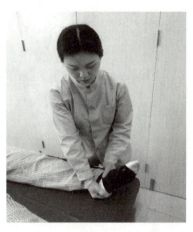
图 5-48 牵伸足外翻肌群

4. 牵伸足内翻肌群

(1)牵伸目的:增加踝关节外翻的活动范围。

(2)患者体位:仰卧位,下肢伸直。

(3)治疗师体位:立于或坐于牵伸侧下肢的外侧,上方手握住内外踝下方的距骨处,下方手握住足跟。

(4)牵伸手法:上方手固定,下方手握住足的背面,使踝关节跖屈,足外翻至最大范围,保持15～30秒,重复3～5次,牵伸胫骨前肌(图5-49A)。如果牵伸胫骨后肌(图5-49B),则上方手固定,下方手握住足底部,足背伸、外翻至最大范围。

5. 牵伸足趾屈、伸肌群

(1)牵伸目的:增加足趾屈伸的活动范围。

(2)患者体位:仰卧位或坐位。

(3)治疗师体位:坐位,上方手固定近端趾骨,下方手握住远端趾骨。

(4)牵伸手法:下方手使远端趾骨朝着牵伸的方向活动至最大范围。

(二)自我牵伸技术

踝部最常出现紧张或挛缩的肌肉是小腿三头肌,主要影响踝背伸功能,而踝背伸肌的挛缩发生甚少。主要通过自我牵伸踝跖屈肌以增加背伸活动范围。

1. 患者背靠墙壁站在一楔形木块上,该楔形木块应根据挛缩程度选择不同的坡度

（图 5-50）。

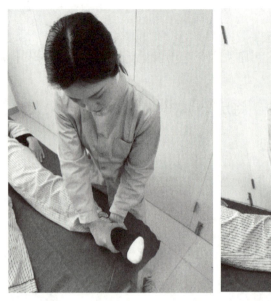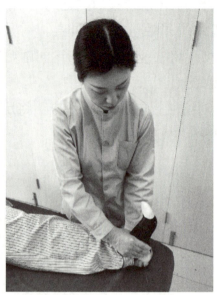

A   B

图 5-49　牵伸足内翻肌群
A. 牵伸胫骨前肌；B. 牵伸胫骨后肌。

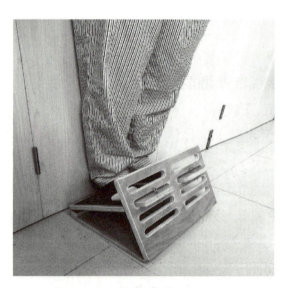

图 5-50　自我牵伸踝跖屈肌

2. 足跟悬空站在楼梯台阶上，下肢伸直，借助身体自身重量进行牵伸。

3. 患者背靠墙壁，屈膝下蹲，非牵伸侧腿在前，牵伸侧腿在后，离墙壁约 20cm 处下蹲，腰部挺直，利用自身重量对小腿三头肌进行牵伸。治疗时小腿三头肌必须要有紧张感，双足不得离开地面。随着病情的好转，牵伸侧足离墙壁的距离逐渐减少，离墙壁越近，其功能越好。

4. 患者面对墙壁站立，双手支撑墙面，身体尽量向前使腹部接近墙面，根据肌肉紧张程度，双足不断向后移动，治疗时必须要有小腿三头肌的紧张牵拉感。

动一动:请同学们分组演示下肢肌肉徒手被动牵伸技术和自我牵伸技术。

第四节　脊柱肌肉牵伸技术

一、颈部肌肉

（一）徒手被动牵伸技术

1. 牵伸颈部伸肌群

（1）牵伸目的:增加颈椎前屈的活动范围。

（2）患者体位:坐位。

（3）治疗师体位:站立位,上方手置于患者顶枕部,下方手置于上段胸椎部位。

（4）牵伸手法:下方手固定脊柱,上方手轻柔地向下压,使颈部屈曲至最大范围,保持15～30秒,重复3～5次(图5-51)。

2. 牵伸屈颈肌群

（1）牵伸目的:增加颈椎后伸的活动范围。

（2）患者体位:坐位。

（3）治疗师体位:站立位,上方手置于患者前额部,下方手置于上段胸椎部位。

（4）牵伸手法:下方手固定脊柱,上方手轻柔地向后推,使颈部后伸至最大范围,保持15～30秒,重复3～5次(图5-52)。

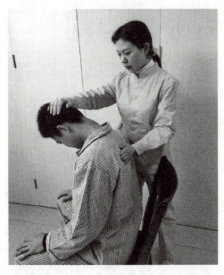

图 5-51　牵伸颈部伸肌群

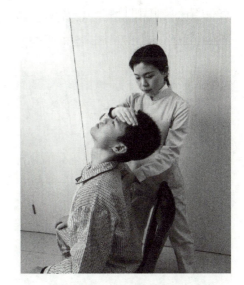

图 5-52　牵伸屈颈肌群

3. 牵伸颈部侧屈肌群

（1）牵伸目的:增加颈椎侧屈的活动范围。

（2）患者体位：坐位。

（3）治疗师体位：站立位，上方手置于牵伸侧的颞部，下方手置于同侧肩部。

（4）牵伸手法：下方手固定牵伸侧肩部，上方手缓慢地向对侧推动患者的头部，使颈椎侧屈至最大范围，保持15～30秒，重复3～5次（图5-53）。

（二）自我牵伸技术

1. 牵伸颈椎后伸肌群　患者坐位或立位，双手交叉置于枕后部，缓慢地向前压使颈椎前屈，牵伸颈椎后伸肌群（图5-54）。

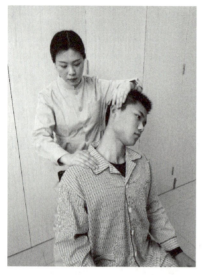

图5-53　牵伸颈部侧屈肌群

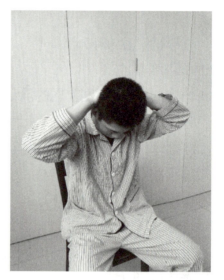

图5-54　自我牵伸颈椎后伸肌群

2. 牵伸颈椎前屈肌群　患者坐位或立位，双手交叉置于额头，缓慢地向后压使颈椎后伸，牵伸颈椎前屈肌群（图5-55）。

3. 牵伸颈部侧屈肌群　患者坐位或立位，一手固定牵伸侧肩部，另一手置于同侧颞部，置于颞部的手使头部向非牵伸侧屈曲，牵伸颈部侧屈肌群（图5-56）。

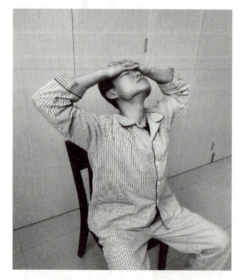

图5-55　自我牵伸颈椎前屈肌群

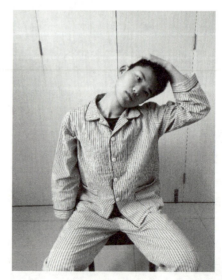

图5-56　自我牵伸颈部侧屈肌群

二、腰 部 肌 肉

（一）徒手被动牵伸技术

1. 牵伸腰背部伸展肌群

（1）牵伸目的：增加腰椎前屈的活动范围。

（2）患者体位：站立位。

（3）治疗师体位：站立位，上方手置于患者胸背部，下方手置于腰骶部。

（4）牵伸手法：下方手固定腰骶部，上方手轻轻向下压使腰椎前屈至最大范围，保持15～30秒，重复3～5次（图5-57）。有骨质疏松的老年患者应特别注意，要低强度、缓慢地进行牵伸，以免椎体发生压缩性骨折。

2. 牵伸腰部屈肌群

（1）牵伸目的：增加腰椎后伸的活动范围。

（2）患者体位：站立位。

（3）治疗师体位：站立位，立于患者身后，上方手置于患者胸骨前，下方手置于腰骶部。

（4）牵伸手法：下方手固定腰骶部，上方手轻轻向后推使腰椎后伸至最大范围，保持15～30秒，重复3～5次（图5-58）。动作要缓慢进行，注意保持患者的平衡，让患者逐渐靠在治疗师身上。

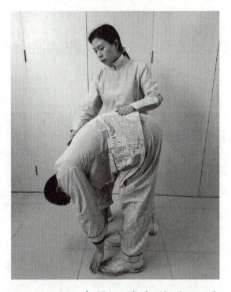

图 5-57　牵伸腰背部伸展肌群

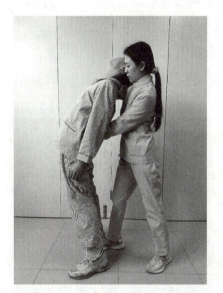

图 5-58　牵伸腰部屈肌群

3. 牵伸腰部侧屈肌群

（1）牵伸目的：增加腰椎侧屈的活动范围。

（2）患者体位：站立位。

（3）治疗师体位：站立位，上方手置于患者牵伸侧肩膀，下方手置于对侧髂部。

（4）牵伸手法：下方手固定腰骶部，上方手缓慢地向对侧推使腰椎侧屈至最大范围，保持15～30秒，重复3～5次（图5-59）。

（二）自我牵伸技术

1. 牵伸腰椎后伸肌群　站立位，双上肢放松置于躯干的两侧，做腰椎前屈运动至最大范围，牵伸腰椎后伸肌群（图5-60）。

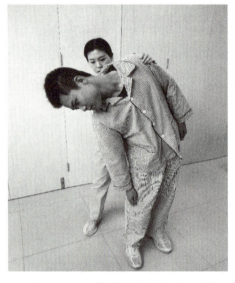

图 5-59　牵伸腰部侧屈肌群

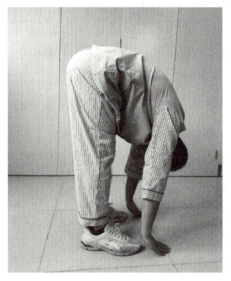

图 5-60　自我牵伸腰椎后伸肌群

2. 牵伸腰椎前屈肌群　站立位，双手叉腰，做腰椎后伸运动至最大范围，牵伸腰椎前屈肌群（图5-61）。

3. 牵伸腰部侧屈肌群　站立位，一手叉腰，一手上举，向对侧做腰椎侧屈运动至最大范围，牵伸腰部侧屈肌群（图5-62）。

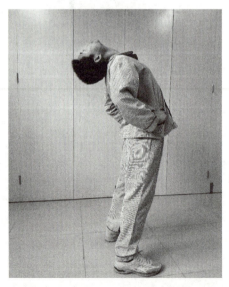

图 5-61　自我牵伸腰椎前屈肌群

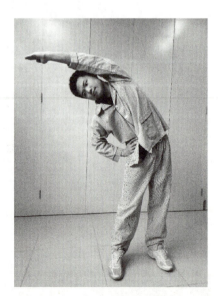

图 5-62　自我牵伸腰部侧屈肌群

动一动:请同学们分组演示一下颈部和腰部肌肉徒手被动牵伸技术和自我牵伸技术。

本章小结

　　本章学习重点:明确肌肉牵伸术的适应证、禁忌证,注意牵伸过程中的反应。本章学习难点:首先,牵伸治疗前要对患者进行系统的检查和评估,如肌张力、肌力、关节活动度及感觉功能等;其次,不同原因引起的不同程度的挛缩,要选择合适的牵伸方法。学习过程的注意事项有以下几方面:首先,患者和治疗师都应尽量保持在舒适、放松、安全体位,患者一般取卧位和坐位,被牵伸部位应充分暴露,如有可能应去除绷带、夹板或较多衣物;其次,牵伸力量的方向应该与肌肉紧张或挛缩的方向相反,适度、轻柔、缓慢、持久,应避免过大的牵伸力量和跳跃性牵伸,以避免刺激牵伸肌肉引起牵张反射;最后,被动牵伸时间为每次 15～30 秒,也可达 60 秒,休息 20 秒,再重复 3～5 次,关节各方向依次进行牵伸。

(吕紫燕)

思考题

一、简答题
1. 简述牵伸的作用。
2. 简述牵伸的方式。

二、案例分析
　　患者,男,11 岁,右侧肱骨髁上骨折,行内固定术治疗,未做康复训练,2 个月后,肘关节发生屈曲挛缩,关节活动受限。

请问:

1. 为了改善关节活动度,可进行哪些康复训练?
2. 操作应注意哪些事项?

第六章 | 肌力训练

06章 数字内容

学习目标

1. 掌握肌力训练的目的和种类;肌力训练的基本原则;肌力和肌耐力训练方法。
2. 熟悉影响肌力的因素与肌力下降的原因。
3. 了解等速肌力训练方法。
4. 能够根据患者肌力等级,指导其开展科学的肌力训练。
5. 具有爱心和同理心;严谨、认真、负责的职业态度;增强身体素质,培养自我肌力训练的习惯。

第一节　概　述

肌力是指肌收缩时所表现出来的能力,以肌最大兴奋时所能负荷的重量来表示。肌力体现主动收缩或对抗阻力的能力,反映肌最大收缩水平。

肌耐力是指肌肉在一定负荷下保持收缩或持续重复收缩的能力,反映肌肉持续工作的能力,体现肌肉对抗疲劳的水平。

肌力减弱是临床上最常见的症状之一,常会引起人体各项日常生活活动的障碍,如坐、站、步行、转移等。肌力训练是增强肌力的主要方法。

一、影响肌力的因素与肌力下降的原因

(一)影响肌力的因素

1. 肌肉的横截面积　一般认为肌肉的生理横截面积越大,产生的肌力越大。
2. 肌肉的初长度　即肌肉收缩前的长度。关节在不同角度时肌肉的初长度不同,一

般认为当肌肉被牵拉至其静息长度的 1.2 倍时，产生的肌力最大。

3. 肌纤维的类型　肌肉力量的大小取决于不同类型肌纤维在肌肉中所占的比例。肌力的大小主要由肌肉中白肌纤维的数量决定，白肌纤维所占比例越高，肌肉收缩力越大。

 知识拓展

肌纤维

肌纤维可分为白肌Ⅱa型、白肌Ⅱb型和红肌纤维。白肌Ⅱb型纤维收缩最快，收缩时发出峰值力所需时间比其他两种纤维都短，其含线粒体和毛细血管少，主要依靠无氧糖酵解来合成肌的磷酸肌酸；白肌Ⅱa型纤维是一种中间型纤维，在速度上不如白肌Ⅱb型纤维，但其有更多的线粒体和氧化酶。日常活动中，白肌Ⅱa型纤维使用的频率高；而白肌Ⅱb型纤维使用的次数很少。红肌纤维含有丰富的氧化酶，纤维直径较小，抗疲劳能力比白肌纤维强，适用于有氧代谢。不同类型肌纤维在肌肉中占的比例不等。

4. 肌肉的募集　肌肉收缩时同时投入收缩的运动单位数量越大，肌力越大，称为肌肉的募集。

5. 肌肉收缩形式　不同的肌肉收缩形式产生的力量不同，离心性收缩过程中产生的肌力最大，其次为等长收缩，最小的为向心性收缩。

6. 年龄和性别　肌力约在 20 岁时达到峰值，之后随着年龄增长而逐渐衰退，55 岁后衰退速度加快。就性别而言，男性肌力比女性大，女性肌力一般为男性的 2/3，尤其以握力和垂直跳的力量最为明显。

7. 心理因素　肌力易受到心理的影响。在暗示、大声命令及有积极的训练目的时，训练者所发挥的肌力比自主最大收缩力大 20%～30%。

（二）肌力下降的原因

1. 神经系统疾病　中枢神经系统和周围神经系统的损伤，都会影响到受损神经所支配肌肉的募集。如脑卒中、脑瘫、颅脑损伤等中枢神经障碍导致偏侧肢体瘫痪或肌力下降；臂丛神经损伤后上肢肌肉瘫痪或肌力下降。

2. 失用性肌萎缩　失用性肌萎缩是指肢体长期制动及无功能状态，使肌原纤维减少，从而导致肌纤维萎缩和肌肉力量的减退，常见于长期卧床的心脑血管疾病、骨关节疾病及骨关节损伤术后患者。

3. 肌源性疾病　肌源性肌力下降主要是因肌营养不良、多发性肌炎等疾病所致。进行性肌营养不良主要表现为四肢近端及躯干的肌力下降与肌萎缩；多发性肌炎出现肌力下降的主要部位为四肢近端肌群、颈屈肌群、咽喉肌群等。

4. 年龄增长　肌肉力量在儿童少年时期随着年龄的增长而增强,20 岁之后随年龄的增长肌力将逐渐下降,下肢较上肢下降更快。

 课堂活动

想一想:脊髓损伤患者肌力下降的常见原因有哪些?

二、肌力训练的目的和种类

（一）肌力训练的目的

1. 增强患者的肌力,使其能够完成更高水平的肌力活动。

2. 增强肌肉的耐力,使肌肉能够维持更长时间的收缩。

3. 通过训练增加肌肉力量,为以后的平衡、协调、步行、转移等功能训练做准备。

（二）肌力训练的种类

1. 根据不同训练目的分类　可分为增强肌力训练和增强肌肉耐力训练两种。

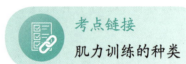
考点链接
肌力训练的种类

2. 根据肌力大小不同分类　可分为传递神经冲动训练、被动运动、辅助主动运动、主动运动、抗阻运动等方法。0 级肌力:可采用肌肉电刺激法,也可采用传递神经冲动训练和被动运动;1～2 级肌力:仍可采用肌肉电刺激法与传递神经冲动训练,此时应开始辅助主动运动训练;3 级肌力:进行主动运动训练;4～5 级肌力:进行抗阻运动训练。

3. 根据肌肉收缩方式不同分类　可分为等长训练、等张训练和等速训练。

三、肌力训练的基本原则

（一）分级训练原则

肌力训练前,必须先对训练部位的关节活动范围及肌力情况进行评定,根据评定结果选择合适的训练方法。

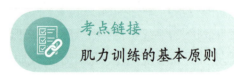
考点链接
肌力训练的基本原则

（二）超量恢复原则

超量恢复是指肌肉或肌群经过适当的训练后,产生适度的疲劳,肌肉先经过疲劳恢复阶段,再达到超量恢复阶段。在疲劳恢复阶段,训练中消耗的能源物质、收缩蛋白、酶蛋白恢复到运动前水平;在超量恢复阶段,这些物质继续上升并超过运动前水平,然后又逐渐回到运动前水平。当下一次训练在前一次超量恢复阶段进行,就能以前一次超量恢复阶段的生理生化水平为起点,从而巩固和叠加超量恢复,逐步实现肌肉形态的发展和肌力的增强(图 6-1)。因此,超量恢复是肌力训练的生理学基础。通常超量恢复于运动后 1~2 天出现,运动量太小,不感到疲劳,无超量恢复出现。

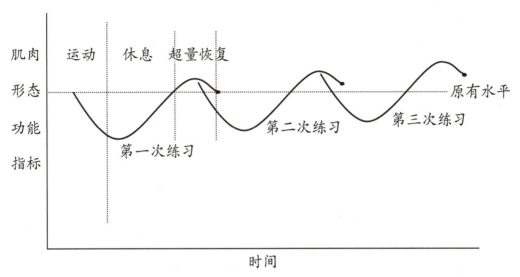

图 6-1　超量恢复机制

增强肌力训练时所给的负荷应略高于现有的肌力水平或至少相当于使肌肉产生最大强度收缩时所需负荷的 60%,并持续训练 6 周,才能取得较好的效果。训练者要满足一定的训练强度、训练时间、训练频率、训练间期、根据肌肉收缩形式选择相对应的训练方法 5 个基本条件,才能达到增强肌力的目的。

1. 训练强度　常用最大肌力的比例(%)或相对 1 次最大重复量(1 repetition maximum,1RM)或 10 次最大重复量(10 repetition maximum,10RM)的比例,为患者选择适度的训练强度。

1RM 指受试者仅能完成一次全关节活动范围的最大抗阻力重量。训练时,将 1RM 为基准做等长训练,一日 1 次,每周测定一次 1RM,再逐渐增加运动负荷量。

10RM 指受试者能连续运动 10 次时所能对抗的最大抗阻力重量。如果超过这个重量就做不了 10 次,将此极限重量作为基准。每周测定一次 10RM,再逐渐增加运动的负荷量。

2. 训练时间　主要包括肌肉收缩时间和运动时间。肌肉收缩时间常用于等长收缩训练,训练时,如果肌肉收缩时间短,则训练的强度需较大;反之,需要肌肉收缩较长时间,则训练的强度可较小。运动时间是指一次训练所需的时间。

3. 训练频率　尽量使后一次的训练在前一次训练后的超量恢复阶段内进行。如果训练间隔时间太短,肌肉疲劳尚未完全恢复,继续训练将会加重疲劳,会引起肌肉劳损;如果间隔时间太长,超量恢复已消退,就无法巩固和叠加超量恢复,肌力得不到增强。合理的训练频率为每天 1 次或隔天 1 次。

4. 训练间期　训练间期的长短对训练效果有很大的影响。刚开始训练时有肌力的增强,但未见肌肉横截面积有任何增加,训练 40 天后,可见肌肉的横截面积随之增加。

5. 根据肌肉收缩形式选择相对应的训练方法 根据不同的肌肉收缩方式,如向心性、离心性、等长收缩方式等,选择不同的训练方法。

(三)肌肉收缩的疲劳度原则

训练时应使肌肉感到疲劳但不能出现过度疲劳为原则,也是控制超常负荷不至于过度的一个主观限制指标。训练过程中没有休息直接进入疲劳则更为有效。但训练过程中不能出现过度疲劳,过度疲劳造成较弱肌肉的损伤,表现为:运动速度减慢、运动幅度下降、肢体出现明显的不协调动作,或主诉疲乏劳累,一旦出现过度疲劳就应立即停止训练。

四、肌力训练的方法

根据肌肉现存的肌力水平,分别采用以下几种训练方法:被动运动、传递神经冲动训练、辅助主动运动、主动运动、抗阻主动运动。

(一)被动运动

被动运动是指患肢完全不能用力,完全靠外力(治疗师、器械或患者健侧肢体)来进行对肌肉的刺激。可应用推、揉、拿、捏等手法进行传递神经冲动的练习,以延缓肌萎缩及引起瘫痪肌肉的主动收缩。适用于肌力为 0~1 级的患者。

(二)传递神经冲动训练

传递神经冲动训练是治疗师引导患者做主观努力,通过意念的方式,尽力去引发瘫痪肌肉的主观收缩。此时大脑皮质运动区发放的神经冲动,通过脊髓前角细胞向周围传递,从而使瘫痪肌肉逐渐恢复功能。这种主观努力可以活跃神经轴突流,增强神经营养作用,促进神经的再生。适用于肌力为 0~1 级的患者。

(三)辅助主动运动

辅助主动运动是在外力的辅助下通过患者主动收缩肌肉来完成的运动或动作,助力可由治疗师、器械、引力、水的浮力或患者的健侧肢体提供。适用于肌力为 1~2 级的患者。在训练时,应随着肌力的恢复不断改变辅助方法和辅助量。常用的方法有以下几种:

1. 徒手辅助主动运动 不借助其他治疗器械,治疗师手法操作辅助患者进行主动运动。随着患者主动运动能力的改善,治疗师的辅助应逐渐减少。此训练方法的缺点是治疗师与患者呈一对一的训练模式,比较费时费力。

2. 悬吊辅助主动运动 利用绳索、挂钩、滑轮等简单装置,将运动的肢体悬吊起来,以减轻肢体的自身重量,然后在水平面上进行主动运动。训练时可利用变化的体位和不同位置的滑轮、挂钩等设计出各种各样的训练方法。

3. 滑面上辅助主动运动 在光滑的板面上利用撒滑石粉或固定小滑车等方法,减少肢体与滑板之间的摩擦力,进行滑板上的辅助训练;也可以通过垫毛巾或加大滑板的倾斜度等方法,加大摩擦力在滑板上做滑动训练。

4. 滑车重锤的辅助主动运动 以上 3 种运动均是在水平面上进行的,而滑车重锤训练是在垂直面上利用滑车、重锤来减轻肢体的自身重量。此方法主要适用于髋、膝、肩等大关节的肌力训练，不能用于手指、腕、肘和踝等关节的肌力训练。

5. 浮力辅助主动运动　在水中进行的一种辅助主动运动，利用水对肢体的浮力或漂浮物来减轻肢体重力的影响，进行辅助主动运动。

（四）主动运动

主动运动是在不借助外力，也无外部阻力的情况下，全部由患者主动用力完成的运动。训练时应取正确的体位和姿势，将肢体置于抗重力位，防止代偿运动。适用于肌力达3级以上的患者。根据患者的实际情况，调整训练的速度、次数、间歇。

（五）抗阻主动运动

抗阻主动运动是在运动训练时需克服外加的阻力（徒手施加、滑车、重锤、弹簧、重物、摩擦力、流体阻力等）进行的主动运动。适用于肌力已达到4级或5级，能克服重力和外来阻力完成关节活动范围的患者。

抗阻运动训练根据肌肉收缩类型，可分为等长抗阻训练、等张抗阻训练和等速抗阻训练。

1. 等长抗阻训练　也称为静力性训练，是指肌肉抗阻静态收缩，不引起关节活动，是一种操作简单而有效的肌力增强方法。

（1）基本方法：使肌肉在对抗阻力下进行无关节运动而仅维持其固定姿势收缩的训练。这种训练不能使肌肉缩短，但可使其内部张力增加。如髌骨骨折石膏固定后，下肢处于伸直位，可让患者主动收缩股四头肌。

（2）"tens"方法：即每次肌肉收缩10秒后休息10秒，重复10次为一组训练，每次训练10组，可在关节处于不同角度时进行，这种训练方法对肌力恢复更为有效。

（3）多角度等长训练：为克服等长收缩的角度特异性，扩大等长训练的作用范围，可在整个关节活动范围内，每隔20°～30°做一组等长收缩，使关节处于不同角度时肌力都有所增长。这种方法可以在训练时避开"疼痛弧"，选择在"疼痛弧"的两侧进行多角度等长训练，通过等长训练的生理溢流作用，促进对"疼痛弧"处的肌力恢复。多角度等长训练可采用"tens"方法，即每隔20°～30°选择一个角度，每个角度都用力收缩10秒，休息10秒，重复用力收缩10次，共训练5～10个角度（根据不同的关节而定）。用力收缩时，开始2秒迅速达到所需的力矩值，然后保持该力矩值6秒，最后2秒逐渐放松。

（4）训练的形式

1）徒手等长收缩：受训肢体不承担负荷，而保持肌肉的等长收缩活动。

2）肌肉固定训练：适用于固定在石膏中的肢体，肌肉收缩时不能引起关节的任何运动。

3）利用器具：利用墙壁、地板、平行杆、肋木和床等固定不动的器械或物品，保持肢体肌肉的等长收缩训练。

2. 等张抗阻训练　也称为动力性训练，是指肌肉抗阻动态收缩，引起关节活动。此法可改善肢体的血液循环,提高肌肉运动的神经控制,有效地增强肌力,临床上应用较多。

(1)基本方法:举哑铃(图6-2A)、沙袋等;通过滑轮及绳索提起重物;拉弹簧、弹力带(图6-2B)等;专门的器械训练;将自身重量作为负荷,进行俯卧撑、下蹲起立等练习。其特点是负荷量不变,但由于运动中肢体杠杆位置的改变,阻力和肌力作用于关节旋转中心的力臂会有所改变,而这二者的改变不一致,所以当肌肉收缩处于相对不利的条件下,可使其抗阻能力下降,因而影响训练效果。

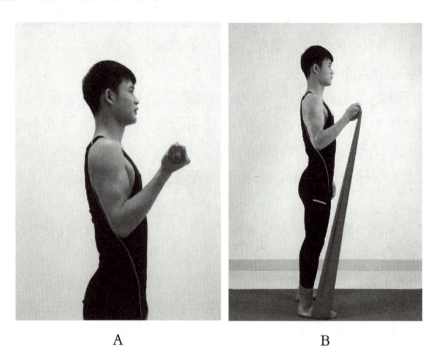

A   B

图 6-2　等张抗阻训练

A. 应用哑铃等张抗阻训练肱二头肌肌力;

B. 应用弹力带等张抗阻训练肱二头肌肌力。

(2)渐进性抗阻训练法:即逐渐增加阻力进行训练。此法采用大负荷,少重复的原则。每次训练3组,重复10次,各组间休息1分钟。第1、第2、第3组训练所用阻力负荷依次为10RM的50%、75%、100%,即第1组运动强度为50%的10RM,重复10次,休息1分钟;第2组运动强度为75%的10RM,重复10次,休息1分钟;第3组运动强度为10RM,重复10次。每周复测10RM值,并相应调整负荷量,使肌力增强训练更为有效。

(3)训练的形式:等张抗阻训练可以是离心的、向心的或两者都有,即阻力可在肌肉伸长或缩短时施加。在早期训练中,肌力很弱时最适合采用轻度徒手抗阻的离心性收缩。当肌力改善时,可加用徒手抗阻的向心性收缩训练。当患者持续进步时,可采用机械抗阻的向心性或离心性收缩训练。离心性训练比向心性训练更容易产生迟发型肌肉疼痛,一般认为肌肉伸长抗阻比缩短抗阻更易导致肌纤维和相关组织微创伤。

(4)短暂最大负荷练习:是一种等张和等长训练相结合的肌肉训练方法。即在抗阻力等张收缩后维持最大等长收缩5~10秒,然后放松,重复5次,每次间隔20秒,每次增加负荷 0.5kg。等长收缩不能维持 5~10 秒者,则不加大负荷。

3. 等速抗阻训练　在专门的等速训练器上获得恒定的角速度,即训练中运动速度不变,但遇到的阻力随用力程度而变化,以使运动肢体的肌张力保持最佳状态的肌力训练方法。使用时,预先设定适宜的运动速度,使肢体自始至终都在恒定的速度下运动,肌肉收缩产生的运动力矩由训练器产生同样大小的阻抗力矩加以抗衡,克服了一般等张训练时肢体杠杆位置改变的不足。它可以改善肢体的血液循环和关节软骨营养、增强肌力、预防和治疗肌萎缩、维持和改善关节活动度,并能对运动量做出科学的信息反馈,被认为是目前大肌群肌力训练的最佳方式。可根据肌力恢复程度的不同,选择不同的训练模式,对 3 级以上肌力可选用向心性肌力训练和离心性肌力训练;对 3 级以下肌力,可先在持续被动运动模式下进行助力运动。

五、肌耐力训练

(一)与肌力训练的关系

一般来说,在发展肌耐力的同时必然发展肌力,即耐力是肌力所能维持的时间;而严格来说,增强肌力和耐力在方法上并不相同。为迅速增强肌力,要求在较短的时间内对抗较大的负荷,重复次数不需要很多,而增强耐力则需在较小负荷下,在较长时间内多次重复才有效。同时两者又有密切的联系,在增强肌力时,若重复次数过多或持续时间过久,必然导致速度或肌力下降;在增强耐力训练时,若不增加负荷,则不可能较快地产生肌耐力,对肌力的增长也不利。临床上常将增强肌力和耐力结合起来进行训练,从而使肌肉做功更为合理。

(二)肌耐力训练方法

肌耐力训练与肌力训练有不少共同之处,主要表现在肌肉运动形式上。

1. 等长收缩　取 30%~40% 的最大等长收缩阻力,做逐渐延长训练持续时间的等长收缩练习,直到肌肉出现疲劳为止,每日 1~2 次。

2. 等张收缩　取 60% 的 1RM(10RM)或 80% 的 1RM(10RM),以 25 次为 1 组进行练习,重复 3 组,每组间隔 2 分钟。或用 1m 长胶带,将一头固定于其他固定物上,按需要进行针对某一肌群的耐力训练,尽量反复牵拉直到疲劳,休息 2~3 分钟,重复 3~4 组,每日 1 次。

3. 等速收缩　训练时将等速训练器的阻力调至较低负荷,然后做快速重复运动,对增强肌耐力效果较明显。如在阻力调至低负荷时,速度调至 30 次 /min,每组尽量重复运动。每次训练 3 组,每组间隔 2 分钟,每日 1 次。

(三)全身耐力训练

全身耐力训练即有氧运动训练,其运动时间一般为 20~30 分钟,运动强度不宜过大。常采用大肌群运动,如步行、慢跑、骑自行车、爬楼梯、划船、登山、打太极拳、练五禽戏和八段锦等。每天训练或隔天训练为宜。全身耐力训练可以增强心肺功能,防治心血管系统和代谢系统疾病。

六、临床应用

（一）适应证

1. 失用性肌萎缩　由于制动、运动减少或其他原因引起的肌肉失用性改变,导致肌肉功能障碍。

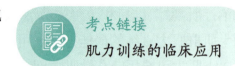

考点链接
肌力训练的临床应用

2. 肌源性肌萎缩　肌肉病变引起的肌萎缩。

3. 神经源性肌萎缩　由中枢或周围神经损伤后引起所支配肌肉的瘫痪或肌力下降。

4. 关节源性肌萎缩　由疼痛反射性抑制脊髓前角运动细胞引起的肌萎缩。

5. 肌力不平衡引起的骨关节畸形、脊柱稳定性差　局部肌肉力量不平衡引起的脊柱侧凸、平足、脊柱稳定性差等。

6. 其他　如内脏下垂、尿失禁等。

7. 正常人群　健康人或运动员的肌力训练。

（二）禁忌证

1. 全身情况较差、病情不稳定、有严重的感染和发热、严重的心肺功能不全、局部有活动性出血。

2. 当肌肉或关节炎症或水肿时不宜抗阻训练,否则会加重水肿。

3. 皮肌炎、肌炎发作期,严重肌病患者不宜进行高强度或抗阻训练。

4. 各种原因所致的关节不稳、骨折未愈合又未做内固定者不宜进行肌肉长度有改变的训练。

5. 患者在抗阻训练时有严重关节或肌肉疼痛,或训练后 24 小时仍有疼痛,应取消或减少阻力,并仔细评估疼痛的原因。

（三）注意事项

1. 正确掌握运动量与运动训练节奏　每次肌肉训练应引起一定的肌肉疲劳,按照超负荷原则实现超量恢复,但要密切观察,避免过度疲劳的出现。训练量以训练后第 2 天不感到疲劳和疼痛为宜。根据患者全身状况(素质、体力)、局部状况(关节活动、肌力强弱)选择训练方法,每天训练 1～2 次,每次 20～30 分钟,可以分组练习,中间休息 1～2 分钟。

2. 应在无痛和轻度疼痛的范围内进行训练　如果最初训练引起肌肉的轻微酸痛,则属正常反应,一般次日可自行恢复。如肌力训练引起患者训练肌肉的明显疼痛,则应减少运动量或暂停。疼痛不仅增加患者不适,而且也难达到预期的训练效果。待查明原因,进行临床治疗后再进行训练。

3. 各种训练方法相结合　灵活运用各种不同训练方法进行训练,以提高训练效果。做好详细的训练记录。

4. 抗阻训练时阻力应从小到大　在活动范围的起始和终末施加最小的阻力,中间最大;要有足够的阻力,但不要大到阻止患者完成活动。

5. 充分调动患者的积极性　肌力训练的过程是患者主观努力的过程。训练前应使患者了解训练的作用和意义,消除其可能存在的疑虑,训练中给予语言鼓励并显示训练的效果,以提高患者的信心和长期坚持训练的积极性。

6. 注意心血管反应　抗阻训练会引起血压的升高。抗阻训练时必须避免屏气,让患者保持节律呼吸,完成动作时协助患者呼气,训练时要求患者数数,说话。

7. 避免代偿运动　如果训练时阻力太大,则发生代偿运动。

第二节　上肢肌群肌力训练

 导入案例

患者,男,35岁,在一次驾驶摩托车过程中遭遇车祸,造成左侧肱骨外科颈粉碎性骨折。送到医院后行肱骨内固定手术等治疗,1周后患者出院回家休养。3个月后,患者到医院康复科治疗,经评定其左侧肩关节屈曲、伸展、后伸、内外旋、环转等活动明显受限,肩部肌群发生萎缩,三角肌、肱二头肌、肱三头肌肌力均为4级。

请问:

1. 可对患者进行哪些功能评定?

2. 现拟对患者的肱二头肌、肱三头肌开展肌力训练,请问可采用哪种肌力训练方法?分别有哪几种形式?

一、肩部肌群

(一)肩前屈肌群肌力训练

1. 主动肌　包括三角肌前部纤维、喙肱肌、肱二头肌、胸大肌。

2. 正常活动范围　0°~180°。

3. 训练方法　肌力训练方法与形式多种多样,方法的选择主要根据肌力水平而定,在此主要介绍徒手辅助主动训练和抗徒手阻力等张训练方法。

(1)肌力1~3级

患者体位:健侧卧位,患侧上肢置于体侧,伸肘。

治疗师体位:立于患者身旁,一手托住患者的肘关节,一手托住患者的前臂。

方法:患者集中注意力,做全关节范围的屈肩动作,然后复位,重复进行。在训练过程中,治疗师根据患者的肌力情况给予适当的辅助:1级肌力时,给予助力帮助前屈肩关节(图6-3A);2~3级肌力时,只帮助托起患侧上肢,不给予前屈肩关节的助力。

(2)肌力4~5级

患者体位:仰卧位,患侧肢体置于体侧,伸肘。

治疗师体位:立于患侧,一手固定肩胛骨,一手置于肱骨远端,向下施加阻力。

等张抗阻力方法:患者以肩部力量向正前方抗阻力屈曲肩关节至90°,然后复位,重复进行(图6-3B)。

上述方法亦可以在患者坐位下进行。治疗师立于患者患侧肩部外侧,一手固定肩胛骨,一手置于肱骨远端向下施加阻力,患者抗阻力完成肩关节前屈。

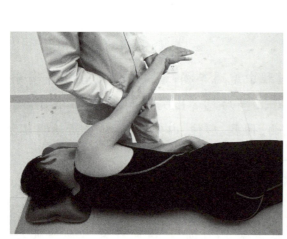
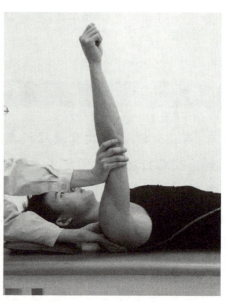

A   B

图6-3 肩前屈肌群肌力训练

A. 辅助主动运动训练;B. 等张抗阻训练。

(二)肩后伸肌群肌力训练

1. 主动肌　包括三角肌后部纤维、背阔肌、大圆肌。

2. 正常活动范围　0°~60°。

3. 训练方法

(1)肌力1~3级

患者体位:健侧卧位,患侧上肢置于体侧。

治疗师体位:立于患者身旁,一手托住患者的肘关节,一手托住患者的前臂。

方法:患者集中注意力,做全关节范围的肩关节后伸动作,然后复位,重复进行。1级肌力时,治疗师给予助力帮助后伸肩关节(图6-4A);2~3级肌力时,只帮助托起患侧上肢,不给予后伸肩关节的助力。

（2）肌力 4～5 级

患者体位：俯卧位，患侧肢体置于体侧，伸肘。

治疗师体位：立于患侧，一手固定肩胛骨，一手置于肱骨远端，向下施加阻力。

等张抗阻力方法：患者抗阻力全范围后伸肩关节，然后复位，重复进行（图 6-4B）。

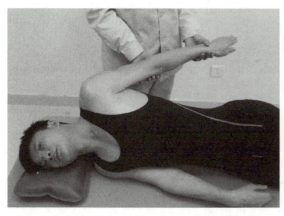 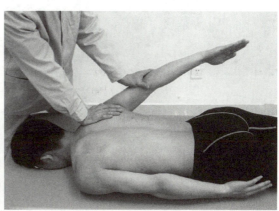

A   B

图 6-4 肩后伸肌群肌力训练

A. 辅助主动运动训练；B. 等张抗阻训练。

（三）肩外展肌群肌力训练

1. 主动肌 包括三角肌中部纤维、冈上肌。

2. 正常活动范围 0°～180°。

3. 训练方法

（1）肌力 1～3 级

患者体位：仰卧位，训练侧上肢前臂中立位置于身旁。

治疗师体位：立于患侧，一手托住患者的肘关节，一手托住患者的前臂。

方法：患者集中注意力，做肩全关节范围的外展动作，然后复位，重复进行。1 级肌力时，治疗师给予助力帮助外展肩关节（图 6-5A）；2～3 级肌力时，只帮助托起患侧上肢，不给予外展肩关节的助力。

（2）肌力 4～5 级

患者体位：仰卧位，患侧肢体置于体侧，屈曲肘关节呈 90°，前臂中立位。

治疗师体位：立于患侧，一手握住患者前臂远端以保持稳定，一手置于肱骨远端外侧并向内侧施加阻力。

等张抗阻力方法：患者抗阻力全范围外展上肢，然后复位，重复进行（图 6-5B）。

上述方法亦可以在患者坐位下进行。治疗师立于患者身后，一手固定肩胛骨，一手握住肱骨远端外侧并向内侧施加阻力，患者抗阻力完成肩关节外展至 90°。

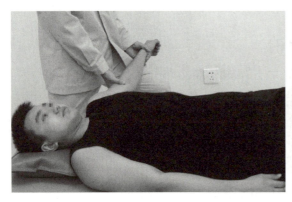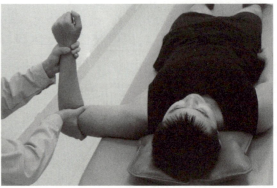

A   B

图 6-5　肩外展肌群肌力训练

A. 辅助主动运动训练;B. 等张抗阻训练。

(四)肩内收肌群肌力训练

1. 主动肌　包括胸大肌、背阔肌、大圆肌、小圆肌、冈下肌。

2. 正常活动范围　0°。

3. 训练方法

(1)肌力 1~3 级

患者体位:仰卧位,健侧上肢自然下垂,置于体侧。

治疗师体位:立于患侧,一手托住患者肘关节,一手托住患者前臂,使患侧上肢外展 90°,前臂中立位。

方法:患者集中注意力,做全关节范围的肩关节内收动作,然后复位,重复进行。1 级肌力时,治疗师给予助力帮助内收肩关节;2~3 级肌力时,只帮助托起患侧上肢,不给予内收肩关节的助力。

(2)肌力 4~5 级

患者体位:仰卧位,上肢外展 90°,屈曲肘关节呈 90° 前臂中立位。

治疗师体位:立于患侧,一手固定肩胛骨,一手置于肱骨远端内侧并向外侧施加阻力。

等张抗阻力方法:患者抗阻力全范围内收上肢,然后复位,重复进行。

(五)肩内旋肌群肌力训练

1. 主动肌　包括肩胛下肌、胸大肌、背阔肌、大圆肌。

2. 正常活动范围　0°~90°。

3. 训练方法

(1)肌力 1~3 级

患者体位:仰卧位,肩关节外展 90°,屈肘 90°,上臂置于治疗床上,前臂旋前垂直向上。

治疗师体位:立于患侧,一手握住患者肘关节,一手握住患者前臂使其旋前向上。

方法:患者集中注意力,做全关节范围的肩内旋动作,然后复位,重复进行。1 级肌力时,治疗师给予助力于前臂远端帮助内旋肩关节;2~3 级肌力时,只帮助固定患侧上肢,不给予内旋肩关节的助力。

（2）肌力4～5级

患者体位：仰卧位，肩关节外展90°，屈肘90°，上臂置于治疗床上，前臂旋前垂直向上。

治疗师体位：立于患侧，一手固定肘关节处，一手握住前臂尺侧远端并施加阻力。

等张抗阻力方法：患者抗阻力全范围内旋肩关节，然后复位，重复进行。

上述方法亦可以在患者俯卧位下进行（图6-6）。

（六）肩外旋肌群肌力训练

1. 主动肌　包括冈下肌、小圆肌、三角肌后部纤维。

2. 正常活动范围　0°～90°。

3. 训练方法

（1）肌力1～3级

患者体位：仰卧位，肩关节外展90°、屈肘90°，上臂置于治疗床上，前臂垂直向上。

治疗师体位：立于患侧，一手握住患者肘关节，一手握住患者前臂。

方法：患者集中注意力，做全关节范围的肩外旋动作，然后复位，重复进行。1级肌力时，治疗师给予助力于前臂远端帮助外旋肩关节；2～3级肌力时，只帮助固定患侧上肢，不给予外旋肩关节的助力。

（2）肌力4～5级

患者体位：同上。

治疗师体位：立于患侧，一手固定肘关节处，一手握住前臂远端背侧并向足的方向施加阻力。

等张抗阻力方法：患者抗阻力全范围外旋肩关节，然后复位，重复进行。

上述方法亦可以在患者俯卧位下进行（图6-7）。

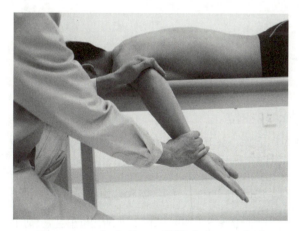

图6-6　肩内旋肌群等张抗阻训练

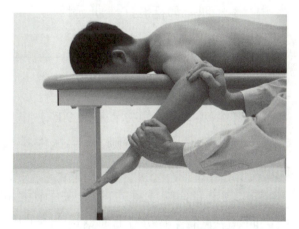

图6-7　肩外旋肌群等张抗阻训练

二、肘部及前臂肌群

（一）屈肘肌群肌力训练

1. 主动肌　包括肱二头肌、肱肌、肱桡肌。

2. 正常活动范围　0°～150°。

3. 训练方法

（1）肌力1～3级

患者体位：坐位，肩关节稍外展，肘关节被动伸直位。

治疗师体位：立于患侧，一手托住患者的上臂远端，一手托住患者的前臂远端。

方法：患者集中注意力，做全关节范围的屈肘动作，然后复位，重复进行。1级肌力时，治疗师给予助力帮助屈曲肘关节；2～3级肌力时，只帮助固定患侧上肢，不给予屈曲肘关节的助力。

（2）肌力4～5级

患者体位：仰卧位，患侧肢体置于体侧，稍屈肘，前臂旋后。

治疗师体位：立于患侧，一手置于肩部固定肱骨，一手握住前臂远端并向足的方向施加阻力（图6-8）。

等张抗阻力方法：患者抗阻力全范围屈肘，然后复位，重复进行。

上述方法亦可以在患者坐位下进行。患者坐于桌旁，患侧上肢置于桌上，前臂旋后。治疗师面向患者而坐，一手固定上臂，一手握住前臂远端并向下施加阻力，患者抗阻力全范围屈肘。

（二）伸肘肌群肌力训练

1. 主动肌　包括肱三头肌、肘肌。

2. 正常活动范围　150°～0°。

3. 训练方法

（1）肌力1～3级

患者体位：坐位，肩关节外展90°，肘关节被动屈曲位。

治疗师体位：立于患侧，一手托住患者上臂远端，一手握住患者前臂，使肘关节屈曲90°。

方法：患者集中注意力，做全关节范围的肘关节伸展动作，然后复位，重复进行。1级肌力时，治疗师给予助力于前臂远端帮助伸展肘关节；2～3级肌力时，只帮助固定患侧上肢，不给予伸展肘关节的助力。

（2）肌力4～5级

患者体位：仰卧位，上肢前屈90°，肘关节屈曲。

治疗师体位：立于患侧，一手固定肱骨，一手握住前臂远端并向上施加阻力。

等张抗阻力方法:患者抗阻力全范围伸肘,然后复位,重复进行(图6-9)。

伸肘的抗阻力训练亦可以在患者俯卧位时进行。患者肩外展,上臂平放于床面,屈曲肘关节,前臂在床沿外下垂。治疗师面向患者站立,一手固定患者上臂,一手握住前臂远端向下施加阻力。患者抗阻力全范围伸展肘关节。

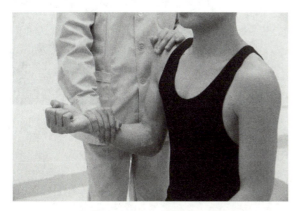

图6-8　坐位屈肘肌群等张抗阻训练

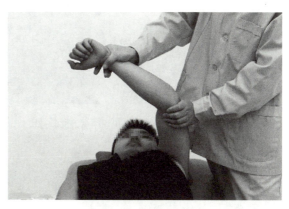

图6-9　伸肘肌群等张抗阻训练

(三)前臂旋前、旋后肌群肌力训练

1. 主动肌　旋前肌群包括旋前圆肌、旋前方肌;旋后肌群包括肱二头肌、肱桡肌、旋后肌。

2. 正常活动范围　前臂旋前0°～90°;前臂旋后0°～90°。

3. 训练方法

(1)肌力1～3级

患者体位:坐位,上臂置于体侧,肘关节屈曲90°,前臂中立位。

治疗师体位:立于患侧,一手固定上臂远端,一手握住前臂远端。

方法:患者集中注意力,做全关节范围的前臂旋前、旋后动作,然后复位,重复进行。1级肌力时,治疗师给予助力于前臂远端帮助前臂旋前、旋后;2～3级肌力时,只帮助固定患侧上肢,不给予前臂旋前、旋后的助力。

(2)肌力4～5级

患者体位:坐位,上臂置于体侧,屈肘90°,前臂中立位。

治疗师体位:立于患侧,一手固定患者上臂远端,一手在腕部施加阻力。增强前臂旋前肌群肌力时,在腕部掌面桡侧和背面尺侧施加阻力;增强前臂旋后肌群肌力时,在腕部掌面尺侧和背面桡侧施加阻力。

等张抗阻力方法:患者前臂抗阻力全范围旋前(图6-10)、旋后(图6-11)。

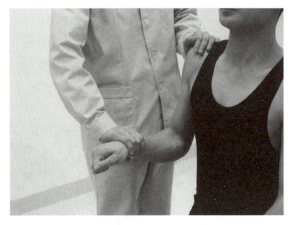
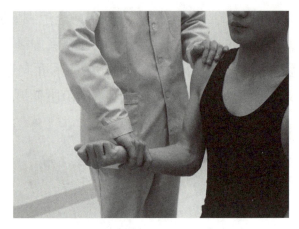

图 6-10　坐位前臂旋前肌群等张抗阻训练　　图 6-11　坐位前臂旋后肌群等张抗阻训练

三、腕及手部肌群

（一）腕屈肌群肌力训练

1. 主动肌　包括桡侧腕屈肌、掌长肌、尺侧腕屈肌。

2. 正常活动范围　0°～90°。

3. 训练方法

（1）肌力 1～3 级

患者体位：坐位，肘关节及前臂置于桌面上，前臂中立位，手指放松伸直。

治疗师体位：立于患侧，一手固定腕关节近心端，一手握住手掌。

方法：患者集中注意力，做全关节范围的屈曲腕关节动作，然后复位，重复进行。1 级肌力时，治疗师给予助力于手帮助屈曲腕关节；2～3 级肌力时，只帮助固定，不给予屈曲腕关节的助力。

（2）肌力 4～5 级

患者体位：坐于桌旁，前臂旋后置于桌上。

治疗师体位：立于患侧，一手固定前臂远端，一手握住手掌并向下施加阻力。重点训练桡侧腕屈肌时，阻力加于鱼际；重点训练尺侧腕屈肌时，阻力加于小鱼际。

等张抗阻力方法：患者抗阻力全范围屈腕，然后复位，重复进行（图 6-12）。

（二）腕伸肌群肌力训练

1. 主动肌　包括桡侧腕长伸肌、桡侧腕短伸肌、尺侧腕伸肌。

2. 正常活动范围　0°～70°。

3. 训练方法

（1）肌力 1～3 级

患者体位：坐于桌旁，前臂旋前置于桌上，手指放松伸直。

治疗师体位：立于患侧，一手固定前臂远端，一手握住手掌。

方法:患者集中注意力,做全关节范围的伸展腕关节动作,然后复位,重复进行。1级肌力时,治疗师给予助力于手帮助伸展腕关节;2~3级肌力时,只帮助固定,不给予伸展腕关节的助力。

（2）肌力4~5级

患者体位:同上。

治疗师体位:立于患侧,一手固定前臂远端,一手握住手背并向桌面方向施加阻力。重点训练桡侧腕伸肌肌群肌力时,阻力加于手背桡侧面;重点训练尺侧腕伸肌肌群肌力时,阻力加于手背尺侧。

等张抗阻力方法:患者抗阻力全范围伸腕,然后复位,重复进行（图6-13）。

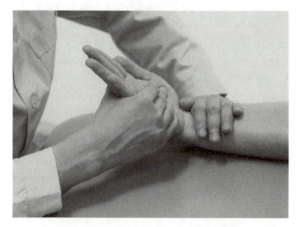 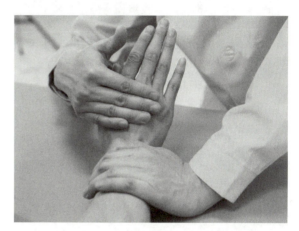

图6-12　腕屈肌群等张抗阻训练　　　　图6-13　腕伸肌群等张抗阻训练

（三）腕桡偏/尺偏肌群肌力训练

1. 主动肌　桡偏肌群包括桡侧腕屈肌、桡侧腕长伸肌和桡侧腕短伸肌;尺偏肌群包括尺侧腕屈肌和尺侧腕伸肌。

2. 正常活动范围　桡偏0°~25°;尺偏0°~55°。

3. 训练方法

（1）肌力1~3级

患者体位:坐于桌旁,前臂旋前置于桌上。

治疗师体位:立于患侧,一手固定前臂远端,一手握住手背。

方法:患者集中注意力,做全关节范围的桡偏/尺偏动作,然后复位,重复进行。1级肌力时,治疗师给予助力于手背帮助腕关节桡偏/尺偏;2~3级肌力时,只帮助固定,不给予腕关节桡偏/尺偏的助力。

（2）肌力4~5级

患者体位:同上。

治疗师体位:立于患侧,一手固定患者前臂远端,增强桡偏肌群肌力时,另一手置于第1掌骨桡侧并向尺侧施加阻力;增强尺偏肌群肌力时,另一手置于第5掌骨尺侧并向桡侧施加阻力。

等张抗阻力方法:患者腕关节抗阻力全范围桡偏/尺偏,然后复位,重复进行(图 6-14,图 6-15)。

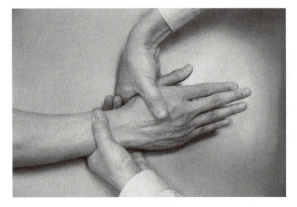
图 6-14　桡偏肌群等张抗阻训练

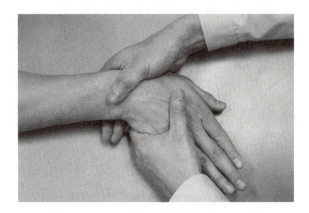
图 6-15　尺偏肌群等张抗阻训练

(四)屈掌指肌群肌力训练

1. 主动肌　包括蚓状肌、骨间背侧肌、骨间掌侧肌。

2. 正常活动范围　0°~90°。

3. 训练方法

(1)肌力 1~3 级

患者体位:坐于桌旁,前臂旋后置于桌上。

治疗师体位:立于患侧,一手固定掌骨,一手握住近节指骨。

方法:患者集中注意力,努力全范围屈曲掌指关节,然后复位,重复进行。1 级肌力时,治疗师给予助力帮助屈曲掌指关节;2~3 级肌力时,只帮助固定,不给予屈曲掌指关节的助力。

(2)肌力 4~5 级

患者体位:同上。

治疗师体位:立于患侧,一手固定掌骨,一手置于近节指骨掌面并向下施加阻力。

等张抗阻力方法:患者保持指间关节伸直,抗阻力全范围屈曲掌指关节,然后复位,重复进行(图 6-16)。

(五)屈指肌群肌力训练

1. 主动肌　包括指浅屈肌、指深屈肌。

2. 正常活动范围　近指间关节:0°~100°;远指间关节:0°~90°。

3. 训练方法

(1)肌力 1~3 级

患者体位:坐于桌旁,前臂旋后,腕关节

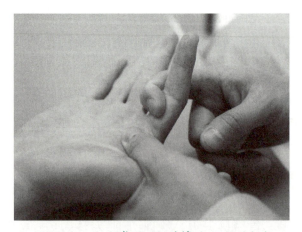
图 6-16　屈掌指肌群等张抗阻训练

呈中立位。

治疗师体位:立于患侧,一手固定近节指骨,一手握住远节指骨。

方法:患者集中注意力,做全范围屈曲指间关节,然后复位,重复进行。1级肌力时,治疗师给予助力于远节指骨帮助屈曲指间关节;2~3级肌力时,只帮助固定,不给予屈曲指间关节的助力。

(2)肌力4~5级

患者体位:同上。

治疗师体位:立于患侧,一手固定近节指骨,一手握住指间关节的远端并向下施加阻力。

等张抗阻力方法:患者抗阻力全范围屈曲指间关节,然后复位,重复进行(图6-17)。

(六)对掌肌群肌力训练

1. 主动肌　包括拇对掌肌、小指对掌肌。

2. 正常活动范围　拇指末端指腹与小指末端指腹距离为0。

3. 训练方法

(1)肌力1~3级

患者体位:坐于桌旁,前臂旋后置于桌上。

治疗师体位:立于患侧,一手固定患者腕关节,另一手拇指和示指握住拇指或小指掌骨。

方法:患者集中注意力,努力全范围对掌,然后复位,重复进行。1级肌力时,治疗师给予助力于掌骨帮助拇指或小指对掌;2~3级肌力时,只帮助固定,不给予拇指或小指对掌的助力。

(2)肌力4~5级

患者体位:同上。

治疗师体位:立于患侧,双手分别握住拇指和小指的掌侧并向外侧施加阻力。

等张抗阻力方法:患者抗阻力对掌,然后复位,重复进行(图6-18)。

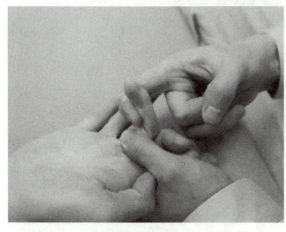

图6-17　屈指肌群等张抗阻训练

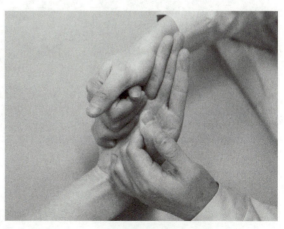

图6-18　对掌肌群等张抗阻训练

第三节　下肢肌群肌力训练

一、髋部肌群

（一）屈髋肌群肌力训练

1. 主动肌　包括髂腰肌、股直肌、缝匠肌、阔筋膜张肌。

2. 正常活动范围　0°～125°。

3. 训练方法

（1）肌力 1～3 级

患者体位：健侧卧位，伸髋，屈膝 90°。

治疗师体位：立于患侧，一手托住患肢踝部，一手托住大腿远端及膝关节。

方法：患者集中注意力，努力做全范围的屈髋动作，然后复位，重复进行。1 级肌力时，治疗师给予助力帮助屈曲髋关节（图 6-19A）；2～3 级肌力时，只帮助托起患侧下肢，不给予屈曲髋关节的助力。

（2）肌力 4～5 级

患者体位：仰卧位，患侧下肢屈髋屈膝。

治疗师体位：立于患侧，一手握住患侧下肢踝部，一手置于大腿远端并向足的方向施加阻力。

等张抗阻力方法：患者抗阻力全范围屈髋，然后复位，重复进行。

上述方法亦可在患者坐位下进行。治疗师立于患侧，一手置于髂前上棘处固定骨盆，一手置于股骨远端向下施加阻力，患者抗阻力完成全范围屈髋（图 6-19B）。

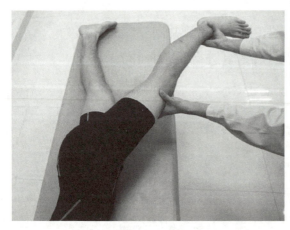 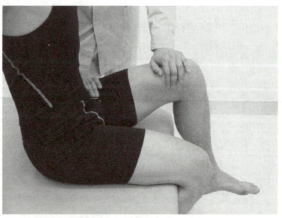

A　　　　　　　　　　　　　　B

图 6-19　屈髋肌群肌力训练

A. 辅助主动运动训练；B. 等张抗阻训练。

（二）髋后伸肌群肌力训练

1. 主动肌　包括臀大肌、股二头肌、半腱肌、半膜肌。

2. 正常活动范围　0°～15°。

3. 训练方法

（1）肌力1～3级

患者体位：健侧卧位，屈髋90°，屈膝90°。

治疗师体位：立于患者身后，一手托住患肢踝部，一手托住大腿远端及膝关节。

方法：患者集中注意力，努力做全范围的伸髋动作，然后复位，重复进行。1级肌力时，治疗师给予助力帮助后伸髋关节（图6-20A）；2～3级肌力时，只帮助托起患侧下肢，不给予后伸髋关节的助力。

（2）肌力4～5级

患者体位：俯卧位，下肢伸直。

治疗师体位：面向患者立于患侧，一手置于臀部固定骨盆，一手置于股骨远端后方，向下施加阻力。

等张抗阻力方法：患者抗阻力全范围后伸髋关节，然后复位，重复进行（图6-20B）。

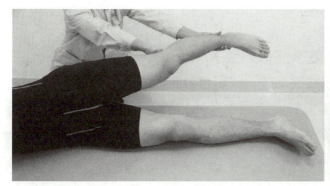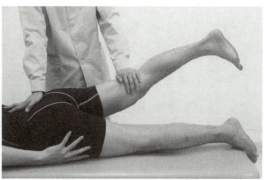

A   B

图6-20　髋后伸肌群肌力训练

A. 辅助主动运动训练；B. 等张抗阻训练。

（三）髋外展肌群肌力训练

1. 主动肌　包括臀中肌、臀小肌、阔筋膜张肌。

2. 正常活动范围　0°～45°。

3. 训练方法

（1）肌力1～3级

患者体位：仰卧位，下肢伸直、中立位。

治疗师体位：立于患侧，一手置于股骨远端后方，一手托住踝部，托起下肢。

方法：患者集中注意力，做髋关节全范围的外展动作，然后复位，重复进行。1级肌力时，治疗师给予助力帮助外展髋关节；2～3级肌力时，只帮助托起患侧下肢，不给予外展髋关节的助力。

（2）肌力4～5级

患者体位：同上。

治疗师体位：立于患侧，一手置于髂前上棘固定骨盆，一手置于股骨远端外侧并向内侧施加阻力。

等张抗阻力方法：患者抗阻力全范围外展髋关节，然后复位，重复进行。

上述方法亦可以在患者健侧卧位下进行。治疗师立于患者身后，一手置于髂骨上缘固定骨盆，一手置于股骨远端外侧并向下施加阻力，患者抗阻力全范围外展髋关节（图6-21）。

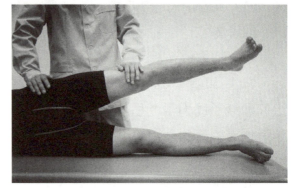

图6-21　髋外展肌群等张抗阻训练

（四）髋内收肌群肌力训练

1. 主动肌　包括大收肌、长收肌、短收肌、股薄肌、耻骨肌。

2. 正常活动范围　0°～45°。

3. 训练方法

（1）肌力1～3级

患者体位：仰卧位，健侧下肢外展25°，患侧下肢外展30°。

治疗师体位：立于患侧，一手置于患肢膝关节处，一手托住踝部，托起下肢。

方法：患者集中注意力，做全关节范围的髋关节内收动作，然后复位，重复进行。1级肌力时，治疗师给予助力帮助内收髋关节；2～3级肌力时，只帮助托起患侧下肢，不给予内收髋关节的助力。

（2）肌力4～5级

患者体位：同上。

治疗师体位：立于患侧，一手置于髂前上棘固定骨盆，一手置于股骨远端内侧并向外侧施加阻力。若膝关节无疼痛，亦可在内踝处向外施加阻力。

等张抗阻力方法：患者抗阻力全范围内收髋关节，然后复位，重复进行。

抗阻力训练亦可在患者患侧卧位下进行。治疗师立于患者身后，一手置于健侧下肢膝关节处托起健肢，一手置于患侧下肢股骨远端内侧并向下施加阻力，患者抗阻力全范围内收髋关节（图6-22）。

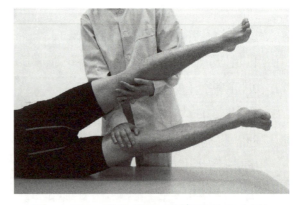

图6-22　髋内收肌群等张抗阻训练

（五）髋内旋 / 外旋肌群肌力训练

1. **主动肌** 内旋肌群包括臀中肌前部、臀小肌前部、阔筋膜张肌;外旋肌群包括髂腰肌、臀大肌、臀中肌后部、臀小肌后部、梨状肌、闭孔内肌、闭孔外肌、股方肌、上孖肌、下孖肌。

2. **正常活动范围** 内旋与外旋均为 0°～45°。

3. **训练方法**

（1）肌力 1～3 级

患者体位:仰卧位,患肢膝关节伸直位,髋关节外旋 / 内旋。

治疗师体位:立于患侧,内旋时,一手置于膝关节外侧,一手握住踝部;外旋时,一手置于膝关节内侧,一手握住踝部。

方法:患者集中注意力,努力做全范围的髋关节内旋 / 外旋动作,然后复位,重复进行。1 级肌力时,治疗师给予助力帮助内旋 / 外旋髋关节;2～3 级肌力时,只帮助托起患侧下肢,不给予内旋 / 外旋髋关节的助力。

（2）肌力 4～5 级

患者体位:仰卧位,患侧下肢屈髋屈膝。

治疗师体位:立于患侧,增强髋内旋肌群肌力时,一手置于大腿远端内侧,一手握住外踝处并向内施加阻力;增强髋外旋肌群肌力时,一手置于大腿远端外侧,一手握住内踝处并向外施加阻力。

等张抗阻力方法:患者抗阻力全范围内旋 / 外旋髋关节,然后复位,重复进行。

抗阻力训练亦可在患者坐位下进行,双下肢垂于治疗床边,双手把持床沿以固定骨盆。治疗师面向患者站立,增强髋内旋肌群肌力时,一手置于膝关节上方固定股骨,一手握住外踝处并向内施加阻力(图 6-23);增强髋外旋肌群肌力时,一手置于膝关节上方固定股骨,一手握住内踝处并向外施加阻力(图 6-24)。

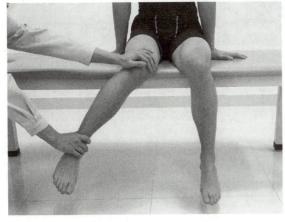 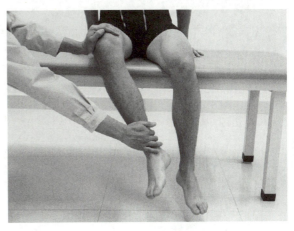

图 6-23　髋内旋肌群等张抗阻训练　　　图 6-24　髋外旋肌群等张抗阻训练

二、膝 部 肌 群

（一）屈膝肌群肌力训练

1. 主动肌　包括股二头肌、半腱肌、半膜肌。

2. 正常活动范围　0°～135°。

3. 训练方法

（1）肌力 1～3 级

患者体位：健侧卧位,双下肢伸直。

治疗师体位：面向患者站立,一手固定患侧大腿远端,一手托住小腿远端。

方法：患者集中注意力,做全关节范围的屈膝动作,然后复位,重复进行。1 级肌力时,治疗师给予助力帮助屈曲膝关节（图 6-25A）;2～3 级肌力时,只帮助托起患侧小腿,不给予屈曲膝关节的助力。

（2）肌力 4～5 级

患者体位：俯卧位,下肢伸直。

治疗师体位：立于患侧,一手置于臀部固定骨盆,一手置于小腿远端后方并向下施加阻力。

等张抗阻力方法：患者抗阻力全范围屈膝,然后复位,重复进行（图 6-25B）。

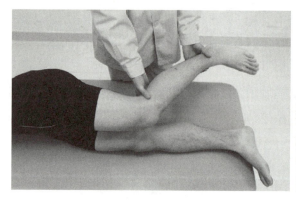
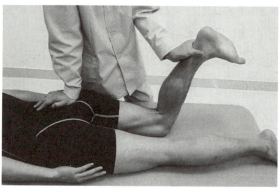

A B

图 6-25　屈膝肌群肌力训练

A. 辅助主动运动训练;B. 等张抗阻训练。

（二）伸膝肌群肌力训练

1. 主动肌　股四头肌。

2. 正常活动范围　135°～0°。

3. 训练方法

（1）肌力 1～3 级

患者体位：健侧卧位,患侧下肢伸髋,屈膝 90°。

治疗师体位:面向患者站立,一手固定大腿远端,一手托住小腿远端。

方法:患者集中注意力,努力做全范围的伸膝动作,然后复位,重复进行。1级肌力时,治疗师给予助力帮助伸展膝关节;2~3级肌力时,只帮助托起患侧小腿,不给予伸展膝关节的助力。

(2)肌力4~5级

患者体位:坐位,双下肢垂于床沿,大腿远端下方垫一毛巾卷。

治疗师体位:面向患者坐于治疗凳上,一手置于膝关节上方固定股骨,一手握住小腿远端并向后施加阻力。

等张抗阻力方法:患者抗阻力全范围伸膝,然后复位,重复进行(图6-26)。

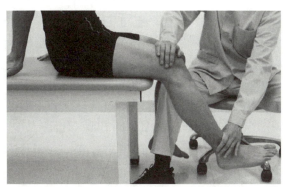

图6-26 伸膝肌群等张抗阻训练

三、踝部肌群

(一)踝跖屈肌群肌力训练

1. 主动肌 包括腓肠肌、比目鱼肌、胫骨后肌、踇长屈肌、趾长屈肌。

2. 正常活动范围 0°~45°。

3. 训练方法

(1)肌力1~3级

患者体位:健侧卧位,患侧踝关节中立位。

治疗师体位:面向患者站立,一手固定小腿远端,一手握住足背。

方法:患者集中注意力,做全范围的踝关节跖屈动作,然后复位,重复进行。1级肌力时,治疗师给予助力帮助跖屈踝关节;2~3级肌力时,只帮助固定小腿远端,不给予跖屈踝关节的助力。

(2)肌力4~5级

患者体位:仰卧位,稍屈膝,在膝关节下方垫一枕头,踝关节中立位。

治疗师体位:面向患者站立,一手握住小腿远端固定胫骨,一手握住足跟,前臂掌侧抵住足底并向足背方向施加阻力。

等张抗阻力方法:患者抗阻力全范围跖屈踝关节,然后复位,重复进行。

抗阻力训练亦可在患者站立位时进行。患者单足站立,足跟离地,保持踝关节跖屈片刻,再足跟着地,反复进行。

(二)踝背屈肌群肌力训练

1. 主动肌 包括胫骨前肌、踇长伸肌、趾长伸肌。

2. 正常活动范围 0°~20°。

3. 训练方法

（1）肌力 1～3 级

患者体位：健侧卧位，患侧下肢伸直。

治疗师体位：面向患者站立，一手固定小腿远端，一手握住足背。

方法：患者集中注意力，做全关节范围的背屈踝关节动作，然后复位，重复进行。1 级肌力时，治疗师给予助力帮助背屈踝关节；2～3 级肌力时，只固定小腿远端，不给予背屈踝关节的助力。

（2）肌力 4～5 级

患者体位：仰卧位，稍屈膝，在膝关节下方垫一枕头，踝关节中立位。

治疗师体位：面向患者站立，一手握住小腿远端固定胫骨，一手握住足背并向足底方向施加阻力。

等张抗阻力方法：患者抗阻力全范围背屈踝关节，然后复位，重复进行。

（三）足内翻 / 外翻肌群肌力训练

1. 主动肌　内翻肌群包括小腿三头肌、胫骨前肌、胫骨后肌、趾长屈肌；外翻肌群包括腓骨长肌、腓骨短肌、趾长伸肌。

2. 正常活动范围　内翻 0°～35°；外翻 0°～25°。

3. 训练方法

（1）肌力 1～3 级

患者体位：仰卧位，增强内翻肌群肌力时，踝关节中立位；增强外翻肌群肌力时，踝关节轻度跖屈。

治疗师体位：面向患者站立，一手握住小腿远端固定在治疗床的床面上，一手握住足背。

方法：患者集中注意力，做全关节范围内的内翻 / 外翻动作，然后复位，重复进行。1 级肌力时，治疗师给予助力帮助足内翻 / 外翻；2～3 级肌力时，只固定小腿远端，不给予足内翻 / 外翻的助力。

（2）肌力 4～5 级

患者体位：坐位，小腿垂于床沿，将足置于治疗师的大腿上。

治疗师体位：面向患者坐位，一手固定患者小腿远端，增强内翻肌群肌力时，另一手置于足内侧缘向足底施加阻力；增强外翻肌群肌力时，另一手置于足外侧缘向足底施加阻力。

等张抗阻力方法：患者抗阻力完成全范围的足内翻 / 外翻，然后复位，重复进行。

抗阻力训练亦可在患者侧卧位时进行。增强内翻肌群肌力时，患侧在下；增强外翻肌群肌力时，患侧在上。治疗师面向患者站立，一手固定小腿远端，增强内翻肌群肌力时，另一手置于足内侧缘向足底施加阻力；增强外翻肌群肌力时，另一手置于足外侧缘向足底施加阻力。患者抗阻力完成全范围的足内翻 / 外翻。

第四节　头颈和躯干肌群肌力训练

一、头 颈 肌 群

（一）颈前屈肌群肌力训练

1. 主动肌　胸锁乳突肌。

2. 正常活动范围　0°～45°。

3. 训练方法

（1）肌力1～3级

患者体位：侧卧位，头下垫一枕头使头部保持水平，肩部放松。

治疗师体位：面向患者站立，一手托住患者头部，一手固定患者肩部。

方法：患者集中注意力，努力做全范围的颈前屈动作，然后复位，重复进行。1级肌力时，治疗师给予助力帮助颈前屈（图6-27A）；2～3级肌力时，只固定肩部，不给予颈前屈的助力。

（2）肌力4～5级

患者体位：仰卧位，头下垫一枕头使头部保持水平，肩部放松。

治疗师体位：立于患者头侧，一手固定患者肩部，一手置于患者前额部并向下施加阻力。

等张抗阻力方法：患者抗阻力完成全范围颈前屈动作，然后复位，重复进行（图6-27B）。

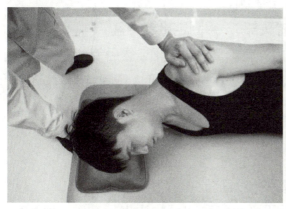
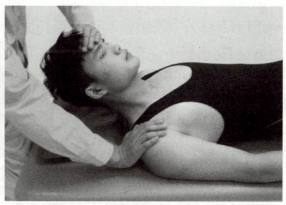

A　　　　　　　　　　　　　　B

图6-27　颈前屈肌群肌力训练

A. 辅助主动运动训练；B. 等张抗阻训练。

（二）颈后伸肌群肌力训练

1. 主动肌　包括斜方肌、头半棘肌、头夹肌、颈夹肌、骶棘肌、颈髂肋肌、头最长肌、头棘肌、颈棘肌、颈半棘肌。

2. 正常活动范围　0°～30°。

3. 训练方法

（1）肌力1～3级

患者体位：侧卧位，头下垫一枕头使头部保持水平，肩部放松。

治疗师体位：面向患者站立，一手托住患者头部，一手固定患者肩部。

方法：患者集中注意力，努力做全范围的颈后伸动作，然后复位，重复进行。1级肌力时，治疗师给予助力帮助颈后伸；2～3级肌力时，只固定肩部，不给予颈后伸的助力。

（2）肌力4～5级

患者体位：俯卧位，肩部放松。

治疗师体位：立于患者一侧，一手固定患者肩部，一手置于患者枕后部并向下施加阻力。

等张抗阻力方法：患者抗阻力完成全范围颈后伸动作，然后复位，重复进行。

二、躯干肌群

（一）躯干前屈肌群肌力训练

1. 主动肌　腹直肌。

2. 正常活动范围　0°～80°。

3. 训练方法

（1）肌力1～3级

患者体位：仰卧位，下肢被固定，双上肢置于体侧。

治疗师体位：立于患者一侧，一手托住患者头部，一手固定患者骨盆。

方法：患者集中注意力，努力做全范围的头、肩抬离床面动作，然后复位，重复进行。1级肌力时，治疗师给予助力帮助头、肩抬离床面；2～3级肌力时，只固定骨盆，不给予助力。

（2）肌力4～5级

患者体位：仰卧位，肩部放松。

治疗师体位：立于患者一侧，双手固定患者两侧大腿。

等张抗阻力方法：患者努力完成双手向前平举坐起和双手抱头坐起动作，然后复位，重复进行。

（二）躯干后伸肌群肌力训练

1. 主动肌　包括骶棘肌、背髂肋肌、胸最长肌、背棘肌、腰髂肋肌、腰方肌。

2. 正常活动范围　胸椎0°，腰椎0°～25°。

3. 训练方法

（1）肌力 1～3 级

患者体位：俯卧位，下肢被固定，双上肢置于体侧。

治疗师体位：立于患者一侧，一手压住患者臀部，一手托住患者的上胸部。

方法：患者集中注意力，努力做全范围的头、胸抬离床面动作，然后复位，重复进行。1 级肌力时，治疗师给予助力帮助头、胸抬离床面；2～3 级肌力时，只压住臀部，不给予助力。

（2）肌力 4～5 级

患者体位：俯卧位，下肢被固定，双上肢置于体侧，胸部以上置于床沿外。

治疗师体位：立于患者一侧，一手压住患者臀部，一手置于患者的上背部并向下施加阻力。

等张抗阻力方法：抗阻力抬起上身，然后复位，重复进行。

（三）躯干旋转肌群肌力训练

1. 主动肌　包括腹外斜肌、腹内斜肌。

2. 正常活动范围　0°～45°。

3. 训练方法

（1）肌力 1～3 级

患者体位：坐位，固定骨盆。

治疗师体位：立于患者一侧，双手扶住患者的双肩。

方法：患者集中注意力，努力使上身向左右两侧旋转，然后复位，重复进行。1 级肌力时，治疗师给予助力帮助上身左右旋转；2～3 级肌力时，只保护其平衡，不给予上身左右旋转的助力。

（2）肌力 4～5 级

患者体位：仰卧位，固定双下肢，双上肢置于体侧。

治疗师体位：立于患者足侧，双手固定患者的双下肢。

等张抗阻力方法：患者努力双手抱头向一侧转体坐起，然后复位，重复进行（图 6-28）。

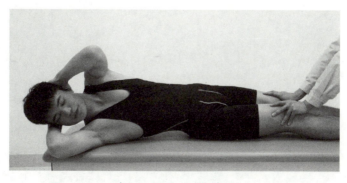

图 6-28　躯干旋转肌群等张抗阻训练

　　本章学习重点是影响肌力的因素与肌力下降的原因,肌力训练的目的和种类,肌力训练的基本原则,肌力和肌耐力训练方法。本章学习难点是如何根据肌力水平选择合适的方法开展训练。在学习过程中要结合案例进行思考:如何根据患者的现存肌力水平、肌力下降原因、兴趣爱好、有无禁忌证等,按照肌力训练的原则,为患者制订个性化的训练处方,能够举一反三。在训练过程中,要合理选择体位,避免出现代偿运动,应用多种方法开展训练。要结合所学方法,养成肌力训练的习惯,增强身体素质。

（楼天晓）

 思考题

一、简答题

1. 简述根据肌肉现存的肌力水平可采用的训练方法。

2. 简述肌力训练的注意事项。

二、案例分析

　　患者,男,31岁,3个月前从高处坠落造成"右侧股骨干骨折",行髓内固定术,出院后未开展功能训练。现因右膝关节活动障碍来康复科就诊,X线片显示骨折处有连续骨痂形成,检查发现右膝关节屈伸活动障碍,膝关节屈伸肌力4级,右下肢肌肉有萎缩。

　　请你为患者制订一个康复评定与肌力训练方案。

第七章 ｜ 平衡与协调训练

07章 数字内容

第一节 概　　述

一、平　　衡

（一）定义

1. 平衡　平衡是指人体无论处在何种位置、做何种运动或受到外力作用时,能自动调整并维持身体姿势的能力。当人体重心偏离稳定的支撑面时,能通过主动或反射性的活动使重心重新回到稳定的支撑面内,这种能力称为平衡能力。如身体受外力往前倾,上肢或下肢就会伸展或踏出一步以恢复平衡,防止跌倒。

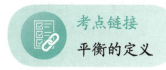

考点链接
平衡的定义

2. 平衡训练　平衡训练是指为提高患者维持身体平衡能力所采取的各种训练措施。通过这种训练,能激发姿势反射,加强前庭器官的稳定性,从而改善平衡功能。平衡功能的训练是康复治疗训练中的一项重要内容,因为它能直接或间接地影响患者控制身体活动和日常生活的能力。平衡训练要求患者在训练后能自动产生平衡反应,维持自身平衡。

(二)分类

平衡分为静态平衡和动态平衡两种。动态平衡又可分为自动态平衡和他动态平衡。

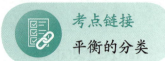

考点链接
平衡的分类

1. 静态平衡　是指人体在无外力的作用下保持某一静态姿势,自身能控制及调整身体平衡的能力。主要依赖于肌肉的等长收缩及关节两侧肌肉的协同收缩来完成。

2. 自动态平衡　是指人体在自身重心移动而无外力作用下自身能控制及调整身体平衡的能力。主要依赖于肌肉的等张收缩来完成。

3. 他动态平衡　是指人体在外力作用下,自身能控制或调整身体平衡的能力。主要依赖于肌肉的等张收缩来完成。

(三)平衡的维持机制

1. 感觉输入　通常,人体通过视觉、前庭觉、本体感觉等的传入来感知站立时身体所处位置和周围环境的关系。适当的感觉输入对平衡的维持和调节具有前馈与反馈作用。

2. 中枢整合　来自外界的感觉信息输入后,在脊髓、前庭核、脑干网状结构、小脑及大脑皮质等神经中枢进行整合加工,并形成相应的运动。

3. 运动控制　中枢神经系统在对多种感觉信息进行分析整合后,发出运动指令,产生相应的动作,调整机体重新回到平衡状态。

二、协　　调

(一)定义

1. 人体的协调运动是在中枢神经系统的控制下自我调节,完成流畅、准确且有控制的随意运动的能力。正常的随意运动由原动肌的收缩、拮抗肌的松弛、固定肌的支持,还有

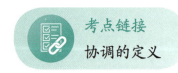

考点链接
协调的定义

中和肌的协调收缩共同完成。肌肉之间的这种配合称为协调运动功能。所完成运动的质量应包括按照一定的方向和节奏,采用适当的力量和速度,达到准确的目标等几方面。

2. 协调训练是让患者在意识控制下,训练其在神经系统中形成预编程序,从而使患者能够随意再现多块肌肉协调主动运动形式的能力。协调训练的基础是利用残存部分的感觉系统以及利用视觉、听觉和触觉来管理随意运动,其本质是集中注意力,进行反复正确的练习。

(二)分类

协调功能的障碍又称为共济失调。小脑、脊髓和锥体外系共同参与完成精确的协调运动。根据中枢神经系统的病变部位不同,将共济失调分为以下 3 个类型:

1. 小脑性共济失调 小脑是重要的运动调节中枢,其主要功能为维持身体的平衡、调节肌张力和随意运动,因此小脑损伤后除了出现平衡功能障碍,也可出现共济失调。患者由于对运动的速度、力量和距离的控制障碍而产生辨距不良、意向性震颤,上肢较重,越接近目标震颤越明显,并有快速及轮替运动异常,在下肢表现为酩酊步态。但共济失调的体征与视觉无关,不受睁眼和闭眼的影响,不伴有感觉障碍、位置与振动觉障碍。

2. 大脑性共济失调 额桥束和颞枕桥束是大脑额、颞、枕叶与小脑半球的联系纤维,其病变也可引起共济失调。包括以下类型:

(1)额叶性共济失调:表现为平衡障碍、步态不稳、对侧肢体共济失调,肌张力高、腱反射亢进,伴额叶症状如精神症状、强握反射。

(2)顶叶性共济失调:对侧肢体出现不同程度共济失调,闭眼时明显,深感觉障碍不明显或呈一过性。

(3)颞叶性共济失调:较轻,表现为一过性平衡障碍,早期难以发现。

3. 感觉性共济失调 脊髓后索的病变会引起深感觉障碍,从而产生感觉性共济失调。患者不能意识到动作中肢体的空间位置,站立不稳,迈步不知远近,落脚不知深浅。患者常在睁眼时症状减轻而闭眼时加重。

(三)协调的维持机制

保持人体协调需要感觉输入、中枢整合、运动控制 3 个环节的参与。与平衡不同的是,协调的感觉输入主要依靠视觉和本体感觉;中枢整合作用主要依靠大脑的反射和小脑共济协调系统,其中小脑发挥着至关重要的作用。运动控制主要依靠各肌群的配合。

协调功能的正常需要以上 3 个环节的共同作用,无论哪一环节出现问题,都将产生协调功能障碍。

  知识拓展

共济失调

共济失调对肌肉收缩的控制障碍主要表现为:辨距不良,即动作的幅度不是太大,便是太小;轮替动作失常,即肌收缩和松弛不及时,在做来回重复动作时各肌群不能很好地配合,动作不能顺畅流利。协调障碍的患者日常活动常会受到影响,如进食、穿衣、修饰、步行、上下楼梯等。

第二节 平 衡 训 练

导入案例

患者,男,67岁,左侧肢体活动不灵活20天,诊断为"脑梗死"。查体:神志清楚,言语流利,布伦斯特伦分级上肢－手－下肢:Ⅲ－Ⅱ－Ⅳ,坐位平衡2级,无法独自站立,左侧痛温觉障碍,日常生活轻度依赖。

请问:

1. 影响平衡能力的有哪些因素?

2. 根据患者情况可做哪些平衡功能评定?

3. 根据患者情况可进行哪些平衡训练?

一、影响平衡能力的因素

（一）重心和支撑面对平衡功能的影响

1. 重心　经过人体重心的垂线,必须落在支撑面之上,才有可能保持平衡,否则将不利于平衡。一般来说,重心越低,越容易保持平衡。平衡状态的优

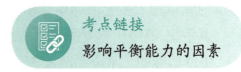
考点链接
影响平衡能力的因素

劣,可用重心与支撑面中心的连线与经过支撑面中心所作垂线形成的夹角大小来评定,此夹角越小,越有利于平衡,反之则不利于平衡。

2. 支撑面　指坐位时与接触物之间的面积或人体站立时两足之间的面积。支撑面越大,越有利于平衡;反之,越不利于平衡。

（二）平衡的维持机制对平衡功能的影响

1. 与平衡有关的感觉的作用　本体感觉、视觉、前庭觉与平衡有重要的关系。正常在睁眼时控制平衡以本体感觉和视觉为主,反应灵敏,而在闭目时则需依靠前庭觉,但反应不如本体感觉、视觉灵敏。

2. 与平衡有关的运动控制系统　主要包括牵张反射、不随意运动及随意运动3个系统。随着运动控制系统功能的下降,平衡功能也会下降。

（三）机体应付姿势变化的对策

1. 踝对策　当身体将有向前倾倒的倾向时,人通过腓肠肌、腘绳肌和骶棘肌收缩使身体向后以免失去平衡,此刻头、躯干成为一个整体,作为一个环节以踝为轴向后摆动,以上反应即为踝对策。

2. 髋对策　当人体的支撑面变小且不能够使全足底接触支撑面时,如站于一根狭窄的木棍上,此时若后移木棍,稳定性明显降低。为保持平衡,人体将伸直下肢,通过屈伸髋关节,调整重心以保持平衡,该对策称为髋对策。

3. 迈步对策　当人体将向前扑倒时,重心超出其稳定极限,此时踝对策已不能维持平衡,人体启动跨步调节机制,主动向前迈出一步,避免摔倒,此为迈步对策。

二、平衡训练的原则

（一）平衡训练的基本原则

1. 支撑面由大到小　支撑面大,则稳定性高;支撑面小,则稳定性低。患者在进行平衡训练时,初期应选用支撑面较大的稳定体位进行训练,再逐步减小支撑面。如先仰卧位训练,然后坐位并逐步进展至立位训练。

2. 从静态平衡到动态平衡　平衡训练首先从稳定的静态姿势开始,然后过渡到自动态平衡训练,最后到他动态平衡训练,从而帮助患者在坐位或立位的姿势下,灵活自如地完成日常生活动作。

3. 从稳定体位转换到不稳定体位　平衡是逐步发展的,如从前臂支撑的俯卧位到用手杖支撑的立位,中间需要有若干阶段的平衡练习才可逐步达到。

4. 身体重心由低到高　重心低,则稳定性高;重心高,则稳定性低。治疗师可通过改变患者重心的高度来逐步增加平衡训练的难度。

5. 从睁眼训练过渡到闭眼　训练开始时,让患者两眼睁开,待平衡控制较好后则开始闭眼进行训练。

6. 在注意下保持平衡到不注意下保持平衡　训练开始时,告诉患者在推动时要保持平衡,然后可在患者不注意的情况下推动患者,并要求患者保持平衡。

7. 打破前庭器官的平衡来保持身体平衡　这一方法可进一步提高患者的平衡力。如要求患者在转动身体后继续保持平衡,或迅速由仰卧位到站立位时保持平衡,或让患者在大转轮中进行训练等。

（二）平衡训练的顺序

1. 有次序进行训练

（1）截瘫患者:前臂支撑下的俯卧位→肘膝跪位→双膝跪位→半跪位→坐位→站立位。

（2）偏瘫患者:仰卧位→坐位→站立位。

2. 从容易做的动作开始　最稳定体位→最不稳定体位;身体支撑面积大→身体支撑面积小;身体重心低→身体重心高;静态平衡→动态平衡;睁眼下训练→闭眼下训练等。

三、平衡的训练方法

（一）仰卧位平衡训练

仰卧位平衡训练主要适合于偏瘫患者。平衡训练的主要内容是躯干的平衡训练，所采用的训练方法是桥式运功。

1. 桥式运动的目的　增强患者的腰背肌肌力，提高骨盆的控制能力，诱发偏瘫侧下肢分离运动，缓解躯干及下肢的痉挛，提高躯干肌肌力及平衡能力。应鼓励患者在病情稳定后尽早进行桥式运动。

2. 桥式运动的方法　患者仰卧位，双手放于体侧，或双手博巴斯胸前上举，下肢屈曲支撑在床面，患者将臀部抬离床面，尽量抬高，即完成伸髋、屈膝、足平踏于床面的动作，人体呈拱桥状，故称"桥式运动"。双足同时着床完成此动作称为双桥运动（图 7-1）；单足着床完成此动作称为单桥运动（图 7-2）。当患者控制能力提高后，可增加训练难度，从双桥运动过渡到单桥运动。

患者不能主动完成时，治疗师可给予适当的帮助。治疗师一手放于患膝上，向前下方拉压膝关节；一手拍打患侧臀部，刺激臀肌收缩，帮助患髋伸展，完成桥式运动（图 7-3）。患者两足间距离越大，伸髋时保持屈髋所需的分离性运动成分就越多。

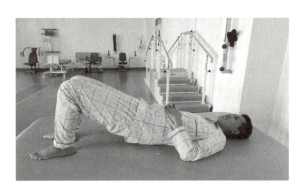

图 7-1　双桥运动

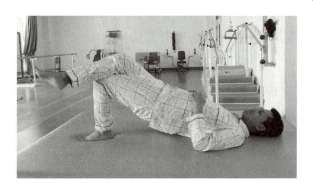

图 7-2　单桥运动

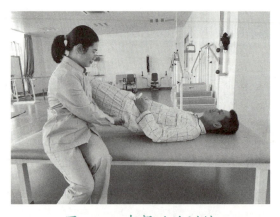

图 7-3　有帮助的训练

（二）前臂／手支撑下俯卧位平衡训练

主要适合截瘫患者，是上肢和肩部强化训练及持拐杖步行训练前的准备。

1. 静态平衡训练　患者取俯卧位，前臂支撑上肢体重，保持静态平衡。治疗师可给予辅助（图7-4）。开始时保持的时间较短，随着平衡功能的逐渐改善，当患者静态平衡保持的时间达到30分钟后，则可以进行动态平衡训练。

2. 自动态平衡训练　患者俯卧位，前臂支撑上肢体重。治疗师嘱患者自己向前后、左右等各方向活动并保持平衡，注意在患者旁边保护（图7-5）。

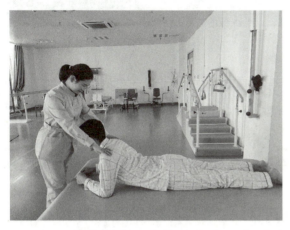 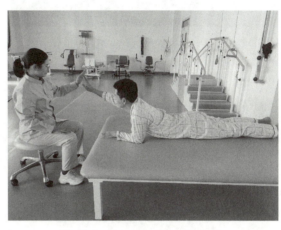

图7-4　前臂支撑下俯卧位静态平衡训练　图7-5　前臂支撑下俯卧位自动态平衡训练

3. 他动态平衡训练　患者取俯卧位，前臂支撑上肢体重，治疗师可以向前后、左右等各方向推动患者的肩部，使其失去静态平衡后，又能够恢复到平衡的状态，然后逐步增加推动的力度和范围。要注意训练开始时推动的力量要小。

（三）坐位平衡训练

1. 长坐位平衡训练　患者一般可根据自身残疾情况，自行选择最舒适的坐姿。临床截瘫患者多采用长坐位，即髋关节屈曲90°，双下肢伸直来进行平衡维持训练。前方可放一姿势矫正镜，以便随时观察到异常的姿势进行调整。

（1）静态平衡训练：患者取长坐位，坐于治疗床或体操垫上。在患者前方放一姿势矫正镜，患者和治疗师可随时调整坐位的姿势，待患者能够独立保持静态平衡半小时后，再进行动态平衡训练。在训练中，治疗师应逐渐减少辅助力量，由保护状态逐渐过渡到非保护状态，使患者能独立维持坐位平衡（图7-6）。

（2）自动态平衡训练：患者取长坐位，坐于治疗床或体操垫上。让患者向左右、前后等各方向倾斜，躯干向左右侧屈或旋转，或双上肢从前方或侧方抬起至水平位（图7-7），或抬起举至头顶，并保持长坐位平衡。当患者能够保持一定时间的平衡后，可进行抛球、接球训练。进行抛球训练时要注意从不同的方向给患者抛球，同时逐渐增加抛球的距离和力度来增加训练难度。

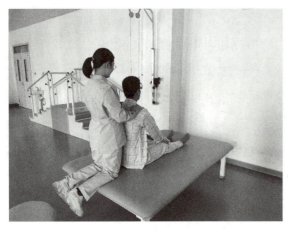 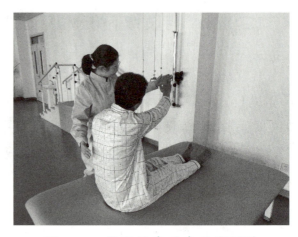

图 7-6　长坐位静态平衡训练　　　　图 7-7　长坐位自动态平衡训练

（3）他动态平衡训练：患者取长坐位，坐于治疗床或体操垫上。治疗师向前后方、侧方推动患者，使患者离开原来的起始位，开始时推动的幅度要小，待患者能够恢复平衡，再加大推动的幅度。

2. 端坐位平衡训练　偏瘫患者多采用端坐位，即髋关节屈曲 90°，膝关节屈曲 90°，双足着地进行平衡训练。

（1）静态平衡训练：患者取端坐位，开始时可帮助患者保持静态平衡（图 7-8），当患者能够独立保持静态平衡一定时间后，再进行动态平衡训练。

（2）自动态平衡训练：患者取端坐位，治疗师指示患者向各方向活动，侧屈或旋转躯干，或活动上肢的同时保持端坐位平衡。治疗师位于患者对面，在患者的各方向放上物体，让患者去触摸。或进行抛球训练，逐渐增加抛球的距离和力度。

（3）他动态平衡训练：患者取端坐位，坐于治疗床上。治疗师向前后、左右等各方向推动患者，推动的力量逐渐加大，患者能够恢复平衡和维持坐姿。或患者坐于训练球上，治疗师向前后、左右等各方向推动患者，患者能够保持平衡和维持坐姿，因训练球能够活动，故增加了训练的难度。

（四）手膝位及跪位平衡训练

手膝位及跪位平衡比坐位平衡难度大。由于身体的支撑面积减少，重心提高，所以维持平衡的难度也增加。手膝位及跪位平衡训练可增强患者对头与躯干以及骨盆的控制能力，为立位平衡训练和平地短距离移动训练作准备。偏瘫患者一般不用这种训练，截瘫患者可将其作为上肢和肩部的强化训练及持拐步行之前的准备训练。

1. 静态平衡训练　患者取手膝位或双膝跪位，并保持平衡，治疗师可辅助患者（图 7-9）。待患者静态平衡保持达到半小时后，可进行动态平衡训练。

2. 自动态平衡训练　患者取手膝位或双膝跪位，自己向各方向活动身体，并保持平衡。取双膝跪位时可进行抛接球训练，治疗师可以在患者的各方向向患者抛球，要求患者在运动过程中保持平衡，并逐渐增加抛球的距离及力度。

3. 他动态平衡训练　患者跪于治疗床上，治疗师可以向各方向推动患者，并要求患

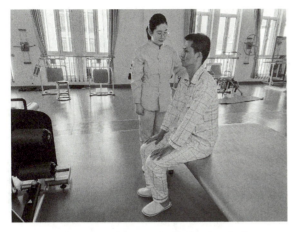

图 7-8 端坐位静态平衡训练

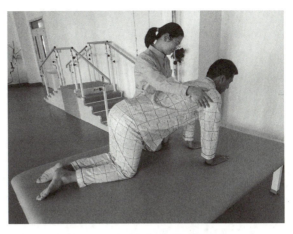

图 7-9 辅助下手膝跪位

者保持平衡回到中立位。

（五）立位平衡训练

无论是偏瘫还是截瘫患者或是其他情况引起的平衡功能障碍,站立平衡训练都是为步行奠定基础,并最终达到步行的目的。偏瘫患者常在平行杠内、台阶上或者利用手杖在地面上进行训练;截瘫患者可佩戴双下肢支具,首先应在平行杠内训练,再逐渐过渡到平行杠外持拐训练。

1. 静态平衡训练

（1）辅助站立训练:当患者不能独立站立时,需要进行辅助站立训练。可由治疗师给予辅助,也可由患者借助肋木、助行器、手杖、腋杖或在平行杠内(图 7-10)进行训练等。可以根据患者的平衡改善程度,适当减少辅助。

（2）独立站立平衡训练:患者面对矫正镜进行独立站立平衡训练,在训练时矫正镜可以提供视觉反馈,协助患者调整不正确的姿势。当患者保持平衡可以达到一定时间后,就可以进行他动态平衡训练。

2. 自动态平衡训练　患者面对矫正镜,治疗师立于一旁。具体的训练方法有以下几种:

（1）向不同方向运动身体:站立时两足保持不动,身体向侧方、前后方倾斜或向左右转动并保持平衡。

（2）双下肢交替负重:双下肢交替支撑体重,每次保持 10 秒左右;治疗师站在患侧进行保护,并进行姿势矫正。

（3）触碰物品:治疗师将物品放在患者前方、上下方等方向,让患者来触摸物体。

（4）抛接球训练:从不同的角度向患者抛球,患者接球并回抛给治疗师,并逐渐增加抛球的距离和难度(图 7-11)。

（5）伸手取物:将物品放于距离患者远近不同的地面,鼓励患者弯腰伸手取物品。

3. 他动态平衡训练　患者独立站立在矫正镜前,在不同的支撑面上进行平衡训练。患者站在平地或较软的支撑面上,两足之间的距离由大到小进行调整,治疗师站在患者旁

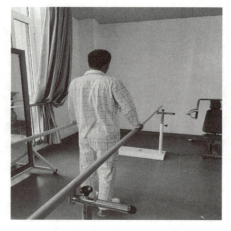
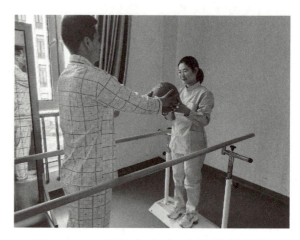

图 7-10　平行杠内辅助站立静态平衡训练　　　　图 7-11　平行杠内自动态平衡训练

（应站在偏瘫患者的患侧），向不同方向推动患者，并逐渐增加推力的力度和幅度，加大训练难度，待患者失去平衡后再恢复平衡。也可以在活动的支撑面上进行训练，如平衡板，可以选择不同面积的平衡板（由大到小）进行训练。

四、注 意 事 项

1. 平衡训练适用于具有平衡功能障碍的患者。

2. 当患者具有严重的心律失常、心力衰竭或严重感染，或严重的痉挛等，则暂不宜训练。

3. 训练时，治疗师要注意保护患者，以免发生跌倒。

4. 训练前、训练中及疗程结束后，要注意平衡功能评定，以制订或修改训练方案。

5. 平衡训练不是孤立进行的，要与肌力训练等其他训练相配合。

第 三 节　协 调 训 练

 导入案例

患者，男，67 岁，左侧肢体活动不灵活 20 天，诊断为"脑梗死"。查体：神志清楚，言语流利，布伦斯伦分级上肢－手－下肢：Ⅲ－Ⅱ－Ⅳ，坐位平衡 2 级，无法独自站立，左侧痛温觉障碍，日常生活轻度依赖。

请问：

1. 影响协调能力的因素有哪些？

2. 根据患者情况可做哪些协调功能评定？

3. 根据患者情况可进行哪些协调训练？

一、影响协调训练的因素

1. 与协调有关的感觉作用　视觉是协调功能的重要补充,本体感觉对协调有重要的维持作用。这些感觉的障碍都能影响身体的平衡。

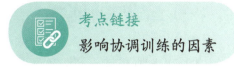

考点链接
影响协调训练的因素

2. 动作的频率　运动频率越高,越容易失去协调;反之运动频率越低,则越容易维持协调。

3. 相关的运动控制系统　运动中枢和骨骼肌肉系统越接近正常,则协调功能越接近正常。

此外,精神、心理、认知和患者主动性等其他因素也会影响训练效果。因此可通过减轻干扰、增加运动趣味性、降低运动复杂程度来提高训练效果。

二、协调训练的基本原则及顺序

（一）基本原则

1. 循序渐进原则　先进行简单的运动训练,熟练后再完成复杂动作。由容易到复杂,逐步增加运动训练的难度。

2. 重复性原则　患者在进行协调训练的过程中,每个动作都需不断重复,来强化训练的效果,增强大脑对该动作的记忆,进而促进大脑的功能重组,起到改善协调功能的作用。

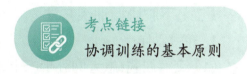

考点链接
协调训练的基本原则

3. 针对性原则　在为患者制订协调训练方案时要有针对性。对于不同病情程度的患者针对性地采用不同的训练方法,从而改善患者的协调功能障碍。

4. 综合性原则　在进行协调训练的同时,也要有其他相关的训练项目,如改善肌力和耐力等。

（二）训练顺序

针对患者具体病情,在进行正确的评定之后,一般采用以下顺序进行技术训练:

1. 患者应从卧位开始练习,逐渐过渡到坐位、立位、步行中进行训练。

2. 先从简单的单侧动作开始,逐渐进行比较复杂的动作,如双侧同时、上下肢同时、上下肢交替等。

3. 先睁眼做动作,以利用视觉反馈进行调整,最后到闭眼进行训练。

4. 先做大范围和快速动作,熟练后再做小范围的慢速动作。

5. 复杂的动作应分解成多个单独动作进行反复练习,直到能准确完成后,方可将各分解动作合并训练。

三、协调训练方法

（一）上肢协调训练方法

1. 轮替动作

（1）双上肢交替上举：双上肢交替上举，要求双臂尽量伸直并高过头顶。速度可逐渐加快。

（2）双肘交替屈曲：双臂向前平举，前臂旋后，左右交替屈肘拍肩、伸肘。速度可逐渐加快。

（3）双手交替摸肩上举：一侧屈肘摸同侧肩，上举过头后放下。两侧交替进行。

（4）左右前臂交替旋前、旋后：双臂向前平举，左右前臂交替旋前、旋后。速度可逐渐加快。

2. 方向性动作

（1）双手指腹敲击桌面：双手同时用五个手指指腹轮替地敲击桌面。

（2）对指练习：双手相应手指互相碰触。

（3）指鼻练习：双手交替以示指指鼻，或单侧指鼻训练，反复练习一定时间，待患者能够做得很好时，再换另一侧练习。

（4）其他：如木钉板训练，临摹字体，下跳棋，画迷宫等。

（二）下肢协调训练方法

1. 轮替动作

（1）交替屈髋：患者仰卧于床上，膝关节伸直，双侧下肢交替进行屈髋运动（至 90°），可逐渐加快速度。

（2）交替伸膝：患者坐于床边，双下肢自然下垂，双侧交替进行伸膝运动。

（3）坐位交替踏步：坐位时双侧下肢交替进行踏步运动，并逐渐加快速度。

（4）拍地练习：双侧足跟触地，脚尖抬起做拍地动作，可双脚同时进行或交替进行训练。

2. 整体动作

（1）原地踏步：双侧足进行踏步运动的同时双上肢交替摆臂，并逐渐加快速度。

（2）原地高抬腿跑：原地高抬腿跑步时，双侧上肢交替摆臂，并逐渐加快速度。

（3）其他：如下肢功率自行车、跳绳，踢毽子等运动。

课堂活动

动一动：请同学们练习上述协调训练动作，并思考其他的协调训练方法。

四、注 意 事 项

1. 训练前,要让患者有安全感,避免因害怕、紧张等诱发全身痉挛。
2. 要求患者学会放松,减少紧张或恐惧心理。
3. 密切监控防止意外发生,但又要让患者有足够的反应空间。
4. 操作时不能太过用力,避免因兴奋扩散加重身体的不协调。
5. 严格掌握运动量,避免过度疲劳。过度疲劳也会加重不协调。

本章小结　　本章学习重点是平衡的分类及其概念;共济失调的概念、分类及其表现;平衡训练的方法;协调训练的方法。本章学习难点为平衡的训练方法;协调的训练方法。能根据平衡与协调的训练原则,根据患者病情,为患者设计适当的训练方法。在学习过程中,要注意结合平衡与协调功能的评定,区别各种类型应采用的治疗方法,提高运用知识解决问题的能力。注重健康宣教,指导患者进行家庭式自我康复。

(班玉滕)

 思考题

一、简答题

1. 简述影响平衡能力的因素。
2. 简述平衡训练的基本原则。
3. 列举上肢及下肢的协调训练方法。

二、案例分析

患者,女,既往有脑梗死,主诉"肢体活动不灵4周"入院。目前患者病情稳定,神志清,心肺检查无异常,左上肢正常。右侧肩关节和肘关节屈肌肌群肌力4级,右下肢屈肌肌群肌力4级。可独自站立10秒,右侧肢体协调能力差。

请问:

1. 针对患者目前情况,如何对患者进行评定?
2. 请你为该患者制订相应的平衡与协调训练计划。

第八章 │ 站立与步行训练

08章 数字内容

学习目标

1. 掌握步行训练的条件和训练前的准备。
2. 熟悉常见异常步态的矫治训练方法。
3. 了解正常步行周期中骨盆和下肢各关节的角度变化及参与的肌群。
4. 能够进行平行杠内的站立及重心转移训练;步行分解训练技能;指导患者使用助行器、持手杖、持腋拐进行室内步行训练。
5. 具有良好的安全意识;团队合作意识。

第一节 概 述

一、基 本 概 念

站立和步行是日常生活活动中最重要也是最基本的组成部分。站立和步行涉及全身众多关节与肌肉,也依赖于中枢神经系统、周围神经系统和运动系统的高度协调。因此,运动系统疾病、神经系统疾病或者某些全身性疾病,都可能让患者出现不同程度的站立和步行障碍。

步行训练是指对步行姿态异常的患者予以技术指导,使其尽可能恢复正常步态模式的运动锻炼。步行能力主要依靠双下肢有足够的肌力和关节活动度,站立平衡,躯干协调等。在步行训练中,首先要对患者的以上几方面进行训练,其能力尚未完全恢复时,还需要借助各种步行辅助器。

考点链接
步行训练的定义

二、正常步行周期中肌肉和关节活动

正常步行虽然并不需要思考,但步行的控制十分复杂,包括中枢命令、身体平衡和协调控制,涉及足、踝、膝、髋、躯干、颈、肩、臂的肌肉和关节协调运动。行走过程中,从一侧足跟着地开始到该足跟再次着地构成一个步行周期。该周期又分为站立相和迈步相,正常步行周期中骨盆和下肢各关节的角度变化及参与的肌群详见表8-1。

表8-1　正常步行周期中骨盆和下肢各关节的角度变化及参与的肌群

步行周期	骨盆 ROM	髋关节 ROM	膝关节 ROM	踝关节 ROM	参与肌群
首次着地（足跟着地）	5° 旋前	30° 屈曲	0°	0°	胫前肌 臀大肌 腘绳肌
承重反应（足放平）	5° 旋前	30° 屈曲	0°～15° 屈曲	0°～15° 跖屈	股四头肌 臀中肌 腓肠肌
站立中期	中立位	30° 屈曲～0°	15°～5° 屈曲	15° 跖屈～10° 背屈	腓肠肌 比目鱼肌
站立末期（足跟离地）	5° 旋后	0°～10° 过伸展	5° 屈曲	10° 背屈～0°	腓肠肌 比目鱼肌 髂腰肌 股四头肌
迈步前期（足趾离地）	5° 旋后	10° 过伸展～0°	5°～35° 屈曲	0°～20° 跖屈	腓肠肌 比目鱼肌
迈步初期（加速期）	5° 旋后	0°～20° 屈曲	35°～60° 屈曲	20°～10° 跖屈	胫前肌 髂腰肌 股四头肌
迈步中期	中立位	20°～30° 屈曲	60°～30° 屈曲	15° 跖屈～0°	胫前肌
迈步末期（减速期）	5° 旋前	30° 屈曲	30° 屈曲～0°	0°	腘绳肌 臀大肌 胫前肌 股四头肌

注:ROM 为关节活动度(range of motion)。

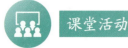
动一动：请同学们两人一组，走一走，看一看，量一量对方的步行参数和步行周期。

第二节　站　立　训　练

导入案例

患者，女，70岁，左侧肢体活动不利20天，疾病诊断为"脑梗死"。查体：神志清楚，言语流利，布伦斯特伦分级左侧上肢－手－下肢为Ⅲ－Ⅱ－Ⅳ，坐位平衡3级，立位平衡2级，左侧痛温觉障碍，日常生活轻度依赖。

请问：

1. 该患者存在哪些功能障碍？

2. 根据患者情况可做哪些步行功能评定？

3. 根据患者情况可进行哪些步行训练？

一、平行杠内的站立训练

卧床时间较长会导致患者缺乏站立位的感觉，步行训练前，应在平行杠内进行双腿负重训练。可利用矫正镜，使患者调整站立姿势，让患者体会站立的感觉及记忆控制正常姿势。

1. 训练要求

（1）患者双足需全足掌着地，保持重心中线位置，能够完成双足并拢站立训练后，可让患者双足分开站立。

> **考点链接**
> 站立训练的临床应用

（2）保持髋关节伸展位，膝关节屈曲8°～15°。

（3）保持正确的头、颈、躯干及骨盆的对线关系。

2. 注意事项

（1）在训练过程中，注意不要出现脊柱侧凸等代偿性动作。

（2）患者髋关节保持伸展位，不要出现膝关节过度伸展（膝反张）或过度屈曲。

（3）防止患者疲劳。可放置椅子，进行坐位到站立位的体位变化，减少能量消耗。

二、平行杠内的重心转移训练

（一）身体重心左右转移训练

1. 训练要求（以重心向右侧转移为例）

（1）首先让患者骨盆稍微向支撑侧（右侧）移动，左侧下肢维持负荷状态。练习右侧躯干伸展，左侧缩短，左侧下肢的负荷随着骨盆的牵拉逐渐减少。

（2）患者骨盆的右侧髋关节外展肌群和另一侧躯干的侧屈肌群牵拉，将骨盆固定，防止出现向下方的倾斜与旋转。

（3）患者的左侧下肢慢慢抬起，判断右侧下肢能否充分支撑体重。如果可以，即将抬起的下肢维持在随意运动的状态下。

2. 注意事项

（1）运动开始的部位应是骨盆，运动的标志点为大转子。

（2）当身体的一侧下肢负荷时，注意头部和躯干勿向支撑侧侧屈。

（3）骨盆的移动量不要过大，保证在训练过程中骨盆的固定由肌肉控制。

（二）身体重心的前后转移训练

1. 训练要求

（1）患者双下肢一前一后站立，一侧下肢支撑全身体重，在治疗师的帮助下或自我向外前方、外后方交替移动。

（2）前方下肢的大转子在体重向前移动时，向前、外侧方向呈直线移动。体重向后移动时，向后、内侧方向呈直线移动到开始的位置。

（3）在训练过程中确保髋、膝、踝关节的正常活动范围是非常重要的。

2. 注意事项

（1）防止患者出现头部、躯干上部向支撑侧下肢倾斜。这种现象主要是由于髋外展肌群肌力不足（或控制能力低下）。

（2）防止体重向前方移动时躯干前倾。这种现象主要是由于前方下肢髋关节伸展、内收，踝关节背屈的活动度低下和膝伸肌群的肌力不足（或控制能力低下）。

（3）防止体重向后方移动时躯干后倾。这种现象主要是由于后方下肢髋关节伸肌群的肌力不足（或控制能力低下）。

第三节　步　行　训　练

一、步行训练的条件

1. 肌力　良好负重，单腿负重达体重的 3/4 以上，以保证步行周期站立相的稳定。或双下肢的伸肌股四头肌、臀大肌等的肌力应达 3 级以上，以保证另一下肢能够完成向前摆动的动作。

2. 平衡能力　在室内的步行，站立平衡达 2 级，躯干、骨盆有一定的控制能力。室外步行，平衡能力必须达到 3 级，以适应室外环境的变化。

考点链接
步行训练的条件

3. 协调能力及肌张力　双侧上、下肢的肌肉协调配合，特别是拮抗肌之间的肌张力和肌力的协调匹配，是正常步行的必备条件。

4. 认知功能　无空间结构定位障碍，无严重的认知功能障碍等。

二、步行训练前的准备

1. 肌力、协调性和下肢关节活动度的训练。
2. 坐位和立位平衡训练。
3. 重心转移训练。
4. 髋、膝、踝关节控制能力训练。
5. 促进本体感觉的反馈训练。
6. 下肢关节肌力达不到 3 级，需用辅助器。

三、步行训练方法

（一）基础训练

1. 体位适应性训练　大多数步行障碍患者都经历了较长的卧床期，特别是年老体弱的患者，如突然从卧位站起，很容易发生直立性低血压反应，轻者出现头晕、恶心、血压下降、面色苍白、出冷汗、心动过速、脉搏变弱等，严重者导致休克。为预防突然体位变化造成的不良反应，应先进行站起适应性训练。

方法如下：开始先将床头摇起 30°，进行靠坐训练，并维持 15 ~ 30 分钟；观察患者的反应，2 ~ 3 天未有明显异常反应者即可增加摇起的角度，一般每次增加 15°，逐渐将床摇至 90°。若患者坐起时感觉头晕、面色苍白、心率加快等应立即将床摇平，防止直立性低血压；一般情况稳定的患者，可直接利用直立床调整起立的角度，帮助患者达到站立状态。

2. 肌力及耐力训练　患者长期卧床也导致肌肉萎软无力；因此在下床活动接受行走训练之前，需对上肢、躯干、下肢的肌肉力量及关节活动范围进行评定，在此基础上进行肌力及耐力训练。

（1）"桥式运动"和垫上训练：目的是训练腰背肌的力量，诱发下肢分离运动，缓解躯干及下肢痉挛，提高骨盆的控制能力，从而提高患者卧床时的生活自理能力。垫上训练包括床上翻身、床上移动及独立坐起。

（2）上肢肌群肌力及耐力训练：主要用于截瘫等需用拐杖或轮椅转移的患者，重点是肩部周围肌、伸肘肌、腕伸肌等肌群的肌力及耐力训练。可借助哑铃、沙袋、弹力带等训练器械。

（3）下肢肌群肌力及耐力训练：对于需要借助于助行器或拐杖行走的患者，应重点训练下肢的伸髋肌、髋外展肌和膝关节伸展肌群。对于下肢截瘫患者，应重点进行残端肌群和腹部肌肉力量的训练。

3. 关节活动度训练　主要作用是预防关节挛缩和肌萎缩。

（1）无法主动完成运动的患者，被动运动肩、肘、腕、指关节，髋、膝、踝、足趾关节等关节，注意均应在无痛的前提下进行全范围活动，每个动作重复 3~5 次为宜。

（2）病情稳定、神志清醒的患者，应鼓励在床上进行各种运动，如健手带动患手助力上举运动，下肢屈伸训练等。

（3）对中枢性病损造成的肢体痉挛，在进行关节活动度训练中，应结合神经生理学技术抑制痉挛，重点牵伸训练下肢的内收肌、腘绳肌、小腿三头肌和大腿内收肌群等。

（4）关节活动度训练和肌力训练两者相辅相成，因此在进行关节活动度训练时，注意结合上下肢肌力的训练，如哑铃操，踏车等。

4. 平衡训练　平衡训练可帮助患者重新找回重心位置，并保持身体稳定，包括坐位平衡和站位平衡训练（详见本书第七章第二节）。

5. 协调训练　利用残存部分的感觉系统以及利用视觉、听觉和触觉来促进随意运动的控制能力。上肢、下肢、躯干各部分的训练，应分别在卧位、坐位、站立位、步行中及增加负荷的步行中训练。协调训练的具体方法详见本书第七章第三节，在进行步行基础训练的协调训练中需要掌握以下几点：

（1）无论患者的症状轻重，均应从卧位训练开始，再进行坐位、站立位、步行训练。

（2）从简单的单侧动作开始，逐渐过渡至比较复杂的动作。简单运动为上肢、下肢和头部单一轴心方向的运动，复杂运动包括双侧上肢或下肢同时动作、上下肢同时动作，上下肢交替动作、两侧肢体做互不相关的动作。

（3）从大范围、快速的动作开始，逐渐过渡到小范围、缓慢动作的训练。

（4）上肢和手的协调训练应从动作的正确性、节律性及速度的快慢等方面进行；下肢协调训练主要采用下肢各方向的运动和各种正确的行走步态训练。

（5）先睁眼练习，后闭眼训练。

（6）两侧损伤程度不等的残疾者，先从轻侧开始；两侧残疾程度相同者，一般先从右侧开始。

（二）步行分解训练

1. 单腿负重　患者立于肋木前，一腿上抬至肋木上，另一腿立于地面负重（图 8-1）。并根据患者情况选择负重程度，负重程度可分为：零负重、部分负重、全负重。零负重为患肢不承受身体的重量，完全不受力；部分负重为患肢仅承受身体部分的重量，呈部分受力状态;全负重为肢体承受全部的重量。一般单腿负重可从持续 1 分钟开始,逐渐延长持续站立时间。其目的是提高下肢的支撑能力,增强患者的平衡稳定。

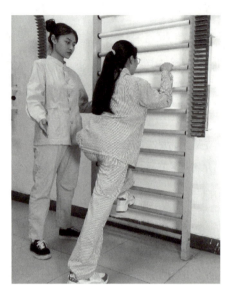

图 8-1　单腿负重

2. 患腿上下台阶　患侧腿先上楼梯,健侧腿先下楼梯;或将患侧腿直接置于台阶上,让健侧腿连续上下台阶(图 8-2)。一般 10～20 次 / 组,重复 3～5 组。其目的是强化下肢肌力,促进下肢肌肉的协调收缩,顺利完成屈髋、屈膝、迈步。

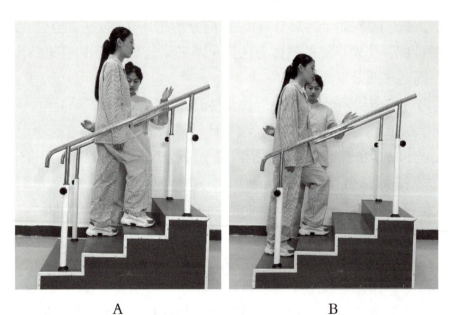

A　　　　　　　　　　　　　B

图 8-2　患腿上下台阶
A. 起始位;B. 终止位。

3. 患腿支撑伸髋站立,健腿跨越障碍　患者背部靠墙,使患侧髋向前突出,处于充分伸展状态,同时健侧腿跨越障碍(图 8-3)。其目的是强化对髋、膝的控制,提高下肢支撑能力,抑制下肢痉挛,打破协同运动模式,促进正确步态模式的形成。

4. 靠墙伸髋踏步　患者背部靠墙,脚跟离墙约20cm,使患侧髋向前突出,同时做交替踏步动作(图8-4)。其目的是强化对髋的控制的同时强化双下肢的协同运动,促进下肢精细运动的分离,提高步行能力。

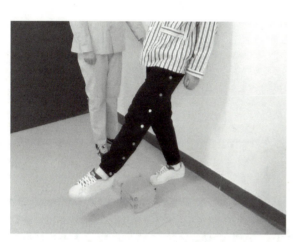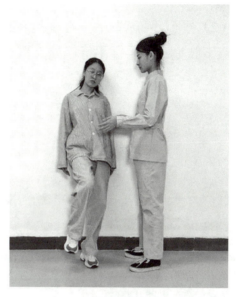

图 8-3　患腿支撑伸髋站立,健腿跨越障碍　　　　图 8-4　靠墙伸髋踏步

5. 侧方迈步、原地踏步　以向左侧迈步为例,先让患者背部靠墙,将身体重心放于右腿上,左腿提起向左方迈出一步,再将身体重心移到左腿,最后将右腿提起收至左腿处(图8-5)。可左右交替进行,当患者熟练掌握重心左右转移后,可练习原地踏步(图8-6)。其目的是使患者掌握重心转移下的身体平衡,为将来独立步行作准备。

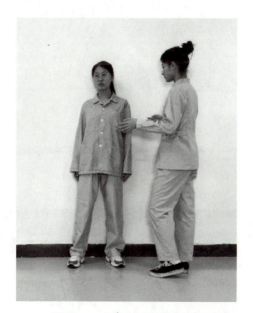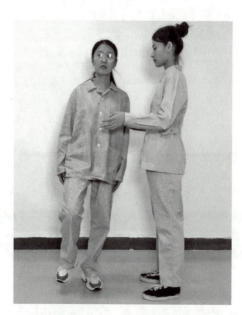

图 8-5　靠墙侧方迈步　　　　　　　　图 8-6　原地踏步

（三）室内步行训练

1. 平行杠内训练

（1）蹭步训练：患者站立在平行杠内，双髋关节保持过伸，身体前倾，双手靠前握住平行杠杆，双脚不离开地面。然后利用上肢的力量撑起躯干，在足不离地的情况下将下肢向前移动。

（2）摆至步：患者站立在平行杠内，身体前倾，双手靠前握住平行杠杆，支撑身体向上，双下肢摆动至手握平行杠处。再双手前握平行杠，再摆动下肢（图8-7）。

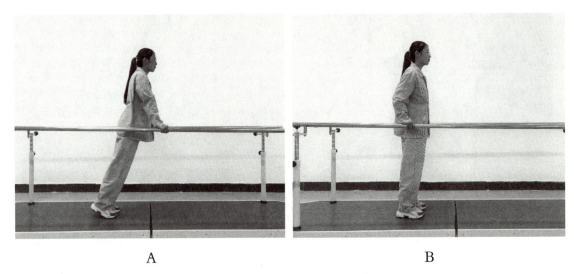

A   B

图8-7　平行杠内摆至步

A. 起始位；B. 终止位。

（3）摆过步：患者站立在平行杠内，身体前倾，双手靠前握住平行杠杆，支撑身体向上，双下肢摆动超越过手握平行杠处。再双手前握平行杠，再摆动下肢（图8-8）。

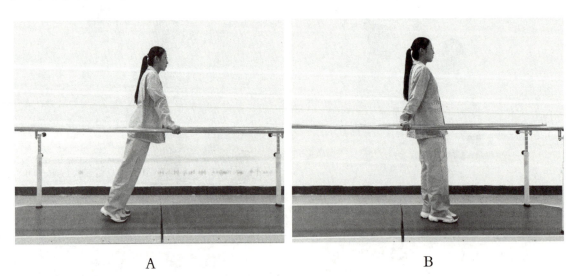

A   B

图8-8　平行杠内摆过步

A. 起始位；B. 终止位。

（4）四点步行：患者站立在平行杠内，先用左手和右足支撑身体，然后伸出右手，再迈出左足；然后以右手和左足支撑身体，再伸出左手，迈出右足（图8-9）。

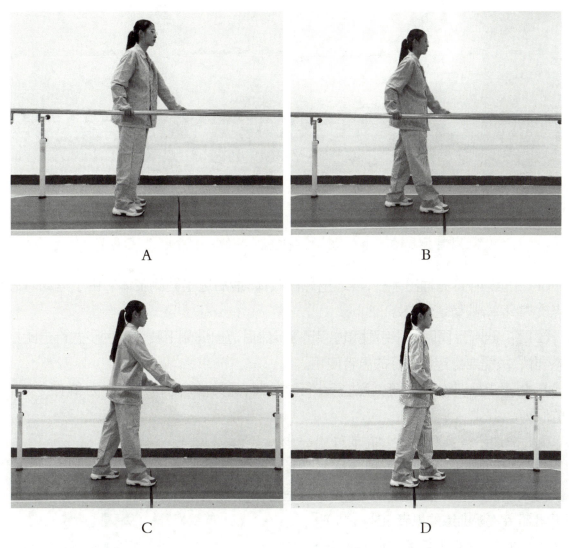

图 8-9　平行杠内四点步行

（5）两点步行：患者站立在平行杠内，先用左手和右足支撑身体。右手和左足同时向前伸出，然后以右手和左足支撑身体，再同时伸出左手、迈出右足（图8-10）。

2. 助行器步行训练　助行器适用于准备使用拐杖或手杖前的训练，即初期的行走训练；也用于下肢无力但无双腿瘫痪者、股骨颈骨折或股骨头无菌性坏死者、偏瘫或截肢患者；同样适用于行动迟缓的老年人或有平衡问题的患者。

助行器适宜在平地使用，辅助行走的使用方法：患者双手分别握住助行器两侧扶手，提起助行器将其向前移动20～30cm，然后迈出患侧下肢，再移动健侧下肢跟进，如此反复前进。

3. 持手杖的步行训练　手杖适用于偏瘫及脊髓不完全损伤的患者，要求一侧上肢、肩部肌力正常，双下肢有较好的支撑能力。

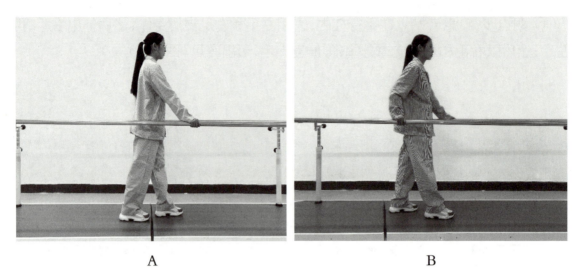

图 8-10　平行杠内两点步行

A. 同时伸出右手和左足向前；B. 同时伸出左手和右足向前。

（1）三点步行：先伸出手杖，再迈出患侧肢体，最后迈出健侧肢体。由于运动时总有两点支撑身体，故稳定性较好。

（2）两点步行：同时伸出手杖和患侧下肢，然后迈出健侧下肢。这种步态行走比三点步态要快，故需要稳定性较好的患者使用。

4. 腋拐步行训练　利用腋拐进行步行训练时，需具备较好的平衡能力和上肢支撑体重的肌力。

（1）拖地步行：双手持拐，向前伸出一步的距离，身体稍前倾。上肢支撑身体并带动下肢拖地向前移动至腋拐附近。这种步行适用于早期持腋拐训练的患者（图 8-11）。

（2）摆至步：双手持拐，向前伸出一步的距离，身体前倾。上肢支撑身体往上并带动下肢离开地面向前摆动至腋拐附近。摆至步是开始步行时常用的方法，虽然速度较慢，但比较稳定（图 8-12）。

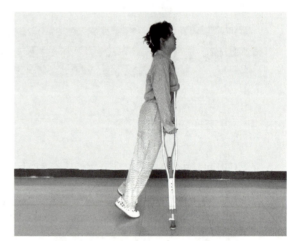

图 8-11　持腋拐的拖地步行

（3）摆过步：双手持拐，向前伸出一步的距离，身体前倾。上肢支撑身体往上并带动下肢离开地面向前摆动一大步，双脚超过腋拐，停留在腋拐前方。摆过步是持拐步行中速度最快的一种步行方式，但对上肢肌力、身体平衡性要求较高（图 8-13）。

（4）四点步行：双手持拐，先伸出左侧拐杖至身体前方一小步，然后迈出右腿，再伸出右侧拐杖，再迈出左腿。该步行方式虽然速度慢，但稳定性好，是双下肢运动障碍患者常采用的步行方式之一（图 8-14）。

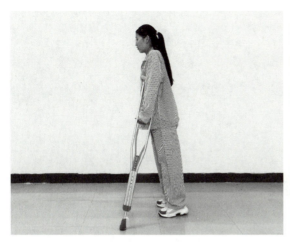
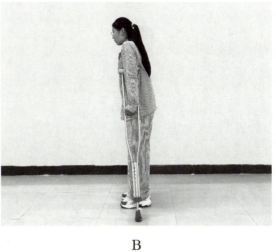

A   B

图 8-12　持腋拐的摆至步
A. 起始位;B. 终止位。

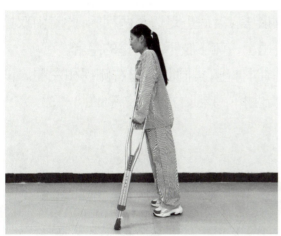
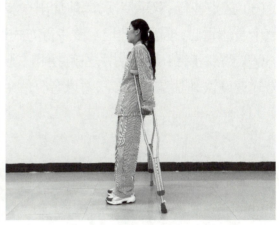

A   B

图 8-13　持腋拐的摆过步
A. 起始位;B. 终止位。

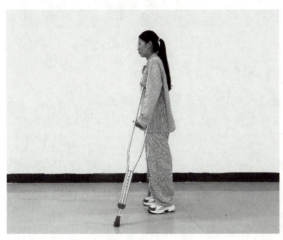
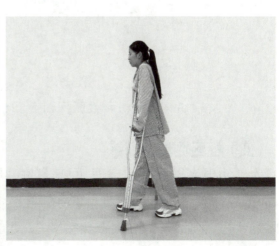

A   B

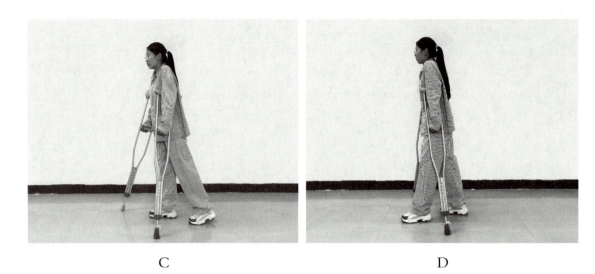

C   D

图 8-14　持腋拐的四点步行

A. 伸出左侧拐杖;B. 然后迈出右腿;C. 再伸出右侧拐杖;D. 再迈出左腿。

（5）三点步行:双手持拐,向前伸出一步的距离,然后患足迈至两拐间,此时由双拐支撑整个身体重心,再迈出健足。该步行方式适用于一侧下肢不能负重的患者。

（6）两点步行:双手持拐,左侧拐和右腿同时伸出,再同时伸出右侧拐和左腿。该步行方式速度快,但稳定性较差,对患者身体平衡性和下肢肌力要求较高(图 8-15)。

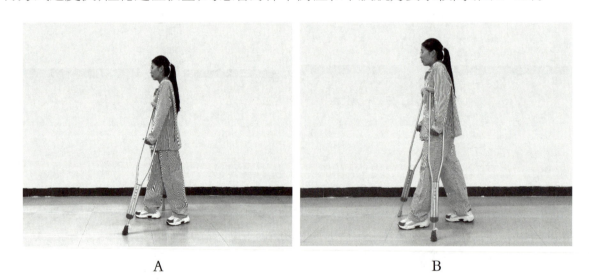

A   B

图 8-15　持腋拐的两点步行

A. 左侧拐和右腿同时伸出;B. 右侧拐和左腿同时伸出。

（四）社区性步行训练

为了使患者早日生活自理,回归家庭、社会,减少家人和社会负担,提高患者生活质量,应鼓励患者进行社区性步行训练。社区性步行训练是指患者可利用辅助具独立完成社区内步行,包括过马路、上下扶梯、乘坐交通工具等训练。

1. 环境适应性训练　又称脱敏步行训练。指患者在进入社区步行时,由于害怕遇见熟人而出现紧张感,越紧张,抬步就越困难,中枢神经系统损伤患者的表现更严重,所以需要进行环境适应性训练。具体方法是:在治疗师或家人的保护下,先到小区内或院内进行步行训练,并练习边走路边说话。逐渐指导患者边行走边和别人打招呼,消除患者的紧张状态。

2. 过马路　当患者能独立安全进行一般路面的步行时,即可进行过马路练习。先让患者在室内进行快速步行,步速达到 3.6km/h 以上即可进行过马路训练。开始由两人分别立于患者两侧以保护患者完成训练,必要时可持特殊指示牌提醒行人和车辆避让。训练时必须严格遵守交通规则,确保安全。

3. 上下自动扶梯　当患者能较好地上下楼梯时,可训练患者上下自动扶梯,方便患者超市购物等社会活动。初次上自动扶梯时应有两人保护,一人先上扶梯,一手抓住患者腰带;患者一手扶住扶梯,健腿先上台阶,患腿再跟上;另一人双手稳定患者髋部,帮助患者稳定躯干。多次练习,帮助患者熟练掌握上下自动扶梯的方法。

4. 乘坐交通工具　患者要能生活自理,回归社会,还需掌握乘坐交通工具的正确方法。

(1) 上下出租车:上出租车时,健手开门后扶住车门把手,然后背对车门,臀部先坐入车座,再将双腿抬起到车内;下出租车时,先将双腿移到车外,落地站稳后将头部移到车外,健手扶住车身使身体站起。

(2) 上下公共汽车:开始训练时,应由两人陪同保护。上车时,一人先上车,一手抓住患者腰带;患者一手扶住车门把手,健腿先上台阶,患腿再跟上;另一人双手稳定患者髋部,帮助患者稳定躯干,同时用力将患者推上车。下车时,一人先下车,一手抓住患者腰带;患者一手扶住车门把手,患腿先下车,落地站稳后,健腿再跟着下车;另一人同样双手稳定患者骨盆,帮助患者稳定躯干,防止摔倒。

第四节　常见异常步态的矫治训练

步行周期中,任何环节的改变都可能导致异常步态,从而影响人们的正常生活、学习和工作。异常步态的矫治是一个较为复杂而困难的问题,在进行训练前,需对患者进行全面的步态分析,找出异常步态的原因和机制,有针对性地开展训练来帮助改善步态。

一、剪 刀 步 态

1. 步态特征　又称交叉步态,是痉挛型脑性瘫痪的典型步态。因髋关节内收肌痉挛,步行时两髋内收,两下肢交叉,双膝内侧常相互摩擦碰撞,足尖着地,呈剪刀步或交叉步,严重时步行困难。

2. 矫治方法　①手法牵伸痉挛的内收肌;②如果牵伸效果不好,则应考虑神经肌肉阻滞治疗,如全身性肌张力增高,可口服中枢性解痉药;③温热敷或冷敷;④强化拮抗肌即臀中肌的肌力;⑤采用神经生理学治疗技术中的抑制方法抑制内收肌痉挛,易化臀中肌,使两者协同运动;⑥步行训练时要有足够的步宽,可在地上画两条较宽的平行线,嘱患者脚踩平行线步行;⑦严重患者可行神经根切除术。

二、偏 瘫 步 态

1. 步态特征　是由于中枢神经系统损伤引起肌张力和运动控制的变化从而导致的步态异常。常见于脑卒中和脑外伤后的偏瘫患者。表现为偏瘫侧上肢屈肌痉挛导致上肢摆动时肩、肘、腕及手指关节屈曲、内收;下肢伸肌痉挛导致膝关节僵硬而于迈步相时活动范围减小、患侧足下垂内翻。因为廓清不充分,为了将患侧下肢向前迈步,骨盆代偿性上提,髋外展外旋,使患侧下肢经外侧划出一个半圆弧,将患侧下肢回旋向前迈出。

2. 矫治方法　①手法牵张股四头肌、腘绳肌、小腿三头肌等;②强化步行分解训练;③靠墙蹲马步训练;④膝关节屈伸控制训练;⑤上下台阶训练。

三、足下垂步态

1. 步态特征　又称跨阈步态,由于胫前肌麻痹,踝关节在迈步相呈跖屈,表现为足下垂。迈步时,为使足尖离地,患者需通过抬高患肢进行代偿,这时髋和膝关节屈曲代偿性增大,形成跨步。

2. 矫治方法　①进行胫前肌肌力训练;②如果足下垂严重,则应佩戴踝足矫形器;③对中枢性损伤所致的足下垂及足内翻患者,可配加站斜板,牵伸小腿三头肌和胫后肌(图8-16),以抑制小腿三头肌张力,提高胫前肌肌力和控制力。

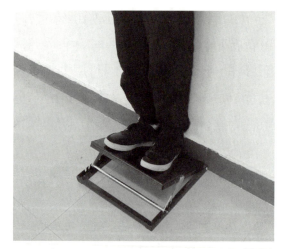

图 8-16　利用站斜板牵伸小腿三头肌和胫后肌

四、膝 过 伸

1. 步态特征　由于股四头肌麻痹,行走中患侧腿站立相伸膝稳定性受到影响,从而表现为足跟着地后,臀大肌为代偿股四头肌的功能而使髋关节伸展,膝关节被动伸直,造成膝过伸。

2. 矫治方法　①股四头肌牵伸训练;②股四头肌肌力训练;③膝关节屈伸控制训练;

④臀大肌肌力训练;⑤步行分解训练。

五、臀大肌步态

1. 步态特征　臀大肌的主要作用是伸髋及稳定脊柱,在足触地时控制重心向前。其肌力下降时则由韧带支持及脊旁肌代偿,导致在站立相早期臀部突然后退,中期腰部前凸,以保持重力线在髋关节之后。臀大肌步态的躯干前后摆动显著增加,形成仰胸挺腰状,类似鹅行走的姿态,又称为鹅步。

2. 矫治方法　其步态形成原因主要由臀大肌肌力下降所致,故矫治方法主要为训练臀大肌肌力。方法有:①伸膝后踢腿;②抗阻后踢腿;③俯卧背飞;④靠墙伸髋踏步;⑤倒退行走等。

六、臀中肌步态

1. 步态特征　臀中肌的主要作用是迈步相过程中稳定、支持骨盆。当一侧臀中肌麻痹时不能固定骨盆,也无力提起、外展和旋转大腿,髋关节侧方稳定性受到影响,表现为行走中躯干向患侧侧弯,以避免健侧骨盆下降过多,从而维持平衡。如果两侧臀中肌麻痹,则步行时躯干左右交替摇摆。

2. 矫治方法　①臀中肌肌力训练,如侧踢腿、侧方上下楼梯训练;②升降骨盆训练(图8-17);③单腿站立训练,训练时躯干要保持直立稳定,不能摇摆;④侧方迈步训练。

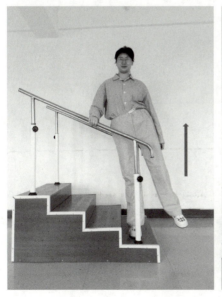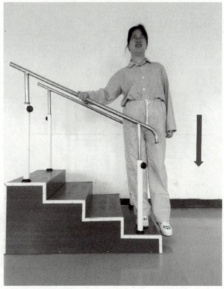

图 8-17　升降骨盆训练

　　本章学习重点是平行杠内的站立训练;步行训练的条件;步行训练的方法。操作的重点是步行分解训练和使用助行器、持手杖、持腋拐进行室内步行训练。本章学习难点是正常步行周期中骨盆和下肢各关节的角度变化及参与的肌群,以及常见异常步态的矫治方法。在学习过程中养成关注训练安全的职业素养。

(邹　颖)

 思考题

一、简答题

1. 阐述步行训练前的准备。

2. 阐述足下垂步态矫正训练方法。

二、案例分析

　　患者,男,51 岁,脑梗死致左侧偏瘫 1 年 3 个月。查体:神志清楚,言语流利,布伦斯特伦分级左侧上肢 – 手 – 下肢为Ⅳ–Ⅲ–Ⅴ,坐位平衡 3 级,立位平衡 3 级,日常生活轻度依赖。现门诊进行康复训练,可独立行走,但步态不良。健侧支撑相后期,重心向前转移不充分,患侧增大向前迈出的幅度,检查时让患者减小患侧步幅后,后倾减少;让患者加大步幅后则后倾加重;患侧迈步,诱导骨盆向前时有抵抗。

请问:

1. 患者是否出现后倾代偿?

2. 针对患者的步态可进行哪些训练?

第九章 | 牵引技术

09章 数字内容

牵引技术经过长久发展,目前已成为现代康复治疗技术中的基本技能之一。

第一节 概　述

一、定义与分类

（一）定义

牵引技术是指运用作用力与反作用力的力学原理,通过手法、器械或电动装置产生的外力,作用于人体脊柱或四肢关节,使关节发生一定的分离、关节周围软组织得到适当的牵伸,从而达到治疗目的的一种技术。

 知识拓展

牵引与牵伸的异同点

牵引与牵伸都具有牵拉关节周围软组织的作用,区别在于牵引的主要目的是牵拉关节,而牵伸的主要目的是牵拉肌肉、韧带等软组织。

（二）分类

1. 根据牵引部位分类　脊柱牵引（颈椎牵引、腰椎牵引）和四肢关节牵引。

2. 根据牵引时患者体位分类　坐位牵引和卧位牵引（仰卧位、俯卧位）。

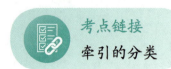
考点链接
牵引的分类

3. 根据牵引时患者身体的垂直方向分类　水平位牵引、斜位牵引和垂直位牵引。

4. 根据牵引力来源分类　滑车重锤牵引、身体自重牵引、徒手牵引和电动牵引。

5. 根据牵引时间长短分类　长时间牵引和短时间牵引。

6. 根据牵引力作用的时间分类　持续牵引、连续牵引和间歇牵引。

本章重点介绍临床上常用的颈椎电动牵引技术和腰椎电动牵引技术。

二、牵引的治疗作用

1. 减轻椎间盘压力，促使髓核不同程度回纳　通过牵引可使椎间盘压力降低，椎间隙增大，后纵韧带紧张，有益于突出髓核不同程度的回纳或改变其与神经根的相对位置关系，使神经根压迫症状减轻。

2. 纠正椎间小关节紊乱　通过牵引可解除脊柱小关节负荷，恢复正常对合关系。

3. 促进炎症消退　牵引可使脊柱制动，减少运动刺激，促进炎症、水肿的消退和吸收。

4. 解除肌肉痉挛　间歇牵引可解除肌肉痉挛，使紧张的肌肉得到舒张和放松，促使正常活动的恢复。

5. 缓解疼痛　牵引可增大椎间隙，减少对神经根的压迫刺激；牵引可牵拉局部周围软组织，改善局部血液循环，故而缓解相应部位肌肉的紧张性疼痛。

6. 增加关节活动范围　牵引可使挛缩的关节囊和韧带得到牵伸，松解粘连的软组织，改善脊柱和四肢关节的活动范围。

7. 早期制动和复位　在脊柱外伤时，牵引可起到早期制动和复位的作用。

第二节　颈椎牵引

　导入案例

患者，女，45 岁，长期伏案工作，近期颈痛伴右上肢疼痛伴无力、手指动作不灵活，X线片显示 $C_{5\sim6}$ 椎间隙狭窄。查体：颈部向右侧屈曲明显受限（侧屈 15°），$C_{5\sim6}$ 棘突右侧压痛明显，压顶试验阳性。

请问：

1. 该患者存在哪些功能障碍？
2. 康复治疗师需对患者进行哪些功能评定？
3. 康复治疗师应怎样设计患者的牵引体位及牵引参数？

一、颈椎牵引作用

1. 增大颈椎椎间隙　通过牵引带沿身体纵轴方向对颈椎施加拉力，以对抗体重而增大椎间隙，使椎间盘产生负压，促进突出物的回纳复位，缓解椎间盘组织向周缘的外突压力；同时使后纵韧带紧张并起到向前推压作用，改变突出物或骨赘与周围组织的相互关系，缓解神经根受压。在颈椎牵引中，椎间隙增大的最大阶段为 $C_{6\sim7}$，其次是 $C_{4\sim5}$。椎间隙分离最大的部位位于后部，且随着屈曲角度的增大而加大。

2. 牵伸挛缩组织，改善脊柱的正常生理功能　颈椎疾病常引起疼痛和颈椎关节活动受限，周围肌群继发痉挛，进一步造成关节活动减少、血液循环障碍。颈椎牵引可以牵张挛缩的关节囊、韧带和周围肌群，使肌肉放松，减少颈椎的应力，缓解症状。

3. 纠正椎间小关节紊乱，恢复脊柱的正常排序　牵引治疗可解除嵌顿的小关节囊，恢复小关节的正常对合关系，调整错位关节和椎体的滑脱及恢复正常生理弧度。

4. 扩大椎间孔，减轻神经根压迫症状　神经根型颈椎病可因椎间孔变窄，再加上继发性因素如外伤、受凉等而导致局部充血、水肿，使神经根受压加重。颈椎牵引可扩大椎间孔，使椎间孔中神经根所受的压迫、刺激、粘连得以缓解。

5. 早期制动，恢复颈椎正常排序　对颈椎骨折、脱位又无法承受大重量牵引的患者，可行颈椎的小重量持续牵引，限制颈椎活动，在颈椎外伤的早期有复位和固定作用。

二、颈椎牵引常用装置

1. 颈椎牵引带　一般由 3 部分组成（图 9-1）：前方为下颌带，后方为后枕带，两者在左右两侧向上汇合形成枕颌延长带。两侧枕颌延长带的挂钩分别挂于牵引弓，即可完成牵引。

2. 其他牵引工具　包括牵引弓、牵引绳、滑轮及固定架和牵引重物等（图 9-2）。其中牵引弓的宽度应稍大于头颅宽度，以避免牵引带束夹颞部，导致颞部疼痛。

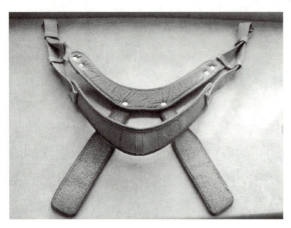

图 9-1 颈椎牵引带

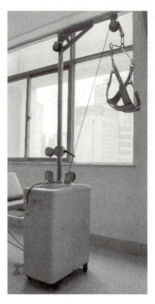

图 9-2 颈椎其他牵引工具

三、颈椎牵引方法

（一）牵引体位

取坐位，根据目的和要求不同调整牵引角度，使颈椎处于中立位、前屈位和后伸位牵引（图9-3）。椅子高度以双脚平放地面为宜，枕颌套托住下颌和枕部，松紧度以患者舒适为准。

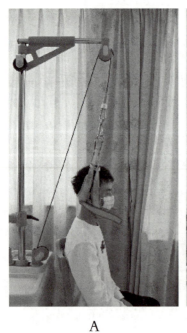

A

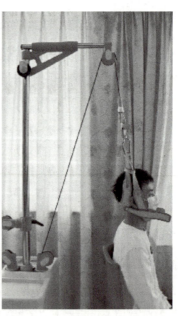

B

C

图 9-3 颈椎电动牵引体位

A 中立位;B 前屈位;C 后伸位。

（二）牵引参数

牵引参数包括牵引角度、牵引重量和牵引时间，与治疗效果密切相关。

1. **牵引角度** 是指牵引作用力的方向，即沿身体纵轴的牵引力与重锤之间的夹角。选择牵引角度的关键是将牵引的最大应力更好地集中在病变部位。临床上根据颈椎病的分型和颈椎 X 线片表现决定牵引角度，具体见表 9-1。

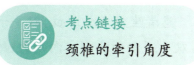

考点链接
颈椎的牵引角度

表 9-1　颈椎的牵引角度

牵引角度	牵引作用	适宜颈椎病类型
前屈位 （10°～30°）	可使颈椎间隙显著增宽。前屈位颈椎牵引更接近日常生理运动范围，临床应用最多	神经根型
中立位 （前屈 0°～5°）	可使颈部肌肉放松，使扭曲的椎动脉舒展、血液通畅，改善脑组织血液供应	椎动脉型和脊髓型
后伸位 （5°～10°）	牵引可以防止寰椎向前滑动，加强寰枢关节的稳定性	寰枢关节半脱位 颈椎曲度变直 或反弓状态

注：病变在上颈段，采用小角度前屈或中立位牵引；$C_{4\sim5}$ 病变时，前屈 0°～5°；$C_{5\sim6}$ 病变时，前屈 10°～15°；$C_{6\sim7}$ 病变时，前屈 20°～25°；$C_7\sim T_1$ 病变，前屈 25°～30°。

2. **牵引重量** 应根据治疗次数、患者体质强弱、牵引时间长短以及牵引方式等因素而确定。一般约相当于正常成年人体重的 10%，年老体弱者为体重的 5%。首次牵引从 3～5kg 开始，椎动脉型从 5kg 开始，每 3～5 天增加 1～2kg。如症状有改善，可维持此重量；如果没有改善，可适当增加，最大不超过 20kg。

考点链接
颈椎的牵引重量

3. **牵引时间** 一般为 20～30 分钟，大重量牵引者牵引时间应相应缩短为 5～15 分钟。门诊患者一般每天牵引 1 次，住院患者可每天牵引 2 次，10 次为一疗程，直到症状体征消失，一般需要 2～3 疗程。

（三）牵引方式

可选择持续牵引或间歇牵引。

1. **持续牵引重量和时间** 重量约相当于患者体重的 10%；长时间的牵引会造成血供不良和代谢产物堆积引起循环障碍，一般牵引 15～20 分钟。

2. **间歇牵引重量和时间** 重量可稍加大，从 10kg 左右开始；牵引时间和间歇时间比例按 3:1 或 4:1 的原则设定，一般牵引 30 秒、间歇 10 秒，牵引治疗 15～20 分钟。

颈椎自我牵引

患者坐位或仰卧位,双手十指交叉后置于枕后部,双手尺侧端置于枕下和乳突处,然后双手逐渐向头顶方向用力,给头部一个拔伸运动,连续 3～4 次。可于患者临时缓解症状时应用。椎管狭窄并伴有黄韧带肥厚者不宜采用。

四、临床应用及注意事项

（一）临床应用

1. 适应证　颈椎牵引广泛应用于神经根型、椎动脉型、颈型颈椎病,还可用于颈椎关节功能紊乱、颈椎侧弯、后突畸形、颈椎骨折、脱位的固定,颈部肌肉痉挛、颈椎退行性疾病、肌筋膜炎等引起的严重颈肩痛。

考点链接
颈椎牵引的适应证与禁忌证

2. 禁忌证　颈椎结构完整性受损害时;颈椎活动绝对禁忌的疾病;牵引治疗后症状易加重的疾病。

（二）注意事项

1. 治疗师应熟悉颈椎牵引技术和牵引装置。根据患者病情和个体差异选择牵引方式、牵引参数。向患者说明牵引治疗目的、注意事项、可能出现的不良反应及预防方法。

2. 调整枕颌牵引套的松紧度,使两侧悬吊带等长,作用力相等;枕带的受力部位应集中在枕骨粗隆中下部,颌带应兜住下颌正下方;枕颌带的摆放位置注意避开颈动脉窦和喉部,防止压迫颈动脉窦引起晕厥或其他意外发生。

3. 启动牵引装置前,牵引力、牵引时间和间歇时间等所有控制参数在显示器上应为"0",若不为"0",必须回"0"。关闭牵引装置时,应逐步降低牵引力量,使牵引绳完全放松,显示器上所有控制参数显示为"0",再关机。

4. 牵引时患者体位应舒适。坐位牵引时,患者解开衣领,放松颈部肌肉,除去耳机、眼镜等影响放置牵引带的物品,双上肢自然下垂于身体两侧,脊柱略前屈。餐后 2 小时进行牵引为宜,预防空腹牵引导致的低血糖虚脱反应。

5. 牵引中或牵引后注意患者反应。若出现头晕、心慌、四肢麻木、无力加重、出冷汗应立即停止牵引,同时寻找诱发原因并进一步检查。

6. 坐位牵引结束时,应逐渐减轻重量,再取下牵引套。休息 1～2 分钟,同时缓慢、轻柔地活动颈部数次,再离开治疗室。

7. 牵引前后同时配合应用手法按摩或物理因子治疗,以放松颈部肌肉、缓解局部肌肉痉挛,提高疗效。

第三节 腰椎牵引

导入案例

患者,女,54岁,教师,腰背痛伴活动受限3个月,1个月前腰部不慎扭伤,现左下肢背侧放射性疼痛,咳嗽及打喷嚏时加重,左侧直腿抬高试验阳性。CT示:$L_{4\sim5}$椎间盘突出,压迫神经根。

请问:

1. 该患者存在哪些功能障碍?
2. 康复治疗师需对患者进行哪些功能评定?
3. 怎样设计患者的牵引体位及牵引参数?

一、腰椎牵引作用

1. 增大腰椎椎间隙　沿腰椎轴向施加牵引力,可增宽椎间隙,降低椎间盘内压,甚至产生负压,有利于轻度膨出的椎间盘回纳;较严重的椎间盘突出,虽不能完全回纳,但可改变其与神经根的相对位置关系,从而减轻其对周围神经组织的压迫和刺激。

2. 扩大椎管容积　牵引可增大椎管横截面积,使椎管容积增加,减轻对椎管内神经根(包括硬膜囊)的压力。

3. 增加后纵韧带张力　轴向牵引力可明显加大后纵韧带张力,产生向前推的压力,促进中央型腰椎间盘突出回缩复位。

4. 预防、松解神经根粘连　腰椎间盘突出症急性期牵引可防止神经根与突出物挤压在一起形成粘连,慢性期可在一定程度上松解已形成的粘连,从而改善感觉与运动功能。快速牵引松解粘连效果明显,尤其是向健侧旋转时。

5. 解除肌肉痉挛　疼痛可使病变周围肌肉发生痉挛,关节活动受限。牵引能缓解肌肉痉挛,舒张和放松紧张的肌肉。慢速牵引可持续对肌肉进行牵伸;间歇牵引快速伸展腰部肌肉,产生反射性松弛;而持续牵引则对矫正前屈、侧弯等继发性腰椎畸形的作用更明显。

6. 促进炎症消退　牵引治疗可限制腰椎的活动,减少运动刺激,有利于神经根、肌肉筋膜、韧带等软组织炎症、水肿的消退和吸收。

7. 纠正腰椎小关节紊乱　椎间盘突出后多继发小关节倾斜和不稳,滑膜嵌顿,影响脊柱的稳定性。沿脊柱轴向的水平牵引可使关节囊受到牵伸,关节突上下滑动,关节间隙加宽；屈曲旋转牵引时，旋转侧小关节做切面旋转滑动，对侧小关节间隙加大，有利于矫正小关节功能紊乱，如半脱位或关节滑膜嵌顿。

8. 增加侧隐窝的容积　牵引可伸展黄韧带，改善黄韧带的血液循环，增加椎间盘与黄韧带之间的间隙及侧隐窝的容积，使神经通道变宽，减轻神经根压迫。

二、腰椎牵引常用装置

1. 腰椎牵引床　传统牵引床以滑轮重锤系统为牵引力来源，现临床最常用的是电动牵引床（图9-4），其具有牵引力设置方便、稳定、容易调节等特点。

2. 骨盆牵引带　骨盆牵引带形状类似腰围，佩戴的正确位置是其上端的扣眼皮带位于髂嵴之上，系好左右两侧皮带后，皮带的上缘通过脐线。应用骨盆牵引带时，为避免造成滑动，最好能使衬垫与皮肤相贴，而且当衣服紧贴于牵引带之下时，可消耗部分牵引重量。

3. 固定带　固定带中最常用的是胸廓带，起到固定躯干的作用，佩戴的正确位置是放置于胸廓外下缘，两根扣眼皮带位于剑突之下，使之固定于胸廓的第8、第9、第10肋下缘；患者双臂展开，穿过胸廓带的左右吊带部分。若胸廓带佩戴合适，其左右吊带前部应位于患者肩前部，骨盆牵引带和胸廓带可有小部分重叠。

4. 衬垫和护垫　为防止牵引带束缚过紧，常配合使用一些衬垫和护垫，同时也可以产生轻微摩擦力从而使牵引带与患者之间不产生滑动。

5. 枕头　枕头不仅可以让患者舒适、放松，而且可有效地改变脊柱的生理曲度，使脊柱牵引更为有效。

6. 脚凳　脚凳的主要作用是在腰椎牵引时放置患者的双下肢，通过髋、膝的屈曲改变腰椎的生理曲度，降低屈髋肌张力，提高牵引效果。

7. 其他腰椎牵引带　在采用腰椎踝部法时偶尔用到踝部牵引带。

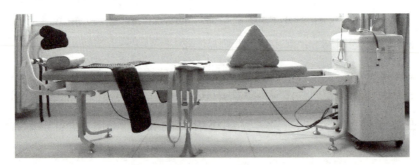

图9-4　腰椎电动牵引床常用装置

三、腰椎牵引方法

（一）牵引体位

患者仰卧,垫高小腿呈屈髋屈膝约 90°,此体位下可更充分放松腰部肌肉,使腰椎生理前屈变平,牵引力更易作用于椎体后侧病变部位。骨盆牵引带固定在髂嵴上方,牵引带两端连接牵引绳(图 9-5)。

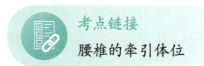

考点链接
腰椎的牵引体位

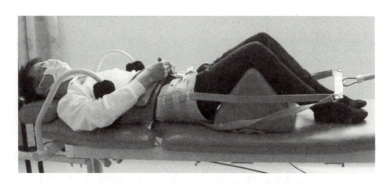

图 9-5　腰椎电动牵引体位

（二）牵引参数

1. 牵引重量　为自身体重的 30%～80%,可逐渐增加至 100%,最大重量不能超过体重。持续牵引的重量从 10～20kg 开始,间歇牵引从 20～30kg 开始。

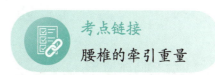

考点链接
腰椎的牵引重量

2. 牵引时间　一次 20～30 分钟,轻重量牵引时持续时间可适当延长,大重量牵引时持续时间可酌情缩短。间歇牵引的参数可预先设置,如牵引 1～3 分钟,间歇 10～30 秒,节律性牵拉、放松;每天 1～2 次,10 次为一疗程,一般牵引 1～2 疗程。

（三）腰椎三维多功能牵引

三维多功能牵引又称屈曲旋转快速牵引,在沿脊柱轴向牵引力的基础上,增加了屈曲、旋转动作瞬间同时完成,是近年来发展起来的一种有别于传统牵引的方法(图 9-6)。

1. 牵引体位　患者取俯卧在牵引床上,暴露腰部,使腰部病变部位与两板之间的间隙相对应,胸部和臀部分别固定于牵引床的胸背板和臀腿板。

2. 牵引参数　根据患者性别、年龄、身体状

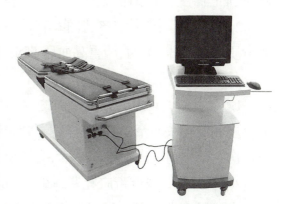

图 9-6　腰椎三维多功能牵引

况、主要症状体征及影像学检查结果设定牵引参数。患者取俯卧位，一般腰椎前屈10°～16°，旋转12°～15°。治疗师立于患侧，一手用手指或掌根按压于患部上一棘突，另一手叠压其上，然后脚踏控制开关，启动牵引治疗程序。牵引时多向患侧旋转，可先向患侧旋转再向健侧旋转。

3. 牵引后处理　主要是消除神经根水肿。牵引后患者平卧硬板床3天，腰围制动。同时辅以非甾体抗炎药，或加用20%甘露醇250ml、地塞米松5～10mg静脉滴注，连用3天。3天后根据需要配合物理因子或按摩治疗，以巩固疗效。一般只需牵引1次，若需再次牵引可于1周后进行。

 知识拓展

腰椎自我悬吊牵引

腰椎自我悬吊牵引如同攀单杠运动，故又称攀单杠牵引。患者双手拉住单杠，双足离地悬空，利用自身下坠的重量产生牵引作用，可在双下肢挂上适当重量以加大牵引重量。该方法适用于腰椎间盘突出症的青壮年男性患者，或仅有轻度椎间盘退化、关节突关节骨质增生的患者。

四、临床应用及注意事项

（一）临床应用

1. 适应证　腰椎间盘突出症、腰椎滑脱、腰椎退行性疾病、腰椎管狭窄症、腰椎小关节紊乱、腰椎小关节滑膜嵌顿、无合并症的腰椎压缩性骨折、早期强直性脊柱炎等。亦可用于脊柱前凸、侧弯、后凸畸形，腰扭伤、腰肌劳损、腰背肌筋膜炎。

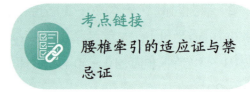
考点链接
腰椎牵引的适应证与禁忌证

2. 禁忌证　腰椎结核、肿瘤、有马尾神经综合征表现的腰椎管狭窄症、椎板骨折、重度骨质疏松、脊髓疾病、严重高血压、心脏病、出血倾向等。

（二）注意事项

1. 牵引前　向患者介绍牵引的目的与感受，告知患者牵引时勿屏气或用力对抗。对进行屈曲旋转快速牵引者，应详细了解患者病情，并与骨科医生共同制订治疗方案以免造成损伤。牵引前可进行腰部热疗，有助于放松腰部肌肉，避免拉伤。

2. 牵引中　固定带应扎紧，胸肋固定带安放的位置和松紧以患者能正常呼吸为度，防止卡压腋窝造成臂丛神经损伤。两侧牵引绳应对称，松紧一致。牵引时应取屈髋屈膝卧位，减少腰椎前突，使腰部肌肉放松。牵引治疗期间需适当卧床或休息。牵引中或牵引后可配合其他治疗,如药物、物理因子或推拿手法等治疗,以增强疗效。

3. 牵引后　应缓慢去除牵引带,嘱患者继续平卧休息数分钟,再缓慢起身。必要时可佩戴腰围以巩固疗效。

本章小结

　　本章学习重点是颈椎牵引技术、腰椎牵引技术的治疗作用;常用牵引装置;常用牵引方法、临床应用以及注意事项。本章学习难点是在牵引前,根据患者的身体状况、实验室检查结果及影像学资料等明确适应证,排除禁忌证;对于适宜进行牵引的患者,科学选择牵引体位以及设置牵引参数。参数包括牵引角度、重量、时间,在牵引治疗过程中,上述参数可根据患者牵引时、牵引后的症状变化进行及时、适当的调整。为了使牵引疗效最大化,在牵引前要做好患者及家属的解释工作以及交代牵引时、牵引后的注意事项。在学习过程中注意比较不同牵引方式的优劣势,提高自身运用知识解决问题的能力;同时注重培养医患沟通技能,关心患者的治疗反应及疗效,树立医疗风险防范意识和良好的医德医风。

（周宇菲）

？ 思考题

一、简答题

1. 简述牵引技术的治疗作用。

2. 简述颈椎牵引的禁忌证。

二、案例分析

患者,男,57岁,长期从事电脑编程工作,近期颈痛伴右上肢疼痛伴无力、手指动作不灵活,X线片显示 $C_{5～6}$ 椎间隙狭窄。查体:颈部各方向活动明显受限,$C_{5～6}$ 棘突右侧压痛明显,臂丛牵拉试验阳性。

请问:

1. 该患者存在哪些功能障碍?

2. 康复治疗师需对患者进行哪些功能评定?

3. 康复治疗师应怎样设计患者的牵引体位及牵引参数?

第十章 | 博巴斯技术

10章 数字内容

学习目标

1. 掌握博巴斯技术的定义、治疗原则和基本技术。
2. 熟悉博巴斯技术对小儿脑性瘫痪和脑卒中偏瘫的治疗方法。
3. 了解博巴斯技术的发展简史和最新发展动态。
4. 能够运用博巴斯技术对小儿脑性瘫痪、脑卒中偏瘫患者进行康复治疗。
5. 具有良好的医患沟通能力；人文关怀意识；医疗风险防范意识。

博巴斯技术又称神经发育疗法（neurodevelopmental therapy，NDT），适用于中枢神经系统损伤引起的运动功能障碍的康复治疗。目前，临床上主要应用于脑瘫患儿和偏瘫患者的治疗训练。

第一节 理 论 基 础

一、定 义

国际博巴斯导师培训协会（International Bobath Instructors Training Association，IBITA）指出："博巴斯理论是针对中枢神经系统损伤引起的功能、运动和姿势控制障碍的患者进行逐案评价与治疗的一种问

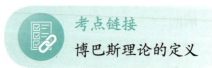

考点链接
博巴斯理论的定义

题解决方法。治疗目标为通过治疗师与患者之间的沟通互动，以促进技术改善姿势控制与选择运动，最大限度地引导出功能。"

二、治 疗 原 则

1. 强调学习运动的感觉　博巴斯认为运动的感觉可通过后天的反复学习和训练获得。进行重复的动作训练可促进患者获得正常运动的感觉,帮助患者学习并掌握动作。

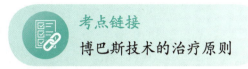

2. 强调学习基本的运动模式　根据人体正常发育过程,抑制异常的运动模式,同时通过关键点的控制诱导患者逐步学会正常的运动模式,引出高级神经系统反应,如翻正反应、平衡反应等,逐渐体验正常的运动感觉,实现正常的活动。

3. 按照运动的发育顺序制订训练计划　训练计划必须与患者发育水平相对应。正常的运动发育是按照从头到脚、由近及远的顺序。运动发育顺序一般为:仰卧位→翻身→侧卧位→肘支撑卧位→坐位→手膝跪位→双膝跪位→立位→行走。治疗中首先强调头颈的运动,然后是躯干,最后是四肢。

4. 将患者作为整体进行治疗　训练时要把患者视作一个整体。在治疗肢体运动功能障碍的同时,要鼓励患者积极参与,体验和掌握正常的运动感觉,并结合日常生活活动进行训练。在训练偏瘫患者的下肢时,要注意抑制上肢痉挛的出现。

第二节　基 本 技 术

博巴斯治疗技术对缓解痉挛、改善异常的运动模式和促进患者的主动运动等有明显的实用价值。常用的治疗技术包括以下几方面:

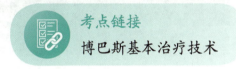

一、反射抑制模式

反射抑制模式(reflex inhibiting pattern,RIP)是专门针对抑制异常运动和异常姿势反射而设计的一些运动模式。针对偏瘫患者常见的痉挛模式,RIP 的方法如下:

1. 躯干抗痉挛模式　偏瘫患者患侧躯干肌常出现紧张,通过牵拉患侧躯干肌缓解该侧肌紧张,矫正患者的姿势。患者健侧卧位,治疗师站立于患者身后,两手分别扶住患者的肩部和髋部,做反方向的牵拉动作,在最大的牵拉范围内停留数秒,可缓解患侧躯干肌的痉挛(图 10-1)。

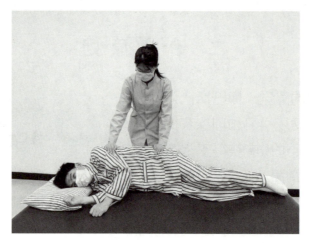

图 10-1　躯干抗痉挛模式

2. 上下肢的抗痉挛模式　患侧肩外展、外旋,肘伸展,前臂旋后,腕、指伸展,拇指外展,可对抗上肢屈曲痉挛模式;患侧髋轻度屈曲、内收、内旋,膝屈曲,踝、趾背屈,可对抗下肢伸肌痉挛模式(图 10-2)。

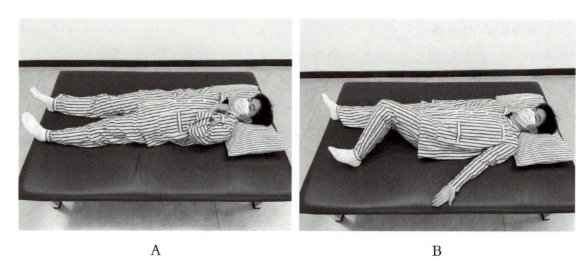

A   B

图 10-2　上下肢痉挛模式及抗痉挛模式
A. 上下肢痉挛模式;B. 上下肢抗痉挛模式。

3. 肩的抗痉挛模式　由于肩胛周围肌肉的痉挛,导致肩胛带后撤、下沉,影响肩胛骨的正常活动度及患侧上肌的运动功能。使肩部向前上方伸展,可以达到缓解肩胛周围肌肉痉挛的目的。

4. 手的抗痉挛模式　在偏瘫患者的治疗中,手部常用的抗痉挛模式方法如下:①双手十指交叉相握,掌心相对,患侧拇指在上,称为博巴斯握手(图 10-3);②腕关节、手指伸展,拇指外展,并处于负重位,可牵拉手部的长屈肌群(图 10-4)。

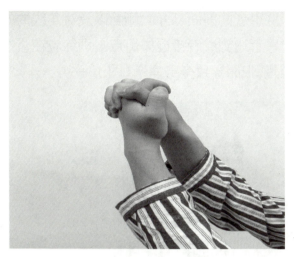

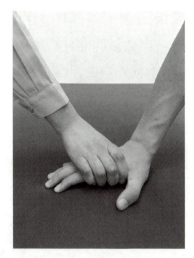

图 10-3　博巴斯握手　　　　　　　　　图 10-4　腕关节、手指伸展,手负重位

二、促进正常姿势反射

治疗师通过一些特定的训练来引导患者形成功能活动的姿势,并学习体验这些功能活动的运动姿势以达到治疗的目的。

1. 翻正反应的促进　翻正反应是当一种稳态(姿势)被打破时,身体重新排列获得新的稳态(姿势)的能力,包括头对身体的翻正、身体对身体的翻正、迷路性翻正和视觉性翻正。如仰卧时,当头被旋转到一定程度时,身体会随之旋转直至达到侧卧或俯卧,即头对身体的翻正反应。翻正反应常用于进行翻身、转移和平衡训练。

2. 保护性伸展反应的促进　保护性伸展反应是人体突然被外力推动而失去平衡时,为防止跌倒出现的四肢反应,一般适用于上肢的治疗。在各种体位下诱发上肢保护性伸展反应:①俯卧位上肢支持体重;②四点爬位上肢支持体重;③端坐位上肢保护性伸展,包括前方、侧方和后方的保护性伸展(图 10-5)。

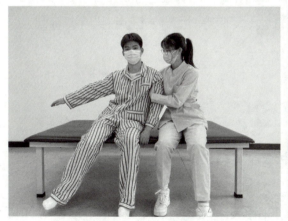

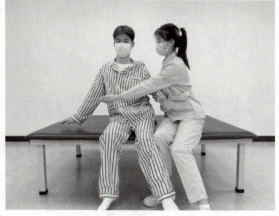

图 10-5　端坐位上肢保护性伸展

3. 平衡反应的促进　训练一般在肘支撑俯卧位、手膝位、跪立位和站立位进行,可以

借助平衡板、体操球等器具。在训练中,治疗师从患者的前面、后面、侧面以及对角线的方向上进行适当力量的推、拉,每次的外力都要让患者达到或者接近失衡点。训练应在监护下进行,防止意外发生,让患者有安全感,避免因紧张而导致全身痉挛(图10-6)。

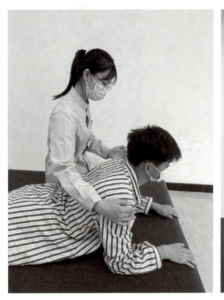 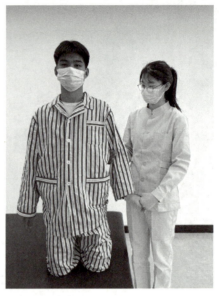

A B

图 10-6　平衡反应训练

A. 肘支撑俯卧位;B. 跪立位。

三、关键点的控制

1. 关键点的定义　关键点或部位(key point,key area)是指在调整姿势张力的同时可促进更正常姿势反应及运动的身体部分。关键点通常是本体感觉集中的部位。人体关键点包括躯干中心部关键点(central key point,CKP),即第 8 胸椎上下及其高度的胸廓所在平面;近端关键点,即头颈部、肩胛带、上臂、骨盆、大腿等;远端关键点,即手、前臂、足、小腿等。

 课堂活动

找一找:请同学们在自己身上找出躯干中心部关键点。

2. 头部关键点的控制　①前屈:全身屈曲模式占优势,抑制全身伸展模式,促进屈曲姿势和运动;②后伸:全身伸展模式占优势,抑制全身屈曲模式,促进伸展姿势和运动;③旋转:用于破坏全身性伸展和屈曲模式。

3. 躯干关键点的控制　躯干中心部关键点主要控制躯干的张力。躯干伸展,全身伸肌占优势,抑制全身性屈曲模式。躯干旋转,可以破坏全身性屈曲、伸展模式。具体操作方法如下:

(1)"∞"形运动:患者坐位,治疗师在患者身后,用自己的胸腹部顶住患者的后背(两者间可放一软垫缓冲),双手叠放于患者胸骨中下段,交替把患者向左右、上下缓慢拉动,做出柔和的"∞"形运动(图10-7),重复数次,缓解躯干肌张力。

(2)胸部挺起、下压治疗:患者坐位,身体放松,治疗师一手放在患者胸骨中下段,一手放在其背部相应水平,前方手向后推,后方手向前推,两手一推一松,患者胸部交替挺起、下压,重复数次,可降低躯干肌张力(图10-8)。

4. 肩胛及上肢关键点的控制　保持肩胛带向前伸,全身屈曲模式占优势,能抑制头向后方过伸的全身伸展模式(图10-9)。诱导上肢伸展状态向前伸出,可促进肩胛带向前方突出。如果肩胛带处于回缩位,则全身伸展模式占优势,可以抑制因头前屈所致的全身屈曲模式,促进抗重力伸展活动(图10-10)。

5. 骨盆及下肢关键点的控制　坐位骨盆后仰时,上半身屈曲占优势,下半身伸展占优势;坐位骨盆前倾时,上半身伸展占优势,下半身屈曲占优势。站立位前倾,全身屈曲模式;站立位后仰,全身伸展模式。

6. 远端关键点的控制　控制拇指可缓解手部的痉挛。治疗师一手握住患手拇指,使其呈外展、伸展位,同时向鱼际施加压力;另一手握住其余四指,持续牵拉可缓解手指痉挛(图10-11)。将踝关节处于背屈、外翻位,能缓解下肢伸肌痉挛,包括踝关节的跖屈、内翻。

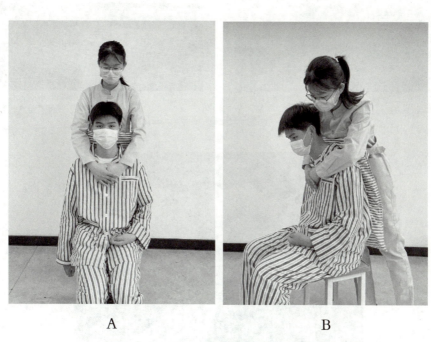

A　　　　　　　　　　B

图10-7　"∞"形运动
A. 正面观;B. 侧面观。

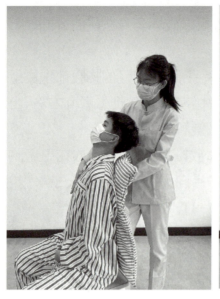
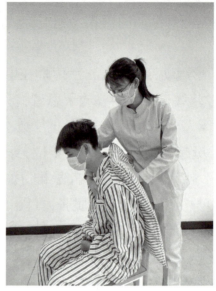

A B

图 10-8 胸部交替挺起、下压

A. 胸部挺起;B. 胸部下压。

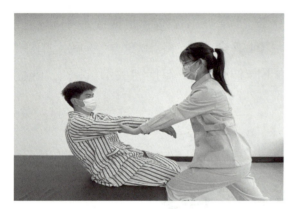

图 10-9 肩胛带前伸

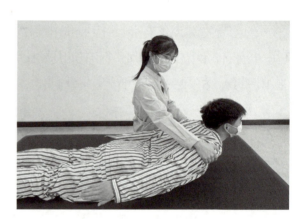

图 10-10 肩胛带后缩

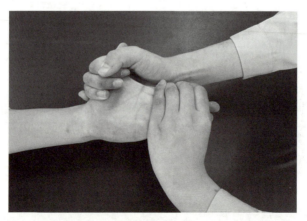

图 10-11 手的屈肌张力高的控制

四、刺激固有感受器和体表感受器

1. 肢体负重及关节挤压　肢体负重可刺激本体感受器,增加患者对患侧肢体的感知;在患肢痉挛时能改善屈、伸肌之间的平衡,增加肢体的稳定性;骨骼负重还能预防骨质疏松。关节挤压是患者不能负重时采用的一种替代方法,但也可与肢体负重同时应用,从而加强刺激。如患者取坐位,健侧手自然放于体侧,治疗师帮助患侧上肢外展、外旋、伸肘、前臂旋后、伸腕、伸指,并支撑于床面上负重。当患者能力允许时,治疗师在患侧肩上沿上肢长轴对关节施加挤压,并让患者在负重下轻微屈、伸肘关节,促进对患侧上肢的控制。

2. 位置反应　指肢体反应性地、短暂地保持某种体位的能力,是肢体的重量刺激引发出的正常姿势反应。如患者坐位,治疗师帮助患者水平位举起上肢,然后突然撒手,使上肢悬空。此时,上肢本身重量的刺激使关节周围肌肉同时增大收缩力,以试图保持肢体的位置。

3. 保持反应　指身体对所处体位的有意识的控制能力。如患者俯卧位,治疗师扶住患者下颌部帮助其抬头并维持姿势,再慢慢减少支持,让患者自身用力抬头。也可在各种体位下做上、下肢的位置变化,来提高肌群的共同收缩和固有感受器的感受性。

4. 轻轻拍打　是刺激固有感受器、体表感受器来提高肌紧张的方法。当患者走路平衡较差时,治疗师在其患侧,一手靠近其前胸,一手靠近其后背。若患者前倾,前面的手轻拍患者前胸,施加向后的适当力量;若患者后倾,后面的手轻拍患者后背,施加向前的适当力量,帮助患者保持平衡。

第三节　临床应用

一、小儿脑性瘫痪的治疗

博巴斯认为脑瘫患儿和正常小儿明显不同,存在着精细运动和随意运动等多方面障碍,表现出异常动作和各种异常姿势,还伴有语言、性格、视觉、听觉、智力等方面的不同程度障碍,这些障碍常重复出现。在治疗脑瘫时也发现,随着运动功能的改善,其他伴随障碍也有不同程度的改善。因此博巴斯认为治疗脑瘫必须从多方面着手,按照小儿生长发育的规律进行治疗。

(一)痉挛型

此型患儿肌张力过高,严重限制患儿的主动运动,特别是重度痉挛的儿童,其身体近端的张力往往大于远端的肌张力。治疗以减轻躯干、骨盆以及肩胛带张力为主要目标,然后再进行其他恢复功能的训练。

1. 治疗原则　运用与痉挛模式相反的运动模式进行治疗,并利用关键点的控制促进动作过程的掌握。

2. 治疗措施

（1）通过姿势或体位抑止痉挛：①婴儿仰卧位，通过重力促使身体伸展；②扶抱侧躺患儿（图10-12），弯曲侧被伸展，治疗师用手将患儿的双下肢分开，促使其外展、外旋并伸展；③伸展痉挛模式的患儿，可以利用关键点使双下肢屈曲，治疗师的上肢放在患儿腋下，有利于肩外展。

（2）在功能活动中控制痉挛：①吃饭或坐位游戏时，治疗师用两膝夹住患儿，使其髋、膝保持轻微屈曲，并用手按住患儿的胸骨关键点，减轻患儿颈部的紧张（图10-13）。②患儿俯卧在治疗师的腿上轻轻活动膝部，减轻屈肌痉挛。从肩胛带及骨盆关键点开始，转动患儿的身体，促使患儿抬头及主动伸展全身。用治疗师的前臂压住患儿的躯干，用手来外展并外旋患儿肢体。

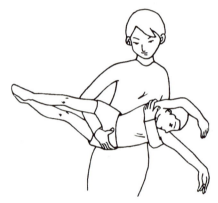
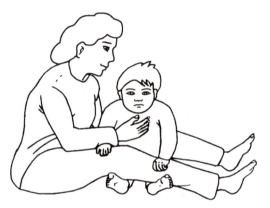

图10-12　扶抱侧躺患儿　　　　图10-13　喂饭或游戏时的坐姿

（3）体验运动的正常感觉：①在坐、站位或其他活动中，提供瘫痪侧手臂及下肢负重的机会，肢体负重有利于减轻痉挛和体验运动感觉；②患儿俯卧位，手按其骨盆处，左右轻轻摇动，利用脊柱关键点减轻痉挛；③患儿俯卧在滚筒或博巴斯球上运动以减轻痉挛。

（二）手足徐动型

手足徐动型患儿的移动方式通常是仰躺在地板上，双臂外展、外旋，用完全伸展模式及蹬腿的力量来移动身体。治疗应帮助患儿从地板上站起来，再调整姿势，让身体负重，从而改善其头部和躯干的控制力，促进手的功能恢复。

1. 治疗原则　做小范围有控制的活动；提供固定的机会；鼓励中线活动，包括手和头的控制；提供负重（坐、站）的机会。

2. 治疗措施

（1）四肢或躯干负重：①给肢体或躯干加压，能增强张力，促使患儿更好地控制姿势，同时学习如何活动；患儿被支撑坐起，通过手臂负重能抬头，则可练习用两手抓住杯子，并送到嘴边（图10-14）；或扶站起患儿，使两腿均匀负重。②迈步训练，迈步时必须保证患儿身体与地面垂直，头在身体中轴线上，克服用非对称性紧张性颈反射的模式行走

（图 10-15）。

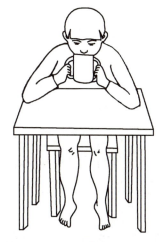

图 10-14　两手握杯子喝水

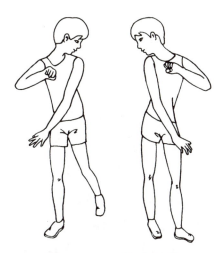

图 10-15　转头迈步

（2）给予合适的支撑：手足徐动患儿若上肢被支撑，就比较容易站立、迈步。训练时，要保持其身体与地面垂直，两条腿均匀负重，这样练习走路才会有效果（图 10-16 至图 10-19）。

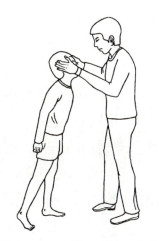

图 10-16　扶正患儿头部

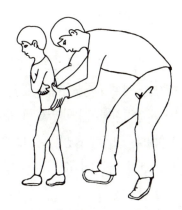

图 10-17　抑制上肢非自主性动作

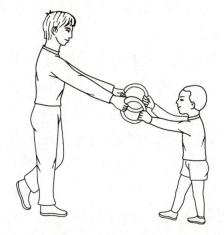

图 10-18　双手拉环

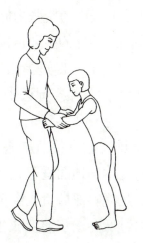

图 10-19　两臂前伸

（3）鼓励中线位活动：促使患儿伸手并抓住物体是治疗手足徐动型脑瘫的另一个基本要素。

1）扶住站立是最好的姿势，坐在凳子上，让髋关节保持屈曲也是一个促进中线活动的姿势。

2）患儿两手抓木棒，促进腕关节背屈，两臂前伸，治疗师上下左右活动患儿手中的木棒，让其体验在不同方向握住物体的运动感觉。在练习过程中，治疗师要看着患儿的眼睛并和他说话，保持其中线定位。

3）治疗师让患儿俯卧在高度不同的两腿上，由于不是水平俯卧，重力影响较小，可以促使患儿抬头和主动伸展身体并且保持几秒。随着患儿抗重力伸展能力的增强，可以慢慢地减小角度，让患儿的身体接近与地面平行。

4）治疗师用手按住患儿的骨盆、肩膀或躯干以保持身体中心的稳定和垂直，促使患儿有目的地运动上下肢。

（三）共济失调型

肌张力低下和协调性差是该型患儿的基本表现，如穿衣时身体摔倒，用勺子吃饭时握不住勺子等。治疗应改善患儿的姿势，促进保护性反应和平衡反应。

1. 治疗原则　通过负重及给关节施压来控制姿势张力。鼓励患儿保持姿势及从一种姿势变换成另一种姿势，尽量促使患儿以身体为轴心旋转。促进平衡和自我保护反应能力。

2. 治疗措施　为了防止患儿经常摔倒，让其体验在重力环境下恢复平衡的运动感觉，可以把患儿放成一种容易摔倒的姿势，促使他逐渐适应不平衡的感觉。

（1）促进上肢负重：患儿四肢着地，治疗师抬起双腿，双臂负重，进行手推车式行走，促使上肢抗重力伸展。此时不要以身体为轴心旋转。

（2）在功能活动中练习平衡反应：穿衣、脱衣，从坐位到站位，抬起一条腿，将双臂举过头顶等。

（四）肌张力低下型

该型患儿主要表现为肌张力低下。如果患儿肌张力持续过低，容易出现学习障碍，很难用手拿住东西。治疗的主要目标是尽可能活动。

1. 治疗原则　努力促进持续性共同收缩；促进患儿对抗重力的能力：用多种姿势让四肢负重；利用发声和笑声促进张力增高；保持姿势，给患儿反应的时间；让患儿体验运动的感觉。

2. 治疗措施　通过关节施压及适度刺激促使张力增强，目标是使患儿挺直头和躯干。让患儿的身体与地面垂直，上下跳跃，然后站立，两手从患儿的肩颈处开始轻轻往下拍打。如果患儿能够保持直立姿势，把手松开，即使是很短时间，然后继续拍打。注意低龄患儿的张力过低会逐步演变成张力过高或张力波动。给低龄患儿做治疗，在刺激关键点时应避免引发痉挛。

（五）混合型

混合型是指患儿同时伴有几种类型的临床表现。

1. 治疗原则　治疗的指导原则是发现问题及时治疗，尤其要注意患儿是如何代偿运动功能不足的。例如，手足徐动患儿不能控制躯干的稳定，用腿来固定身体，随着时间的推移，很可能会出现屈肌痉挛。共济失调患儿起身站立时也会出现痉挛，他们可能用这种姿势站立，即把髋关节内收并内旋，这样可以使身体稳定，但同时会导致髋关节的主动伸展不足。

2. 治疗措施　如果患儿的张力过低，给予足够的刺激促进其抗重力保持姿势的能力。如果发现非随意性运动，要提高头和躯干的控制力，促进其对称性和中线定位能力。如果发现身体痉挛，通过控制关键点等方法促使张力正常化，使患儿能够独立完成功能性活动。

二、脑卒中偏瘫的治疗

 导入案例

患者，男，60 岁，2 周前在家中突发左侧肢体麻木，活动不灵，左手不能持物，无法穿衣，不能站立，无恶心、呕吐。既往有"高血压"病史 5 年，未予以规范服药。行头颅 CT 检查示"右侧基底节区脑出血"。经神经内科治疗，现病情平稳，但左侧肢体仍不能自主活动且肌张力低下，日常生活不能自理。

请问：

1. 根据博巴斯偏瘫运动功能阶段划分，患者现处于哪个阶段？

2. 运用博巴斯技术对患者进行良肢位摆放，床上患侧卧位应如何摆放？

博巴斯将偏瘫患者运动功能恢复阶段划分为 3 个时期：弛缓期、痉挛期和相对恢复期。根据患者运动功能恢复阶段和存在的主要问题，分别设计治疗目标和训练计划，实施针对性治疗。①弛缓期：以加强高级姿势反应和患侧肢体的负重训练来刺激运动功能的恢复。②痉挛期：主要应用反射抑制性模式来抗痉挛以缓解肢体的肌张力。③相对恢复期：把促进肢体的分离运动作为主要训练目标。

在实际治疗中，这 3 个时期并不是截然分开的，例如，处于痉挛阶段的患者可以同时具有上、下肢的部分分离运动，而某些部位又处于弛缓状态。划分 3 个时期的目的是便于明确患者主要的运动功能特征，及时设计训练计划。因此在实施训练计划时，评价必须贯穿于整个治疗过程，治疗师与患者之间的反馈及手法的调整也很重要。

在针对上、下肢进行治疗之前，需要躯干、骨盆处充分建立起抗重力性的姿势控制。核心控制（core control）主要是在躯干深部的多裂肌、腹横肌、盆底肌和膈肌同时发挥作用的基础上形成的功能，腰大肌后部纤维等也参与其中。改善立位和坐位的姿势控制，会明显增加健侧和患侧上肢的够取范围，提高日常生活活动的效率。保持坐位、立位的良好姿势控制能力是上肢、手功能改善及下肢步行的重要基础。

 知识拓展

核心控制

核心控制是针对破坏稳定性的力量，为了进行高效运动而预先或反应时进行的多关节力学连锁（multi-joint kinetic chain）中的一个要素，即全身性多关节连锁进行姿势控制的核心部分。核心控制是姿势控制作用的一部分，是构成姿势控制的核心因素。"核心"是腰腹部－骨盆－髋关节的复合体，重心位置所在的地方，也是所有运动开始的部位。核心控制狭义上是指躯干深部肌的多裂肌、腹横肌、盆底肌、膈肌这4个要素构成的协同运动，也可加上腰大肌后部纤维。这些肌群受皮质神经支配少，而对姿势肌群的神经支配高度发达。桥网状脊髓束不产生活动，则这些肌群就不能持续收缩，躯干弯曲且无力，难以完成抗重力伸展方向的姿势运动。

（一）弛缓期的康复训练

偏瘫患者的弛缓期一般可持续几天、几周或更长的时间，主要表现为肌张力低下，不能进行自主性运动。博巴斯疗法强调在此期间应及早进行良好体位的摆放，有助于预防或减轻痉挛，抑制日后痉挛模式的出现；维持关节活动度，并防止关节出现挛缩；进行翻身、坐起等床上训练，为下一步功能训练做好准备。

1. 良肢位摆放　是早期抗痉挛治疗的重要措施之一。这种良肢位又称抗痉挛体位，能预防和减轻上肢屈肌的典型痉挛模式。

（1）仰卧位：患侧上肢置于软枕上，使患肩前挺，上臂外旋、稍外展，肘、腕均伸直，掌心向上，手指伸直分开。患侧髋及腿下垫软枕，使骨盆前挺，大腿稍内收内旋，膝关节微屈。足底不放置任何东西，防止伸肌紧张（图10-20）。由于受紧张性颈反射和迷路反射的影响，仰卧位容易诱发伸肌痉挛趋势，不宜长时间采用。

（2）健侧卧位：患侧上肢前伸，肘关节伸展，腕、指关节伸展，放于胸前软枕上。患侧下肢半屈曲向前置于软枕上。健侧肢体自然放置。若躯干稳定性差易向后倾倒，可在身后放置软枕（图10-21）。

（3）患侧卧位：患侧上肢前伸，肩拉出，防止受压后缩，前臂旋后，腕关节伸展，手指伸展。患侧下肢稍屈曲，踝关节中立位。健侧上肢自然放置于体侧，健侧下肢屈曲向前，置

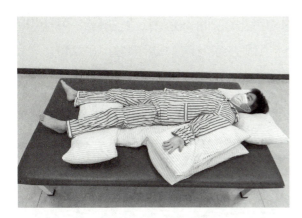

图 10-20　仰卧位

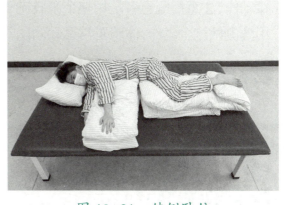

图 10-21　健侧卧位

于软枕上,以免过度压迫患侧。可在患者身后放置软枕,防止躯干后倾(图10-22)。该体位能增加患侧躯体的感觉输入,缓慢牵拉患侧躯干肌以缓解痉挛,还能让健侧肢体自由活动,最适合于偏瘫患者。

（4）床上坐位:选择最佳体位,即髋关节屈曲近于直角,脊柱伸展,用枕头支持背部帮助患者达到直立坐位,头部无须支持,以便患者学会主动控制头部的活动。上肢

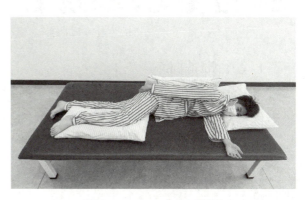

图 10-22　患侧卧位

交叉放在身前桌子上,防止躯干前屈。此坐位不宜长时间运用,患者向下滑落成半仰卧位,会促使伸肌张力升高。

（5）轮椅上坐位:躯干靠近椅背,臀部靠近椅座后方,患侧髋、膝、踝关节保持90°以上屈曲,头部和躯干稍前倾,患侧上肢放在身前,肩胛骨前伸。

2. 翻身

（1）翻身前的准备动作:博巴斯握手,肘关节伸展,双手上举过头,再回原位。做此动作时,要注意双侧前臂应同等程度旋后,腕关节应始终保持伸展位。

（2）身体上半部的旋转动作:双手上举,肩部充分前屈,肘、腕保持伸展,向左右用力摆动,带动躯干、骨盆向一侧转动。治疗师可在患者的肩部或臀部给予一定帮助。

3. 患侧下肢屈伸控制训练　在偏瘫早期卧床阶段,就应开始进行患侧下肢的控制训练,即屈曲、伸展动作的练习。

（1）下肢屈曲动作的训练:患者仰卧,髋、膝关节屈曲,治疗师一手将患足保持在背屈、外翻位,脚掌内侧置于床面,另一手扶持患侧膝关节外侧,使髋关节处于内收状态,完成髋、膝关节屈曲练习(图10-23)。

（2）伸展下肢准备负重的训练:患者仰卧位,患侧下肢稍屈曲,足背屈、外翻,顶在治疗师的大腿前部,治疗师一手置于髌骨下方,沿下肢长轴施加一定的阻力,做小范围的伸、

屈膝动作,注意提醒患者是用整个下肢向下踩的力量去蹬,而不是用足趾去蹬。可让患者先用健侧做这个动作,体验正常运动的感觉,再让患侧去练习这个动作(图10-24)。

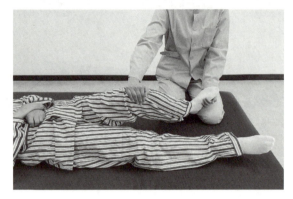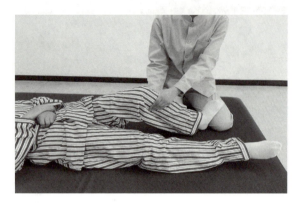

图 10-23　下肢屈曲动作的训练　　　图 10-24　伸展下肢准备负重的训练

4. 步行准备训练

(1)髋伸展位屈膝:仰卧位,患侧下肢髋关节伸展,膝部以下垂于床边。治疗师帮助患者保持踝关节背屈、外翻位,让患者做伸、屈膝动作。

(2)髋内收、外展的控制:仰卧位,患侧屈髋屈膝,进行主动的髋关节内收、外展运动,治疗师在膝内、外侧给予一定助力或阻力,然后练习各角度上的控制,再让骨盆离开床面进行练习。

(3)桥式运动:分为双桥和单桥运动形式。患者仰卧,双腿屈曲,然后伸髋、抬臀并保持,则为双桥运动形式;若患者患侧腿屈曲,伸直健侧腿,然后伸髋、抬臀并保持,则为单桥运动形式。训练时两腿之间可夹持枕头或其他物体。该运动可以抑制下肢伸肌痉挛模式,并有利于提高骨盆对下肢的控制和协调能力,是成功的站立和步行训练的基础。

5. 上肢训练

(1)侧卧位到仰卧位的训练:下肢呈屈曲位,患侧肩部和上肢前伸对抗阻力,引发身体向后转动,变成仰卧位。

(2)活动患侧肩胛带:患者仰卧位或健侧卧位,治疗师进行肩胛骨向前方、上方、下方的被动运动,避免向后方的运动。待肩胛周围肌肉放松、缓解之后,再指示患者主动向前方或上方伸展上肢。本训练不仅能提高患侧上肢活动能力,也能防止肩关节疼痛,缓解肩胛带周围肌肉的张力。

(3)伸展患侧躯干的训练:患者仰卧位,患侧上肢高举过头,治疗师一手持其手,另一手扶其肩,让患者从仰卧到侧卧再到俯卧位,注意适度牵拉患侧上肢,使患侧躯干处于被动牵拉状态(图10-25)。

(4)伸肘训练:让患者向上方主动推治疗师的手,可促进患者伸肘动作的完成,此动作可加强肘关节的控制能力。

6. 卧位坐起训练

(1)侧卧位坐起:治疗师一手放在患者肩颈部,另一手放在膝部,将其扶起(图10-26)。

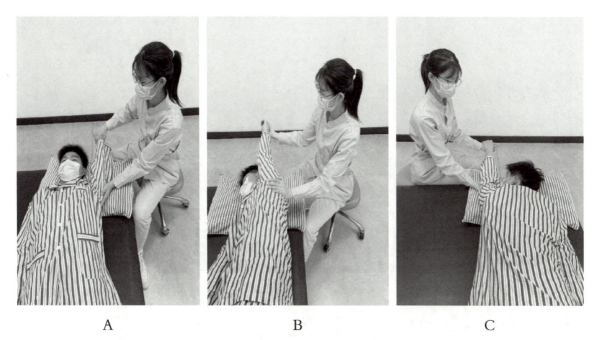

图 10-25　伸展患侧躯干的训练
A. 仰卧位;B. 侧卧位;C. 俯卧位。

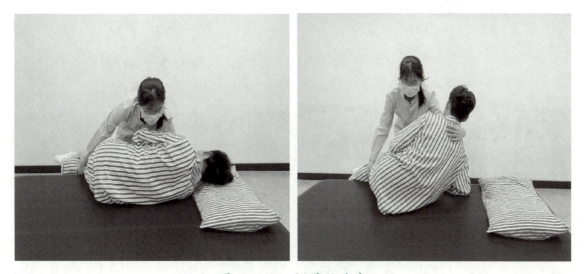

图 10-26　侧卧位坐起

（2）仰卧位坐起：治疗师辅助患者,让患者健侧下肢插入患侧下肢下方,并移至床边,用健侧肘支撑上身坐起（图 10-27）。

7. 坐位平衡训练

（1）身体重心左右移动的训练：治疗师位于患侧,双手控制处于抗痉挛体位的患侧上肢,让患者将身体重心向患侧移动,再回复原位。也可让患者双上肢处于抗痉挛体位支撑于体侧,进行躯干的左右重心转移训练。当身体重心移向患侧时,还可使肘关节屈曲位负重,利用伸肘完成身体的复位（图 10-28）。

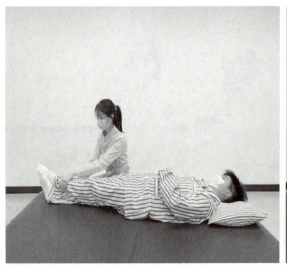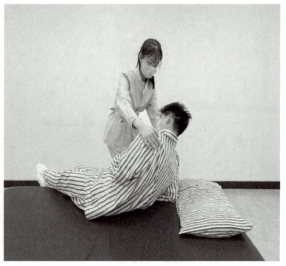

图 10-27　仰卧位坐起

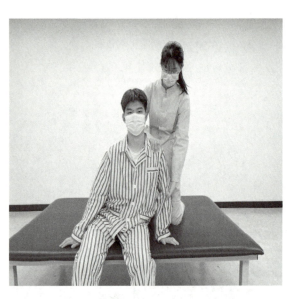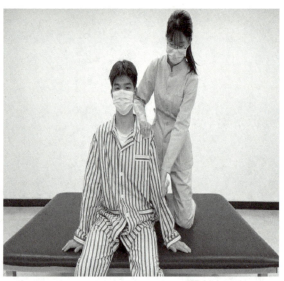

A　　　　　　　　　　　　　　　B

图 10-28　身体重心左右移动的训练

A. 重心移向患侧；B. 伸肘复位。

（2）身体重心前后移动的训练：治疗师站在患者前方，鼓励患者向前弯曲身体，在尽量屈髋的同时将患侧上肢抬起，把手放到治疗师肩部。此阶段通常为起立动作的准备阶段。

（3）患侧上肢负重训练：患侧上肢抗痉挛体位放于体侧，躯干重心转移至患侧上肢。治疗师在患者肩关节施加向下的压力，提高患侧伸肌张力，加强肘关节的稳定性（图 10-29）。

（二）痉挛期的康复训练

痉挛期，偏瘫患者出现典型的上肢屈曲痉挛和下肢伸肌痉挛模式，这一时期以抗痉挛治疗为主。

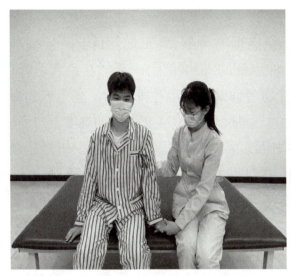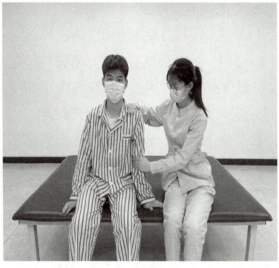

图 10-29　患侧上肢负重训练

1. 坐位和准备站起训练

（1）骨盆控制和躯干旋转训练：三把椅子并排放置，患者坐在中间，博巴斯握手向前下方伸展，躯干向前屈曲，患侧下肢充分负重。治疗师站立在患侧，用自己的脚和膝盖分别顶住患者的脚和髌骨，帮助患者抬起臀部，旋转躯干，缓慢将臀部移到一侧的椅子上（图 10-30）。

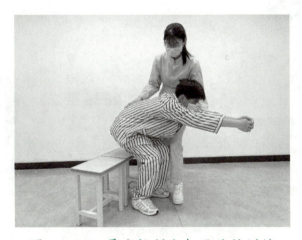

图 10-30　骨盆控制和躯干旋转训练

（2）髋内收、骨盆旋前训练：患者坐位，治疗师一手控制患侧膝部，另一手控制踝关节于背屈、外翻位，帮助患者将患侧下肢交叉放到健侧下肢上，再缓慢回复。此动作的训练对于步行时屈膝动作的完成有意义。

（3）提腿训练：患者坐位，治疗师托住患侧足部保持背屈、外翻位，让患者向上提腿，再慢慢放下，并练习在各角度上的控制，加强患侧下肢屈髋、屈膝的能力。

（4）屈膝训练：患者坐位，屈膝大于 90°，保持整个脚掌着地，足跟不离地。在小范围内做膝关节伸展、屈曲动作。

2. 站起和坐下训练

（1）站起训练：患者坐位，博巴斯握手尽量向前方伸展，躯干前倾，抬头，目视前方（图10-31）。治疗师站在患侧，用脚和膝盖顶住患侧的脚和髌骨，一手放在患者后背（不接触）做保护；另一手达患者双眼水平高度，让患者伸臂触碰治疗师的手。当患者的鼻尖超过足尖时，嘱其伸髋、伸膝、慢慢站起。可通过逐渐降低座位高度来增加难度。

（2）坐下训练：与站起训练动作顺序基本相反。治疗师要提醒躯干前倾，慢慢屈髋屈膝，下降臀部，慢慢坐下。可在患侧臀部施加一些辅助力量，防止患者突然跌落到椅子上。当臀部接近椅子时再让患者抬起臀部，反复数次，再坐下。

3. 站立和行走训练

（1）患侧下肢负重训练：①患者双足站立，身体重心逐渐移向患侧（图10-32）；②患侧下肢站立训练（从部分帮助过渡到单独站立）；③患侧下肢负重站立，健侧下肢向前、后及外侧迈小步，重心始终保持在患侧。治疗师在训练时应强调患者不得出现躯干前倾和髋关节屈曲。

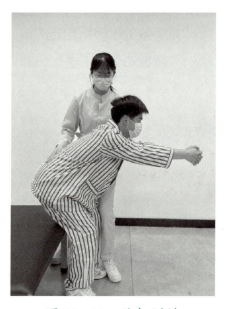

图 10-31 站起训练

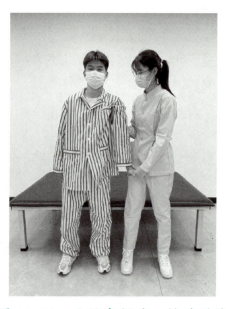

图 10-32 立位患侧重心转移训练

（2）患侧下肢迈步训练

1）膝关节屈曲训练：俯卧位，患侧膝关节屈曲90°，缓慢有控制地伸展下肢，最后达到主动伸展并保持在任意位置上。

2）髋、膝屈曲训练：患者立位，骨盆自然放松，避免上提，患侧下肢屈髋屈膝，向前方迈出。

3）髋内收、膝屈曲训练（图10-33）：健侧下肢站立，患侧下肢放于健侧下肢后方，将患侧膝关节靠近健侧膝关节，练习髋内收、膝屈曲动作。

4）迈步前训练（图10-34）：托住患侧足趾使其伸展，将踝关节控制在背屈、外翻位，让患者将足部抬离地面，缓慢着地。

5）迈低步训练：膝关节轻度屈曲，引导下肢向前方迈低步，落地时慢慢放下。

6）足跟着地训练：膝关节屈曲、踝关节背屈，向前移动下肢，再慢慢放下足跟。

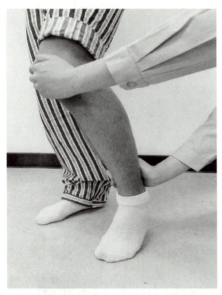
图 10-33　髋内收、膝屈曲训练

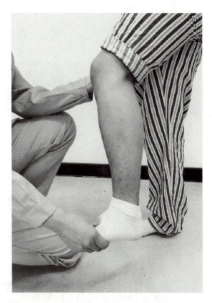
图 10-34　迈步前训练

4. 跪位训练

（1）手膝跪位训练：患者手膝跪位，患侧上肢处于抗痉挛体位并充分负重，手指伸展、拇指外展支撑于床面，治疗师给予支撑保护，让患者向前、后、左、右重心转移并保持平衡。逐渐增加难度，可三点支撑等。

（2）双膝跪位训练：患者双膝跪位，治疗师位于患侧，保持患侧上肢抗痉挛体位，引导患者移动重心，让患侧充分负重。保持伸髋以防止患侧骨盆后撤。

（3）单膝跪位训练：患侧下肢屈曲跪于治疗床上（图 10-35），充分伸髋使其负重，让健侧下肢向前后迈出。

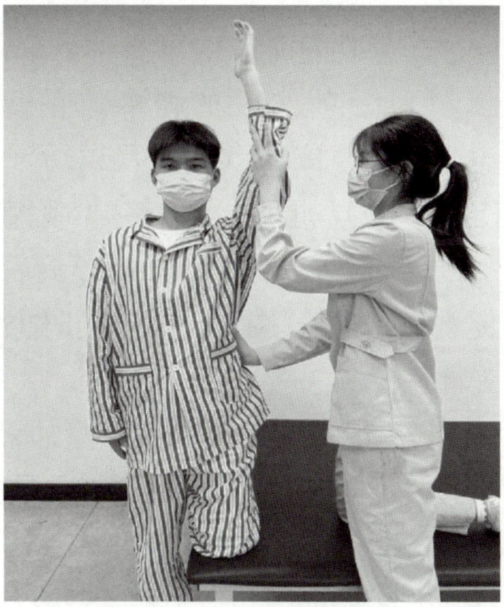

5. 上肢运动控制训练

（1）上肢控制训练：将患侧上肢移到空间某一位置，保持腕关节背屈，手指伸展，拇指外展。治疗师逐渐松手，让患者控制肢体。练习上肢在各方向上的控制，能随时保持外旋及伸肘位。

（2）上肢定位放置训练：当患者上肢具备一定控制能力时，可指示患者将控制住的肢体由此位置向上、下运动，再返回原位。

6. 肘部控制训练

（1）练习一：患者坐位，博巴斯握手，高举过头，屈肘用手触摸头顶、对侧肩、耳等部

图 10-35　单膝跪位训练

位,再缓慢伸肘,注意防止肩胛后撤。若患者不能充分伸肘,可拍打肱三头肌以帮助伸肘。

(2)练习二:患者坐位,患侧上肢前伸,前臂旋后,用尺侧接触同侧头、肩部,进行肘关节屈伸控制练习(图10-36)。练习时保持患侧肩部向前方伸展,必要时可将肩胛骨内侧缘向外推动。

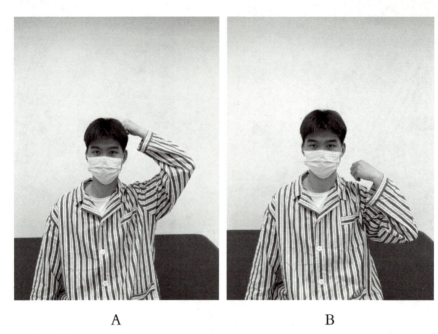

A   B

图 10-36　肘部控制训练
A. 触头部;B. 触肩部。

7. 手功能训练

(1)旋前、旋后的训练:在前臂中立位下与患者握手,治疗师一手示指或中指按住患手的豌豆骨,减少过度尺屈,另一只手固定尺骨。活动桡骨以促进前臂的旋前、旋后(图10-37)。此项治疗能够提高附着在前臂骨间膜上的前臂屈肌群的弹性。

(2)对掌功能的训练:前臂旋后位,将小鱼际维持在抗重力位的同时,旋转第一掌骨,促进对掌功能(图10-38)。同时也促进了小指的对掌运动,并提高了2~5指掌骨间的弹性。

(3)指间关节的训练:治疗师将手指放在患者指间,使其掌指关节屈曲,近侧和远侧指间关节伸展,同时移动纸巾,可促进示指和小指的对掌运动(图10-39)。

（三）恢复期的康复训练

恢复期的治疗目的在于改善步态及训练患侧手功能,进行各种有意义的日常生活活动训练,逐步向正常运动过渡。

1. 步行能力基础训练

(1)牵张腰背部:在给患者立位训练之前,如果患者的腰背部肌肉群短缩,需先进行牵张,以减轻两侧骶棘肌的高紧张,提高其弹性,改善躯干的长度。患者取半卧位,治疗师仔细触知短缩的肌肉并进行牵张,进行很小幅度的躯干左右运动以调整肌肉紧张(图10-40)。

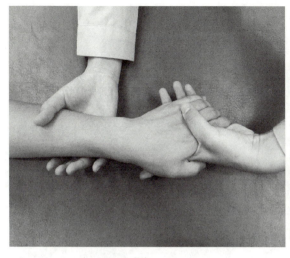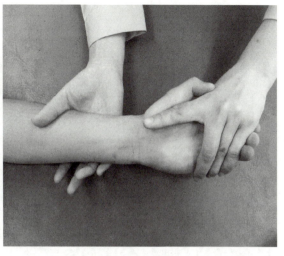

A   B

图 10-37　前臂旋前、旋后的训练
A. 旋前训练;B. 旋后训练。

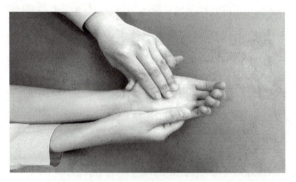

图 10-38　对掌功能的训练

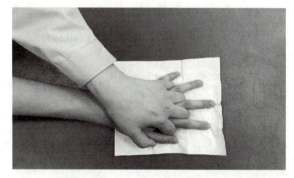

图 10-39　指间关节的训练

（2）下肢步行分离模式的建立：半俯卧位下将患侧下肢置于后方,治疗师抑制患者骨盆的倾斜,边维持核心控制,边促进患侧下肢的选择性伸展运动。治疗师一手把持股四头肌,一手扶持踝关节,牵张股直肌并促进踝关节的背屈（图 10-41）。促进腿伸展时踝关节的背屈以及腿屈曲时踝关节的跖屈,强调分离模式。逐渐促进髋关节的随意性后方伸展,为支撑后期的伸展做准备。

（3）迈小步训练：患者健足站立,治疗师一手控制患侧骨盆,另一手帮助患侧足部保持背屈、外翻位,让患侧屈髋屈膝向前、后迈小步。注意保持躯干、骨盆放松,轻度屈髋屈膝,防止骨盆上提而形成痉挛性偏瘫步态。

（4）滑板训练：患足充分负重,健足踏在滑板上进行各方向的滑动,改善患侧下肢的站立平衡能力。两腿交换练习则可训练患侧下肢的控制能力及灵活性。

2. 改善步态训练

（1）立位姿势控制：患者站立于治疗床前,治疗师在患者身后,保持其胸部、腹部姿势肌紧张的同时,促进患侧下肢的伸展运动。确认患者没有抵抗治疗师的诱导后,促进双侧躯干伸展。

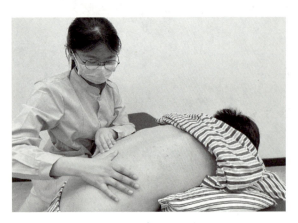

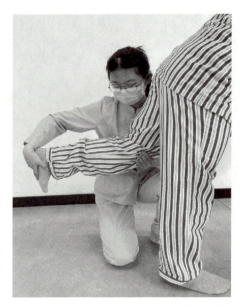

图 10-40　半卧位牵张腰背部短缩肌肉　　　图 10-41　下肢步行分离模式的建立

（2）膝关节训练：患者前方放置于升降治疗台。腹部与治疗台接触作为参照点保持立位，患侧下肢后撤一步。治疗师向前上方推压患侧的坐骨和股骨大转子，帮助患侧下肢屈曲进入摆动期。最初，下肢会由于伸肌模式占优势而出现抵抗，但若将重心向健侧移动并稍向上方提拉患侧肋部，则可慢慢诱导出膝关节的屈曲。通过足前部和足后部交替与地面的接触，增加足部肌肉、韧带的弹性。出现有节奏的膝关节屈曲和伸展之后，可以向实际的步行过渡。

（3）迈步训练：治疗师促进健侧支撑期躯干和髋关节的伸展运动，抑制患侧下肢骨盆上提，帮助患者进行圆滑的摆动。保持健侧上肢上抬，提高健侧下肢支撑期伸展运动的感觉。治疗师扶持患侧骨盆诱导向前方旋转，让患者从足部、膝部开始运动，而不是通过骨盆上提将下肢向前摆出。治疗师可逐渐减少对关键点的控制，向不用手控制过渡（图 10-42）。

3. 上下阶梯训练　遵循"健侧下肢先上，患侧下肢先下"的原则。

（1）上阶梯训练：治疗师位于患者身后，一手控制患侧膝部，另一手扶健侧腰部，将重心转移到患侧，让健腿上台阶，然后重心前移，辅助患侧下肢屈髋、屈膝抬起患足，迈上台阶（图 10-43）。

（2）下阶梯训练：治疗师位于患者身后，一手控制患侧膝部，辅助膝关节屈曲向下迈步，另一手置于健侧腰部，帮助身体重心前移，同时保持患侧膝关节伸展支撑体重，让健侧下肢向下迈步（图 10-44）。

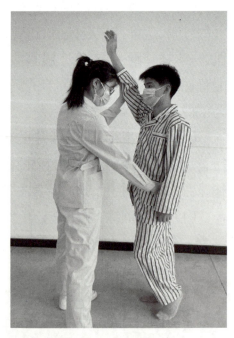

图 10-42　迈步训练

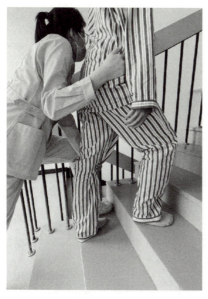
图 10-43 上阶梯训练

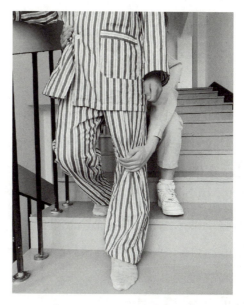
图 10-44 下阶梯训练

4. 上肢运动控制训练

（1）联合反应的抑制：患侧上肢放于桌面，用健侧手摩擦患侧上肢皮肤；健侧手臂上举过头，屈肘触摸头顶、头枕后部等，再返回；健侧手用工具夹食物、写字和绘画等。进行以上训练时，抑制患侧上肢异常肌张力变化，防止患侧上肢出现任何动作。

（2）患侧上肢负重及躯干旋转训练：患者坐位，患侧上肢在身体侧方保持抗痉挛负重位，旋转躯干，健手越过中线，将患侧的物体拿起，放到健侧。可加强患侧上肢负重能力，增强患者的躯干控制能力，维持坐位平衡。

（3）伸肘练习：患者坐位，博巴斯握手，来回拉动桌上放置的滚筒或实心球。注意保持躯干前屈，双上肢前伸，避免肩胛带后撤。可加强肘关节的控制能力，缓解上肢屈曲痉挛。

本章小结

　　本章学习重点是博巴斯技术的定义、治疗原则和基本技术。本章学习难点为博巴斯技术对小儿脑性瘫痪和脑卒中偏瘫的治疗方法。在学习过程中注意比较不同类型小儿脑性瘫痪的功能障碍特点，选择性应用合适的基本技术开展康复治疗；区分脑卒中患者所处阶段，根据阶段性康复治疗要素开展训练。治疗过程中要重视询问患者的感受，同时树立医疗风险防范意识。

（陆　银）

思考题

一、简答题

1. 博巴斯疗法的治疗原则有哪些?

2. 脑卒中偏瘫弛缓期患侧卧位应如何摆放?有何优点?

二、案例分析

患儿,男,3岁,因"运动发育落后"收治入院。患儿为其母亲的第一胎,孕33周顺产儿,出生体重1.9kg,有"新生儿缺氧缺血性脑病"史。出生后运动、智力发育一直落后于正常同龄儿童。查体:双下肢硬直,扶站时双下肢屈曲,双脚尖着地。扶行时双下肢交叉剪刀步。诊断为脑性瘫痪。

请问:

1. 该患儿属于何种类型的脑瘫?

2. 博巴斯疗法可采取哪些康复措施?

第十一章 | 布伦斯特伦技术

11章 数字内容

布伦斯特伦技术由物理治疗师 Signe Brunnstrom 提出并推广。布伦斯特伦通过对偏瘫患者运动功能恢复的详细观察，提出了著名的偏瘫恢复六阶段理论，并利用这个理论创立了一套治疗脑损伤运动功能障碍的方法。

第一节 理论基础

脑损伤后，高位中枢失去了对低位中枢的控制，重新出现了人体发育初期才具有的运动模式。布伦斯特伦认为脊髓和脑干水平的原始反射及异常的运动模式是偏瘫患者恢复正常随意运动的必经阶段。在恢复早期加以利用，让患者看到自己瘫痪的肢体仍可以运动，可刺激患者康复和主动参与的欲望，之后引导共同运动向分离运动发展，最终出现随意的分离运动。

一、中枢神经系统损伤后的恢复阶段

布伦斯特伦通过对偏瘫患者长期、细致的观察，结合大量文献，提出了脑损伤后运动

功能恢复过程及规律,并成为对此类患者进行功能评定的理论基础。布伦斯特伦将脑卒中等中枢神经损伤后的偏瘫恢复过程分成6个阶段(表11-1),偏瘫运动功能恢复在每个阶段有不同的特点(表11-2)。偏瘫恢复过程因人而异,恢复进程或快或慢,也可能停止在某一阶段不再进展。

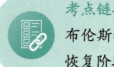

考点链接
布伦斯特伦偏瘫运动功能恢复阶段及其特点

表 11-1　中枢神经系统损伤后运动功能恢复阶段

阶段	特点
第Ⅰ阶段(弛缓阶段)	急性期发作后,患肢处于弛缓性瘫痪状态,没有任何运动
第Ⅱ阶段(痉挛阶段)	随着恢复的开始,患肢出现联合反应、共同运动,痉挛出现
第Ⅲ阶段(共同运动阶段)	痉挛加重,出现随意运动,共同运动贯穿始终且达到高峰
第Ⅳ阶段(部分分离运动阶段)	痉挛开始减弱,共同运动模式逐渐减弱,出现部分分离运动的组合
第Ⅴ阶段(分离运动阶段)	痉挛继续减弱,进一步脱离共同运动模式,出现难度较大的分离运动的组合
第Ⅵ阶段(正常阶段)	痉挛消失,各关节均可完成随意的运动,协调性与速度接近正常

表 11-2　布伦斯特伦偏瘫运动功能恢复阶段的特点

部位	阶段	特点
上肢	第Ⅰ阶段	弛缓,无任何运动
	第Ⅱ阶段	出现痉挛、联合反应及轻微的共同运动
	第Ⅲ阶段	共同运动达到高峰
	第Ⅳ阶段	异常运动开始减弱,出现部分分离运动
		(1)手背可触及后腰部
		(2)肩0°,肘屈曲90°,前臂旋前、旋后
		(3)肩前屈90°,肘伸直
	第Ⅴ阶段	出现难度较大的分离运动
		(1)肩外展90°,肘伸直
		(2)肩前屈30°～90°,肘伸直,前臂旋前、旋后
		(3)肘伸直,前臂中立位,肩关节能前屈180°
	第Ⅵ阶段	动作正常或接近正常,快速动作不灵活

部位	阶段	特点
手	第Ⅰ阶段	弛缓,无任何运动
	第Ⅱ阶段	稍出现手指的联合屈曲
	第Ⅲ阶段	能充分联合屈曲,但不能联合伸展
	第Ⅳ阶段	异常运动开始减弱,出现部分分离运动
		(1)能侧方抓握及松开拇指
		(2)手指可随意做小范围伸展
	第Ⅴ阶段	出现难度较大的分离运动
		(1)能抓握圆柱状、球状物体,完成第三指对指
		(2)手指可一起伸开,但不能做单个手指伸展
		(3)指伸展位外展
	第Ⅵ阶段	能进行各种抓握动作,但速度和准确性稍差
下肢	第Ⅰ阶段	弛缓,无任何运动
	第Ⅱ阶段	出现痉挛、联合反应及轻微的共同运动
	第Ⅲ阶段	共同运动达到高峰
	第Ⅳ阶段	异常运动开始减弱,出现部分分离运动
		(1)坐位,屈膝90°,足可向后滑动
		(2)坐位,足跟触地,踝可背屈
		(3)坐位,膝关节可伸展
	第Ⅴ阶段	出现难度较大的分离运动
		(1)坐位,膝关节伸展,踝可背屈,髋可内旋
		(2)立位,膝关节伸展,踝可背屈
		(3)立位,髋伸展位能屈膝
	第Ⅵ阶段	动作正常或接近正常
		(1)坐位,伸直膝,下肢能内、外旋,伴有足内、外翻
		(2)立位,髋能外展并能超过骨盆上提范围

二、偏瘫患者的异常运动模式

偏瘫患者在恢复过程中常见的异常运动模式主要包括联合反应、共同运动、原始反射和交互抑制。

（一）联合反应

1. 联合反应的定义　偏瘫患者的联合反应
是指当患者身体某一部位进行抗阻运动或主动
用力时,患侧肢体会出现相应的动作,是丧失随
意运动控制的肌群出现的一种张力性姿势反射,
常伴随着痉挛出现。

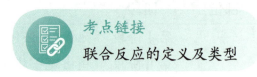
考点链接
联合反应的定义及类型

2. 联合反应的特点

（1）联合反应的出现与健侧的运动强度有关:健侧抗阻越大,患侧的联合反应越明
显,肌张力增高的现象可持续到刺激解除之后的一段时间,但程度逐渐降低。

（2）联合反应与痉挛的程度有关:痉挛的程度越高,联合反应越有力、越持久,一般比
健侧持续的时间更长。

（3）联合反应引出的患侧运动模式是原始的共同运动模式。

3. 联合反应的类型　联合反应可分为对称性联合反应、非对称性联合反应及同侧性
联合反应（表 11-3）。对称性联合反应是指患侧出现的运动反应与健侧的运动类型相同;
非对称性联合反应是指患侧出现的运动反应与健侧的运动类型相反。

表 11-3　联合反应的类型

类型	部位	诱发方法	患侧肢体反应
对称性联合反应	上肢	健侧抗阻或用力屈曲	患侧屈曲
		健侧抗阻或用力伸展	患侧伸展
		健侧抗阻或用力内收	患侧内收
		健侧紧握拳	患侧抓握反应
	下肢	健侧抗阻或用力内收或外展	患侧内收或外展
非对称性联合反应	下肢	健侧抗阻或用力屈曲	患侧伸展
		健侧抗阻或用力伸展	患侧屈曲
同侧性联合反应		患侧上肢上抬	患侧手指伸展、外展
		患侧下肢抗阻或用力屈曲	患侧上肢屈曲

4. 雷米斯特反应　在仰卧位,健侧下肢外展或内收时,患侧下肢出现相同动作的联
合反应称为雷米斯特反应（Raimiste reaction）。布伦斯特伦发现偏瘫患者胸大肌的双侧反
应与雷米斯特的内收现象有相似的特点,即健侧上肢内收,患侧上肢也相应地内收,称为
类似雷米斯特反应,属于联合反应。

联合运动

联合运动是与联合反应完全不同的概念。联合反应是病理性的,联合运动可见于健康人。联合运动通常在要加强身体其他部位的运动精确性或非常用力时才出现,此时两侧肢体相同的运动是伴随着随意运动的正常的无意识的姿势调整。如打羽毛球、网球或乒乓球时非握拍手的动作。

（二）共同运动

1. 共同运动的定义　共同运动是指当患者活动患侧肢体某一关节时,不能做单个关节的运动,相邻的关节甚至整个肢体都出现一种不可控制的活动。共同运动是由意志诱发而又不随意志改变的一种固定运动模式。

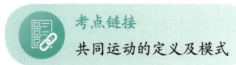

考点链接
共同运动的定义及模式

2. 共同运动的模式　共同运动在上肢和下肢均可表现为屈曲模式或伸展模式(表11-4),在用力活动时表现得更为突出。

表 11-4　共同运动模式

部位		屈曲模式	伸展模式
上肢	肩胛骨	回缩、上提	伸展、前伸
	肩关节	后伸、外展、外旋	前屈、内收、内旋
	肘关节	屈曲	伸展
	前臂	旋后（有时旋前）	旋前
	腕关节	屈曲	伸展
	手指	屈曲	屈曲
下肢	骨盆	上提、后缩	
	髋关节	屈曲、外展、外旋	伸展、内收、内旋
	膝关节	屈曲	伸展
	踝关节	背屈、外翻	跖屈、内翻
	足趾	背屈	跖屈

 课堂活动

演一演:请同学们模仿偏瘫患者的共同运动模式。

（三）原始反射

新生儿出生后具备许多运动反射，随着婴儿神经系统的发育，大部分原始反射在1岁以后消失。当脑部受损后，这些反射会再次出现，称为病理性反射。

1. 同侧屈伸反射　刺激上肢近端伸肌可以引起同侧下肢伸肌收缩，刺激上肢近端屈肌可以引起同侧下肢屈曲反射。

2. 交互性伸肌反射　刺激一侧足底时，对侧下肢出现先屈曲后伸展。

3. 紧张性颈反射（tonic neck reflex，TNR）包括对称性和非对称性两种。

（1）对称性紧张性颈反射（symmetrical tonic neck reflex，STNR）：颈前屈时，呈上肢屈肌和下肢伸肌优势；颈后伸时，呈上肢伸肌和下肢屈肌优势。

（2）非对称性紧张性颈反射（asymmetrical tonic neck reflex，ANTR）：颈部扭转，面朝向侧的上、下肢呈伸肌优势，对侧上、下肢呈屈肌优势。

4. 紧张性迷路反射　又称前庭反射，表现为仰卧位时伸肌张力高，四肢容易伸展；俯卧位时屈肌张力高，四肢容易屈曲。

5. 紧张性腰反射　是由骨盆、躯干位置的改变引起的。当腰向右侧旋转时，右上肢屈曲，右下肢伸展，左上肢伸展，左下肢屈曲。

6. 阳性支持反射　延髓动物的一只足底及跖趾关节接触地面时，通过刺激本体感受器，而立即引起整个下肢呈强直状态。

（四）交互抑制

交互抑制是指当支配一肌肉的运动神经元受到传入冲动的兴奋时，支配其拮抗肌的神经元则受到这种冲动的抑制，即当某一肢体的伸肌收缩时，同肢的屈肌则松弛，反之亦然。

第二节　基 本 技 术

布伦斯特伦疗法的治疗原则是强调在偏瘫恢复的早期，利用联合反应、原始反射、皮肤及本体刺激引出共同运动，之后再从中引导、分离出正常的运动成分，最终脱离异常的运动模式，逐渐向正常、功能性模式过渡，即出现随意的分离运动。

一、治 疗 技 术

（一）利用粗大的运动模式

1. 利用联合反应　对于早期偏瘫患者，可利用联合反应引出患侧的反射性动作。如让患者健侧上肢抗阻屈曲或伸展，可引起患侧上肢的屈曲或伸展；让健侧下肢抗阻伸展或屈曲，可引起患侧下肢的屈曲或伸展。

2. 利用共同运动　如患者不能随意地上提肩胛带，可让患者颈部向患侧侧屈或刺激患者斜方肌上部的皮肤,诱发该侧上肢的屈肌共同运动,引起肩胛骨的抬高。如患者不能伸肘,可让患者取仰卧位或坐位,健侧上肢伸向斜前方,治疗师指示患者健侧上肢内收,同时在其上肢内侧施加阻力,反复练习,可诱发患侧上肢的伸肌共同运动,从而引起伸肘的动作。

(二)利用原始反射

1. 利用对称性紧张性颈反射　训练患者步行时,指示患者抬头,利用此反射可缓解下肢伸肌张力增高的现象。

2. 利用非对称性紧张性颈反射　想促进患侧肘关节伸展,可指示患者将头转向患侧。

3. 利用紧张性迷路反射　患者坐位时伸肘困难,可利用此反射,指示患者改为仰卧位。

4. 利用阳性支持反射　在训练患者步行时,治疗师可指示患者先将患膝轻度屈曲,髋关节放松,然后将髋部向前摆动,使足的外侧及足跟先着地,以预防下肢伸肌痉挛的出现。

5. 利用同侧屈伸反射　刺激上肢近端的屈肌可引起同侧下肢屈曲的倾向;刺激上肢近端的伸肌可引起同侧下肢伸展的倾向。

6. 利用交互性伸肌反射　患侧下肢伸肌痉挛,治疗师可刺激健侧足底,利用此反射可引起患侧下肢屈曲以缓解伸肌痉挛的症状。

(三)利用交互抑制

患者上肢肱二头肌痉挛,伸肘困难时,利用交互抑制原理,治疗师可让患者抗阻屈肘,当感觉到屈肘肌力达到最大时,再让患者伸肘。

二、训练方法

 导入案例

患者,男,68岁,1个月前突发右侧肢体无力,持物不能,站立不稳,查头颅CT示"左侧脑梗死"。在神经内科予以对症治疗后,患者病情稳定,肢体功能较前有所好转,但仍遗有右侧肢体轻度活动障碍。右上肢肩0°,肘屈曲90°,前臂能旋前、旋后;右手能充分联合屈曲,但不能联合伸展;坐位下右足能沿地面向后滑动。

请问:

1. 患侧上肢、手、下肢分别处于布伦斯特伦偏瘫运动功能恢复的什么阶段?

2. 运用布伦斯特伦技术对患侧上肢进行运动治疗,有哪些操作方法?

（一）上肢

上肢的训练首先主要是利用原始反射、联合反应及相应的刺激引出屈肌、伸肌的共同运动，然后抑制共同运动，促进分离运动的出现，最后进行上肢协调性、灵活性及耐力的训练，尽量使上肢能够完成功能性动作。

1. 第Ⅰ～Ⅲ阶段的训练方法

（1）屈肌共同运动的引出：患者仰卧位，嘱患者健侧上肢屈肘，治疗师在患者屈肘过程中施加阻力。由于联合反应，患侧上肢也可出现屈肘动作。如让患者面向健侧，由于非对称性紧张性颈反射的影响，可进一步强化患侧的屈曲动作（图11-1）。通过牵拉患侧近端引起上肢的屈曲反应；也可轻叩斜方肌、肱二头肌引起上肢屈肌共同运动。

（2）伸肌共同运动的引出：患者仰卧位，嘱患者健侧上肢伸肘，治疗师施加相应阻力，利用联合反应引导患侧上肢伸展，如让患者面向患侧，由于非对称性紧张性颈反射的影响，可进一步加强伸展运动（图11-2）。也可轻叩胸大肌、肱三头肌引起上肢伸肌共同运动。

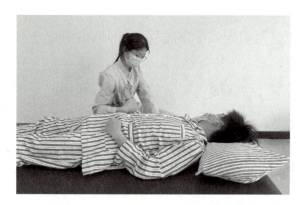
图 11-1　屈肌共同运动的引出

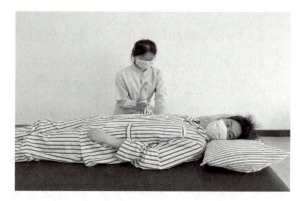
图 11-2　伸肌共同运动的引出

（3）双侧抗阻划船样动作：患者与治疗师相对而坐，相互交叉前臂并握手做类似划船时推拉双桨的动作，前推时前臂旋前，回拉时前臂旋后（图11-3）。治疗师在健侧施加阻力以引导患侧用力。利用来自健侧肢体和躯干的本体冲动的促进效应，来促使患肢的屈伸和脑卒中后患者难以进行的推、拉或往复运动。

（4）利用类似雷米斯特反应促进伸肘：适用于患者无伸肘运动时。患者坐位，治疗师面向患者，用手将患者双上肢托于前平举位，让患者尽量内旋肩关节，嘱患者用力内收健侧上臂，同时在健侧上臂内侧向外施加阻力，由于雷米斯特反应，患侧胸大肌收缩，患侧上臂也内收（图11-4）。在伸肌共同运动中，肩和肘的运动紧密相连，当胸大肌收缩时肱三头肌也可收缩，故可促进患侧伸肘。

（5）利用挤腰动作进一步促进伸肘：在肱三头肌有收缩之后，嘱患者伸肘，前臂尽量旋前，用两手腕背部挤压治疗师的腰部。

（6）半随意伸肘：在患者能完成挤腰动作后，嘱其肩关节前屈30°～45°，半随意伸肘。

2. 第Ⅳ阶段的训练方法

（1）手背接触至后腰部：患者坐位，用患侧手背推摩同侧斜腹部，逐步移向后背中央（图11-5）。该动作能使胸大肌的作用从伸肌的共同运动模式中分离出来，而且在沐浴、从后裤袋中取物等日常生活活动中也起着重要作用。当患者做该动作时，可让患侧手从患侧取一物体，经背后传递给健侧手。

（2）肩0°，肘关节屈曲90°，前臂旋前、旋后：患侧肘关节屈曲90°，将肘紧压在身体一侧，手掌做向下、上翻转的动作（图11-6）。该动作若不能摆脱屈肌共同运动模式，肘关节屈曲时肩关节可能出现外展；若不能摆脱伸肌共同运动模式，前臂旋前时，肘关节会出现伸展。

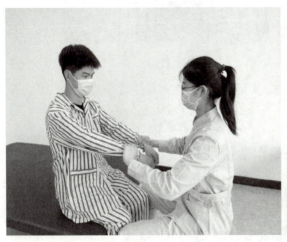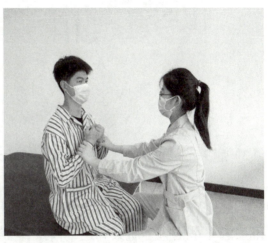

A   B

图 11-3　双侧抗阻划船样运动

A. 前推前臂旋前；B. 回拉前臂旋后。

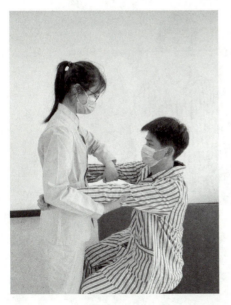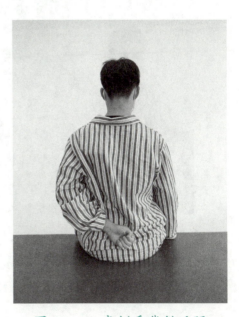

图 11-4　患侧胸大肌联合反应   图 11-5　患侧手背触后腰

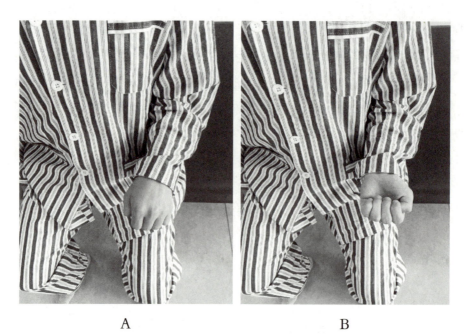

A B

图 11-6　肩 0°，肘关节屈曲 90°，前臂旋前、旋后

A. 旋前；B. 旋后。

（3）肩关节屈曲 90°，肘关节伸展，上肢前平举：患侧肩关节前屈，逐渐接近 90°，可叩击三角肌前、中部以促进肩关节屈曲。前臂举起后，叩击或擦刷肱三头肌肌腹可促进肘关节伸展（图 11-7）。该动作若不能摆脱屈肌共同运动模式，会出现肩关节的外展、肘关节的屈曲；若不能摆脱伸肌共同运动模式，因胸大肌的牵制，肩关节屈曲达不到 90°。

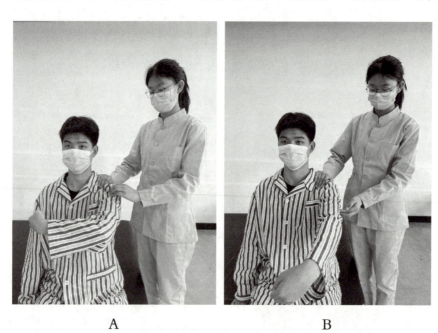

A B

图 11-7　上肢前平举

A. 促进肩关节屈曲；B. 促进肘关节伸展。

（4）肩关节屈曲，肘关节伸展，前臂旋前、旋后：在上一个动作的基础上，让患者做手掌向下、上翻转的动作（图 11-8）。旋前是伸肌共同运动模式的成分，旋后是屈肌共同运动模式的成分，因此伸肘旋前是破坏屈肌共同运动，伸肘旋后是破坏伸肌共同运动。

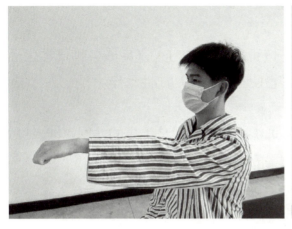 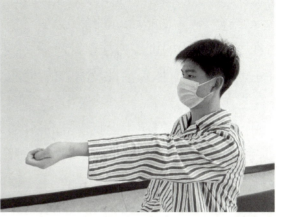

A   B

图 11-8 　肩前屈 90°，肘 0°，前臂旋前、旋后

A. 旋前；B. 旋后。

3. 第 V 阶段的训练方法

（1）肩关节外展 90°，肘关节伸展（图 11-9）：此动作结合伸肘、前臂旋前的伸肌共同运动成分和肩关节外展的屈肌共同运动成分，应该在脱离屈肌、伸肌共同运动模式后才能较好地完成。

（2）肩关节外展 90°，肘关节伸展，前臂旋前、旋后（图 11-10）：在上述动作的基础上，做手掌向下、上翻转的动作。

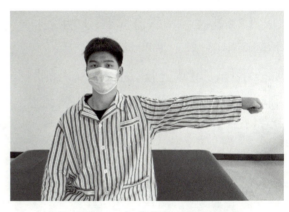

图 11-9 　肩外展 90°，肘伸展

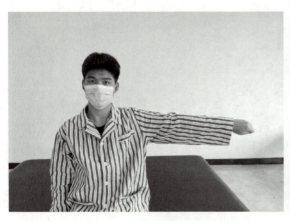 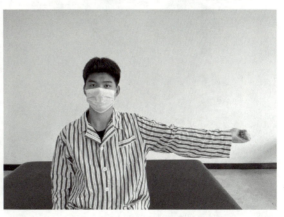

A   B

图 11-10 　肩外展 90°，肘 0°，前臂旋前、旋后

A. 旋前；B. 旋后。

（3）肘关节伸展，前臂中立位，上肢上举过头（图11-11）。

患者的分离运动往往受共同运动模式的限制而难以完成，训练时可从被动运动开始，逐渐过渡到主动运动，一旦诱发出正确的运动，要不断地重复，还应将这种运动与有目的的运动结合，融入功能活动训练中。

4. 第Ⅵ阶段的训练方法　此阶段主要是按正常的活动方式来完成各种日常生活活动，注重上肢协调性、灵活性及耐力的训练，尽量使上肢完成功能性动作。

（二）手

手的康复训练贯穿于上肢恢复的各阶段，训练的最初目标是手指的共同屈伸，然后进一步完善各手指的屈伸功能，最终目标是增加手的实用性。

1. 第Ⅰ～Ⅲ阶段的训练方法

（1）诱发抓握：当患手不能随意进行抓握时，可通过屈曲共同运动的近端牵引来诱发抓握。当上肢近端出现共同运动时，治疗师对屈肌的收缩给予适当抵抗，此时患侧腕关节出现屈曲，同时手指屈肌群也会反射性收缩，这种反应称为近端牵引。该反应在痉挛出现后很容易引出。训练时，治疗师一手抵抗上肢近端屈肌的收缩，另一手固定患侧腕关节于伸展位，同时指示患者握拳，在反射和随意运动相互刺激作用下，可完成手指的共同屈曲。

（2）诱发手指联合伸展：①治疗师一手固定肘关节，另一手将患侧拇指固定于外展位并紧压患侧鱼际，同时将前臂旋后，停留数秒，痉挛的手指可自动伸展（图11-12）；②治疗师一手托住患侧上肢，另一手从患侧肘关节伸肌群起始部开始，快速向指尖部擦刷，当擦刷到患者手背时，稍向下压并加速，到患者手指处时减轻向下的压力，迅速离开患者手指（图11-13）。

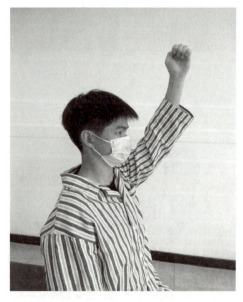

图11-11　肘伸展，前臂中立位，
上肢上举过头

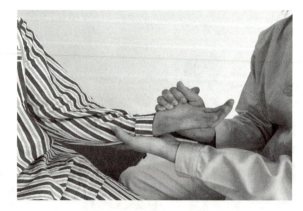

图11-12　诱发手指联合伸展1

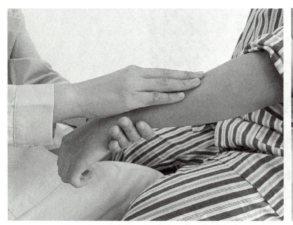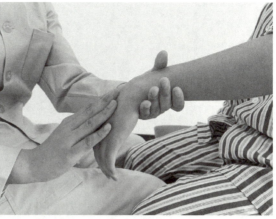

图 11-13 诱发手指联合伸展 2

（3）手指的半随意性伸展（图 11-14）：治疗师站在患者身后，固定患侧肘关节，使上肢上举过头，嘱患者尽力伸展手指。前臂旋前，可促进无名指和小指的伸展；前臂旋后，则促进拇指和示指的伸展。

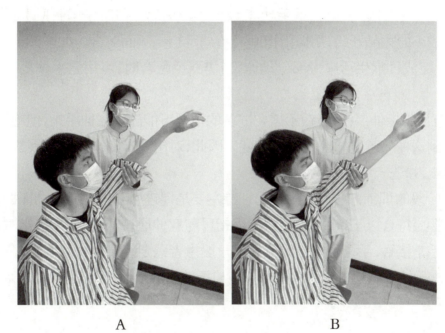

A   B

图 11-14 手指的半随意性伸展

A. 促进无名指和小指伸展；B. 促进拇指和示指伸展。

（4）练习伸腕抓握（图 11-15）：正常的抓握常在伸腕情况下完成，但偏瘫患者常出现屈腕抓握的异常模式，因此有必要对患者进行伸腕抓握的训练。训练时治疗师将患者的肘和腕支托在伸展位，叩击腕关节伸肌近端，同时嘱患者进行手指抓握，然后放松，反复进行。

2. 第Ⅳ～Ⅴ阶段的训练方法

（1）拇指分离运动训练：拇指分离动作是横向抓握所必需的条件，是手功能的基础。

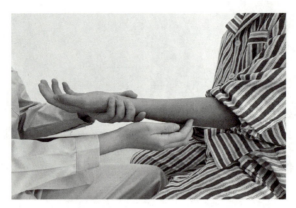

图 11-15　练习伸腕抓握

当手指屈肌张力降低，能达到半随意全指伸展后，将患手放在膝关节上，尺侧在下方，练习拇指与示指分离。如患者不能独立完成，治疗师可对拇长展肌和拇短伸肌肌腱做轻叩与擦刷，或让患者双手拇指相对，用健侧拇指辅助患侧拇指。通过运动感觉和视觉刺激可共同易化拇指的分离运动。

（2）横向抓握：即侧方抓握，是手功能尚未达到较好水平前的一种抓握动作。训练时指示患者从较小的物品开始，用拇指指间关节与示指桡侧面对合。如能熟练地完成横向抓握，就可以完成日常生活中大部分动作，当需双手配合时，可用健手做复杂动作，患手辅助。

（3）随意性手指伸展：患者在不需要准备的情况下能随意屈伸手指，但绝大部分偏瘫患者很难达到这种随意性伸展手指的程度。因此，对出现半随意手指伸展的患者应注意维持这一功能，并进一步挖掘其潜力。

3. 第Ⅵ阶段的训练方法　此阶段的训练主要是促进患者出现良好的抓握，理想状态下的良好抓握应符合以下条件：①握拳的手指可随意伸展；②拇指能与他指对指；③即使被拿物品与手掌接触，手指也能自如分开。一般患者需要经过较长时间练习手指的灵巧性、协调性、准确性。应将患者所掌握的技能与日常生活相结合，让患者完成系鞋带、系纽扣等日常活动。

（三）下肢

下肢的训练也是按布伦斯特伦的不同阶段，采取不同的训练方式。

1. 第Ⅰ～Ⅲ阶段的训练方法　主要是利用原始反射、联合反应、皮肤及本体刺激引出共同运动，进一步让患者学会控制半随意运动。

（1）伸肌共同运动的引出：患者仰卧位，双下肢伸展，嘱患者健侧下肢做足背屈，治疗师对背屈的健足施加阻力，通过联合反应，即可引出患侧下肢伸肌共同运动。如让患者面向患侧，由于非对称性紧张性颈反射的影响，可进一步强化患侧下肢的伸展动作（图11-16）。

（2）屈肌共同运动的引出：患者仰卧位，健侧下肢伸展，嘱患者健侧下肢做足跖屈，治疗师施加相应阻力，通过联合反应，即可引出患侧下肢屈肌共同运动。如让患者面向健侧，由于非对称性紧张性颈反射的影响，可进一步强化患侧下肢的屈曲动作（图11-17）。

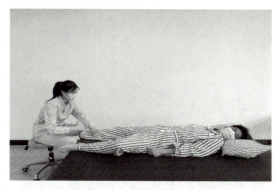

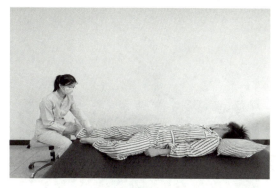

图 11-16　下肢伸肌共同运动的引出　　　　图 11-17　下肢屈肌共同运动的引出

（3）利用雷米斯特反应促进外展：患者仰卧位，嘱患者健侧下肢用力外展，治疗师对外展的健侧下肢施加阻力，通过雷米斯特反应，患侧下肢也会出现外展动作（图 11-18）。

（4）利用雷米斯特反应促进内收：患者仰卧位，双下肢处于外展位，嘱患者对抗治疗师的阻力用力内收健侧下肢，通过雷米斯特反应，患侧下肢也会出现内收动作（图 11-19）。

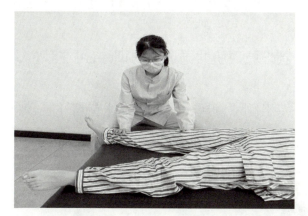

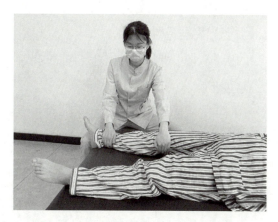

图 11-18　下肢外展动作的引出　　　　图 11-19　下肢内收动作的引出

（5）踝背屈的诱发：踝背屈动作的引出首先要以训练胫前肌为主，同时激发趾长伸肌，然后激发腓骨肌。具体方法如下：

1）利用别赫切列夫屈曲反射（Bechterev flexion reflex）：是一种能引起远端屈肌共同反应的反射。刺激伸趾肌可以使伸趾肌、踝背屈肌、屈膝肌、屈髋肌、髋外展及外旋肌出现共同收缩。患者仰卧位，治疗师握住患足使足趾被动屈曲，同时令踝关节背屈，通过此反射可引起足趾背屈、踝背屈、屈髋、屈膝、髋外展外旋（图 11-20）。

2）下肢屈曲诱发踝背屈：患者仰卧位或坐位，屈髋、屈膝，治疗师在患侧膝关节上方施加阻力（使髋关节屈肌与胫前肌收缩），随着肌力的增大，可使其进行等长收缩，同时嘱患者做踝背屈运动（图 11-21）。以后逐渐减少髋、膝屈曲角度，最后在膝关节完全伸展位做踝背屈的动作。

3）刺激足背诱发踝背屈：①冰刺激，使用冰块刺激足背外侧，可诱发患侧上下肢屈曲运动；②毛刷刺激，使用毛刷刺激足背外侧，大约 30 秒可出现踝背屈反应；③叩击刺激，治疗师用指尖对足背外侧进行叩击，可诱发踝背屈和外翻。

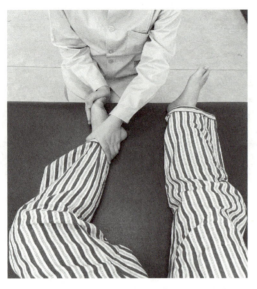
图 11-20 别赫切列夫屈曲反射

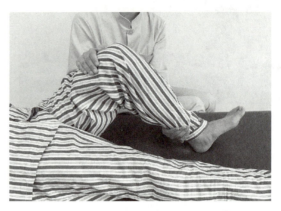
图 11-21 下肢屈曲诱发踝背屈

2. 第Ⅳ～Ⅴ阶段的训练方法 主要是纠正和抑制共同运动,促进患者出现分离运动,为行走做准备性训练。

(1)髋、膝、踝同时屈曲,伴髋内收:是抑制下肢屈肌共同运动的训练,可在卧位、坐位、立位进行。

1)卧位:患者仰卧位,治疗师帮助患者保持患侧踝背屈、外翻,在不伴有髋外展、外旋的状态下完成髋膝屈曲(图11-22)。在此基础上可进一步练习髋内收、内旋。

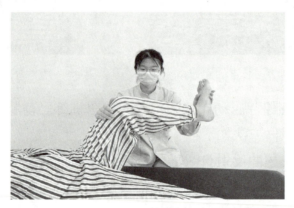
图 11-22 仰卧位抑制屈肌共同运动

2)坐位:患者端坐位,足平放于地面,患侧髋膝屈曲,不伴有髋外展、外旋;也可将患腿放于健腿上,保持髋膝屈曲、踝背屈。

3)立位:患者立位,患腿位于健腿后方,健腿负重,指示患者将患膝靠近健膝,练习屈髋屈膝、髋内收的动作。训练时注意将患足保持在背屈、外翻位。

(2)伸髋伸膝,踝背屈:是抑制下肢伸肌共同运动的训练。以卧位为例。患者仰卧位,在髋、膝、踝同时屈曲状态下,指示患者伸髋伸膝,不伴有髋内收、内旋。如果在下肢伸展过程中出现伸肌共同运动应及时停止,并稍作屈曲动作,在此位置上反复练习。随着患者能力的增强,可指示患者在关节任意角度停止运动;也可在患者伸髋伸膝,踝背屈的体位下,治疗师沿患者下肢长轴加压,做下肢负重的准备性训练。

(3)伸髋屈膝,踝背屈:在膝关节屈曲状态下,诱发髋关节完成伸展的分离运动,可打破下肢屈和伸的共同运动模式。以卧位为例:

1)双腿搭桥训练:患者仰卧位,双下肢屈曲,双膝并拢,双足平放于床面,为避免出现联合反应,可让患者博巴斯握手,治疗师可协助固定骨盆,指示患者将臀部抬起,尽量伸髋,停留片刻后恢复原状,反复进行(图11-23)。

2)患腿置于床边的单腿搭桥训练:患者仰卧位,患腿置于床边,小腿垂直于床沿外,治疗师向前牵拉股四头肌同时下压,使小腿与地面垂直,足平放于地面(可根据患者小腿长度垫套凳),指示患者抬起骨盆,尽量伸髋(图11-24)。

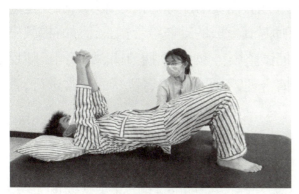

图11-23　双腿搭桥训练

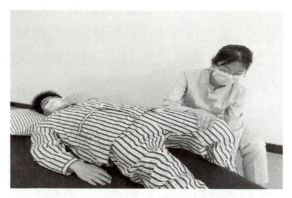

图11-24　床边单腿搭桥训练

3)俯卧位伸髋屈膝训练:患者俯卧位,髋关节充分伸展,完成膝关节屈曲练习,同时指示患者保持踝背屈(图11-25)。进一步可让患者膝关节在屈曲的某一角度稍加维持,逐渐过渡到膝关节屈伸运动。

(4)屈髋伸膝,踝背屈:在屈髋状态下,诱发伸膝的分离运动,可打破下肢屈曲和伸展共同运动模式。以卧位为例:患者仰卧位,嘱患者在患侧膝伸展,踝背屈时,将患腿抬离床面(图11-26)。

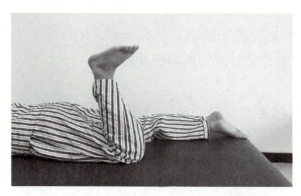

图11-25　俯卧位伸髋屈膝训练

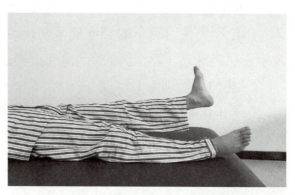

图11-26　屈髋伸膝,踝背屈训练

(5)踝关节跖屈训练:是抑制屈肌共同运动对下肢运动功能的影响。该动作是患侧下肢步行时支撑末期的重要基本功。患者面向墙壁站立,健手轻轻扶墙,躯干伸展,髋关节伸展,足跟抬起,足趾伸展,同时膝关节屈曲。随着患者能力的增强,可在独立维持平衡状态下反复进行抬足跟运动。若患者踝关节主动跖屈有困难,治疗师可一手控制患侧足趾使其伸展,另一手扶持足跟协助踝关节进行跖屈运动。

3. 第Ⅵ阶段的训练方法　此阶段要注重下肢协调性、灵活性及耐力的训练,尽量让患者按正常的运动模式完成行走、上下楼梯、绕行障碍物等。下面介绍几种步行方式:

(1)借助步行:患者达不到独立步行时,可借助拐杖、平行杠、楼道或房间内扶手等步行。开始时最好在治疗师的指导下步行,方法是治疗师站在患侧,一手握住患侧手,另一手放在患侧腋窝,托住患肩,与患者一起步行。这样除了辅助支撑作用外,还可以帮助患者转移重心、调整步幅、控制节奏,又便于与患者交流。

(2)指导步行:当患者还不能较好地完成步行前,需要治疗师的指导,以顺利、安全地行走,这就是指导步行。指导患者步行时,治疗师对其完成的动作给予指正,比如:提醒患者如何控制重心、如何起步、如何控制步幅、如何调整姿势、如何掌握节律、如何纠正膝反张等。需要注意的是,治疗师的指导一定要合情合理,不要干扰患者步行的正常进行,正确的部分要给予肯定。

(3)独立步行:独立步行要建立在负重训练的基础上,需要较好的神经生理学条件以控制整个步行过程,需要较好的步态保证步行的稳定性和实用性。而当患者障碍较重,需要注意提高负重能力,确保步行的安全性,同时应尽量避免障碍的影响,采取代偿的方法。

(4)跨越障碍物:当患足能抬离地面后,可考虑进行跨越障碍物训练。开始时要按患者的步幅设计一定间隔的、低矮的障碍物。许多偏瘫患者利用屈肌共同运动可完成跨越动作,但需注意患足着地会不会碰到障碍物等安全问题,必要时给予帮助。练习这一动作前要有良好的基础训练,以保证患者在具有较好的肢体功能和步态的情况下完成。

(5)上下台阶:上下台阶也应该在具备一定的肢体功能条件下进行,指导方法和注意事项基本同跨越障碍物。遵循“健足先上,患足先下”的原则,合理负重,正确进行重心转移,保证训练的安全性。

(四)躯干

布伦斯特伦对躯干的训练从早期开始进行,训练的主要内容是提高躯干的平衡能力及躯干肌肉活动。躯干肌的活动一般是先练屈肌,再练伸肌,最后练旋转肌。

1. 坐位平衡训练

(1)坐位平衡:多数脑卒中初期的患者都不能独立保持正确坐位,有向患侧倾倒的倾向,许多患者需要健手扶持来保持平衡。训练时既要提高躯干患侧肌群的控制能力,又不能忽略健侧躯干肌的训练。鼓励患者养成自我调整坐位平衡的习惯,发生倾斜时主动向健侧调整。

(2)平衡反应的诱发:坐位时,在保证患者安全的前提下,治疗师用手向前、后、左、右推拉患者,破坏其平衡状态,使患者重新调整重心维持平衡。操作前要向患者说明动作的目的和方法。若患者尚不能主动完成平衡反应,可向患者容易倾斜的方向轻轻加力,以诱发平衡反应。

2. 躯干前屈及侧屈　患者坐位,用健手托住患手。治疗师与患者相对而坐,支持患者双肘,在不牵拉肩关节的情况下,引导患者通过屈髋完成躯干的前屈,同时使患者躯干保持伸展,进一步引导患者重心充分前移,双足负重,为站立做准备。躯干前屈训练后,练习躯干左、右侧屈,引导患者侧屈时注意患腿负重的训练。当患者躯干平衡能力较差时,患侧膝关节会向外运动(髋关节外展、外旋),不利于患腿负重,治疗师可用自己的膝部帮助患侧髋关节保持中立位。

3. 躯干旋转　治疗师位于患者的身后,双手分别放在其两侧肩峰上,嘱患者目视前方。躯干向右侧旋转时,头转向左侧,反之亦然。

| 本章小结 | 　　本章学习重点是布伦斯特伦偏瘫运动功能恢复阶段的特点,联合反应的定义与类型,共同运动的定义与模式,布伦斯特伦技术的基本治疗方法及治疗原则。本章学习难点为该治疗技术在偏瘫运动功能恢复不同阶段的应用。在学习过程中注意评估脑卒中患者所处运动功能恢复的阶段,根据各阶段布伦斯特伦治疗技术要点开展训练。治疗过程中要关爱患者,帮助患者树立信心。 |

(陆　银)

思考题

一、简答题

1. 简述布伦斯特伦偏瘫运动功能恢复 6 个阶段的特点。

2. 简述上肢屈曲共同运动和下肢伸肌共同运动的表现。

二、案例分析

患者,男,50 岁。左侧肢体无力 1 个月入院,既往高血压病史,临床诊断脑出血恢复期。入院查体:患者神志清楚,左侧肢体偏瘫,右手紧握拳头时,左手可见抓握反应,左上肢可随意引起协同运动,坐位下肢屈膝 90° 的情况下,足可向后滑动。

请问:

1. 患者左侧上肢、下肢和手分别处于布伦斯特伦分期的哪个阶段?

2. 针对左下肢的情况,如何运用布伦斯特伦技术进行康复治疗?

第十二章 | 鲁德技术

12章 数字内容

鲁德技术于 20 世纪 40 年代被提出,该技术源于 19 世纪关于发育和神经生理的理论。

第一节 理 论 基 础

由于大脑的损伤,高位中枢失去了对低位中枢的控制作用,出现了运动丧失或人体发育初期才具有的运动模式。任何人体活动都是由先天存在的各种反射,通过不断的应用和发展,并由反复的感觉刺激不断被修正,直到大脑皮质意识水平上达到最高级的控制位置。因此,应用正确的感觉刺激,按照正常的人体发育过程来刺激相应的感觉感受器,就有可能加速诱发运动反应或引起运动兴奋,并通过反复的感觉刺激而诱导出正确的运动模式。

一、概 述

1. 定义 鲁德技术又称为多感觉刺激技术,是通过对相应皮肤区域采用多种感觉刺激,以诱发产生肌肉收缩或关节运动的方法。

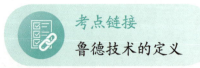

考点链接
鲁德技术的定义

2. 主要观点

（1）感觉输入决定运动输出。

（2）运动反应按一定的发育顺序出现。

（3）身、心、智是相互作用的。

3. 特点　本技术的最大特点就是通过有控制的感觉刺激,诱发出有目的的运动应答。在应用鲁德技术时要注意根据患者的情况,合理选择对感觉刺激的控制。有控制的感觉刺激表现在:

（1）刺激部位:应刺激主缩肌肌腹表面的皮区。

（2）刺激方向:应答前,采用逆毛方向刺激主缩肌可强化感觉的输入;一旦主缩肌开始收缩,应强化沿神经传导方向的刺激以促进扩散。

（3）刺激频率:快速有节律的刺激是易化作用,缓慢有节律的刺激是抑制作用。

（4）刺激时效:每次刺激后产生应答的有效峰值时间约为 30 秒。超过 30 秒还未出现肌肉收缩,应重新诱发刺激 – 应答反应。

二、基 本 理 论

（一）通过相应的感觉刺激使肌张力正常化并诱发正确的动作应答

有控制的感觉输入以诱发肌肉活动的反射性应答,是获得运动控制的最早发展阶段。该方法强调选用有控制、有节律的感觉刺激,按照个体的发育顺序,利用某些动作引出有目的的反应,提出了感觉输入决定运动输出;运动反应按一定的发育顺序出现;身、心、智是相互作用的观点。尽管神经科学的发展对很多原有的理论提出了质疑,但是感觉刺激对运动的重要性一直是得到重视的。

（二）治疗遵循个体发育顺序

感觉运动觉的控制建立在运动发育的基础上。治疗顺序应是从头到尾,即从头部开始,沿着体节向骶部进行,首先是屈肌群受到刺激,其次是伸肌群,然后是内收肌群、外展肌群,最后出现旋转。

鲁德根据人体发育顺序总结出来 8 种运动模式,即仰卧屈曲模式、转体或滚动模式、俯卧伸展模式、颈肌协同收缩模式、俯卧肘支撑模式、手膝位支撑模式、站立模式、行走模式(图 12-1)。所获得的肌肉反射性应答活动也应按照发育的规律,以达到恢复脊髓以上中枢的控制能力。

1. 仰卧屈曲　是一种保护性的姿势,是以第 10 胸椎为中心的全身屈曲模式。当头和肢体向前屈曲时,身体的前面处于被保护状态。其是活动性张力增高患者的一种表现。

2. 仰卧转至侧卧　同侧上下肢屈曲,转体或滚动身体。该活动激活躯干侧屈肌,用于治疗仰卧时紧张性迷路反射表现突出的患者。

3. 俯卧伸展　是头、颈、肩、下肢及躯干的完全伸展模式,是活动性和稳定性的结合,是站立时伸肌群稳定的过渡阶段。肘支撑与颈部的迷路性调整反射有密切关系,如果具有保持这种姿势的能力,则说明紧张性颈反射和紧张性迷路反射都已被抑制。

4. 颈肌协同收缩　是一种稳定性的模式。当俯卧时,重力的作用刺激了颈部的本体感受器和斜方肌的上部,使颈肌有能力抗重力收缩来保持头的后仰。它同时激活颈部的屈肌和伸肌,有利于促进头颈部的控制能力。

5. 俯卧肘支撑　俯卧时,通过肘关节持重刺激,使躯干上部得到充分牵张,加强了肩胛带和肩肱关节的稳定性。同时可开阔视野,有利于获得左右移动的机会。

6. 四点／手膝位支撑　当颈和上肢保持稳定时,可利用这一体位以刺激下肢与躯干的共同收缩。支撑时由静态到动态。当手膝固定,肩和髋活动时,在稳定的基础上增加了活动性。该体位下的体重转换还可以激活平衡反应。

7. 站立　人在直立位时,上肢被解放,可进行各种自由活动,这需要躯干上部具有良好的协调功能,双侧下肢均匀持重,并逐渐使体重能在双下肢之间转换。保持该体位需要神经系统较高水平的整合能力,必须具有皮质水平支配下的调整反应和平衡反应的支持。因此,应重视立位平衡反应的训练,使站立具有实际应用价值。

8. 行走　行走是活动性、稳定性和技巧性能力的综合体现。需要有能力支撑体重、保持平衡及髋、膝、踝的屈曲能力。它是一个极其复杂的过程,需要全身各部分的协调。

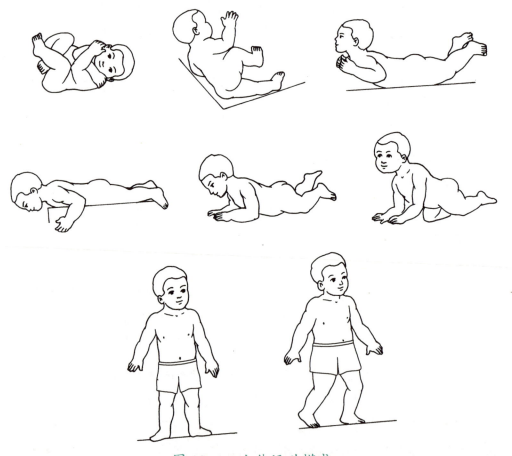

图 12-1　人体运动模式

226

（三）实施有目的性的动作

特别要强调动作要有目的性。应用有目的性的动作,作为诱发、建立神经－肌肉系统的运动模式,即按"目的"反射性地使原动肌、拮抗肌、协同肌相互之间的作用逐渐形成,并通过反复的训练使动作更加协调。因此,动作中的感觉是掌握这一动作的基础,患者通过注意自己所要达到的目的,可反射性地诱发出中枢神经系统对运动的控制,反复的刺激或训练会强化这种控制能力,使其不断完成由感觉到运动的全过程。所以在治疗中一定要强调患者的注意力要集中,要用心想着自己所要完成的动作,即便是瘫痪较重的肢体,患者也应这样做。

（四）反复强化感觉运动的反应

感觉输入能促进运动的发生,运动的结果又产生感觉帮助患者学习运动。但要最终掌握这个动作,需要反复地进行由感觉到运动的训练,最终达到自动化的动作。这种感觉运动的反应必须是重复的,反复的感觉运动反应对动作的掌握和运动的学习是十分必要的。

三、运动控制的形式

1. 交互支配　交互支配是基本的运动控制形式,对机体起保护作用。主缩肌收缩时,拮抗肌被相对抑制。

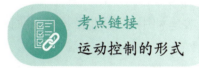

考点链接
运动控制的形式

2. 共同收缩　共同收缩是主缩肌与拮抗肌共同收缩的模式,为机体提供了稳定性。

3. 重负荷性工作　重负荷性工作的活动性在稳定性之上。一般为肢体近端活动、远端固定的形式。

4. 技巧性活动　技巧性活动是活动性和稳定性的结合,是最高水平的运动控制。它要求肢体远端活动时,近端固定。

四、治 疗 原 则

鲁德方法的治疗是从诱发反射活动入手,结合个体的发育模式来增强运动反应。其治疗应从反射运动开始逐渐过渡到随意运动。治疗中应遵循以下原则:

1. 由颈部开始,到尾部结束。

2. 由近端开始刺激向远端扩散。

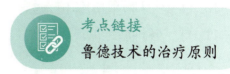

考点链接
鲁德技术的治疗原则

3. 由反射运动开始,促进随意运动产生。

4. 先刺激外感受器,后利用本体感受器。

5. 先进行两侧运动,再进行一侧运动,最后是旋转运动。

6. 颈部和躯干先做难度高的运动,后做难度低的运动;四肢先做难度低的运动,后做难度高的运动。

第二节　基本技术

导入案例

患者,女,59岁,右侧肢体活动不灵18天,检查头部CT显示"左侧脑干上部高密度影",疾病诊断为"脑出血",查体:神志清楚,言语流利,吞咽差,布伦斯特伦分级上肢－手－下肢为Ⅳ-Ⅲ-Ⅳ,患者右侧痛、温觉障碍,日常生活轻度依赖。

请问:

1. 该患者目前有哪些功能障碍?

2. 根据患者情况,鲁德技术可以做何种帮助?

基本技术包括促进技术和抑制技术。促进技术是应用皮肤、本体等刺激来诱发肌肉收缩反应,适用于大脑休克期或脊髓休克期导致的弛缓性瘫痪或肌力不足的情况。抑制技术是利用感觉刺激来抑制肌肉收缩反应,适用于痉挛和其他肌张力增高的情况。

一、治疗用具

1. 刷子　各种类型和不同硬度的刷子。

2. 振动器　振动频率要适当,利于诱发神经纤维的应答反应。

3. 冰　诱发时要求用 -17～-12℃的冰,抑制时无特殊限制。

4. 橡胶用品　可使用符合诱发肌肉收缩的各种橡胶。

5. 圆棒　可用于抑制手指、足趾屈肌紧张。

6. 压舌板　抑制舌肌紧张。

7. 婴儿舔弄的玩具　用于进食训练的初期。

8. 各种诱发嗅觉的物品。

9. 音乐刺激　包括舒缓和激情的音乐。

10. 沙袋　利于固定体位,诱导动作。

11. 球　各种质地的球。

二、促进方法

（一）触觉刺激

1. 快速擦刷　通过刺激 C 纤维，活化 γ_2 纤维的末梢，诱发主缩肌收缩，抑制拮抗肌收缩。通常，刺激后显效峰值为 15～30 秒，30～40 分钟时效达到高峰。因此，治疗师要特别注意训练计划的安排：患者各种助力或主动的功能训练活动应在感觉刺激的基础上进行。通常擦刷方法分为：

（1）一次擦刷：在支配相应肌群的脊髓节段皮区刺激，如 30 秒无反应被诱发出，可以重复 3～5 次擦刷。这种方法适用于意识水平较低而需要运动的患者。

（2）连续擦刷：擦刷的部位是主缩肌肌群或关键肌肌腹表面的皮肤区域，连续做 3～5 秒的来回擦刷。如果是擦刷小肌肉，则每次擦刷小于 3 秒，并要休息 2～3 秒后再进行下一次擦刷，每块肌肉刺激约 1 分钟。如是擦刷诱发大肌肉收缩，则无须休息 3 秒。擦刷遵循由远端向近端的顺序（图 12-2 和图 12-3）。

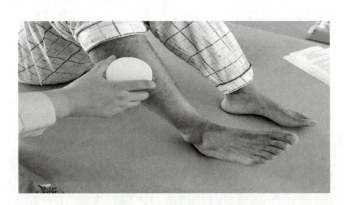 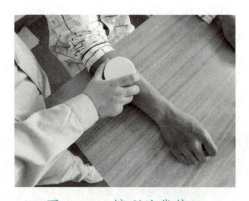

图 12-2　擦刷胫骨前肌　　　　　图 12-3　擦刷腕背伸肌

2. 轻触摸　是指用轻手法触摸手指或足趾间的背侧皮肤、手掌或足底部，以引出受刺激肢体的回缩反应。但应注意对这些部位的反复刺激可引起交叉性反射性伸肌反应。

3. 轻叩击　轻叩手背指间或足背趾间皮肤及轻叩掌心、足底均可引起相应肢体的回缩反应。重复刺激这些部位还可以引起交叉性伸肌反应。轻叩肌腱或肌腹可以产生与快速牵拉相同的效应。

（二）温度刺激

常用冰来刺激，因为冰具有与快速擦刷和触摸相同的作用。所用的冰是刚从冰箱里取出带白雾的冰（温度 -17～-12℃）。由于冰可以引起交感神经的保护性反应（血管收缩），因此应避免在背部脊神经后支分布区刺激。用冰快速刺激手掌与足底或手指与足趾之间背侧皮肤时，可以引起与轻触摸相同的反射性回缩，当出现回缩反应时应适当增加阻力，以提高刺激效果。具体方法有两种：

（1）一次刺激法：用冰一次快速地擦过皮肤。

（2）连续刺激法：将冰按每3～5秒5次在治疗部位来回刷动，然后用毛巾轻轻蘸干，一般30～40分钟后疗效达到高峰。这种方法可以引起与快速擦刷相同的效应。

（三）本体感觉刺激

1. 牵拉　快速、轻微地牵拉肌肉，可立即引起肌肉收缩反应，利用这种反应达到治疗目的。牵拉内收肌群或屈肌群，可以促进该群肌肉而抑制其拮抗肌群。牵拉手或足的固有肌肉可引起邻近固定肌的协同收缩。用力握拳或用力使足底收紧可对手和足的小肌群产生牵拉，可使近端肌群易化。若此时这一动作在负重体位下进行，近端关节肌群成为固定肌，可以促进这些肌群收缩，进一步得到易化。

2. 快速叩击　快速叩击肌腹可引起肌肉的收缩反应。叩击主动肌肌腹，促进主动肌收缩，诱发动作；叩击拮抗肌肌腹，促进拮抗肌收缩，利用交互抑制作用可减轻主动肌痉挛。

3. 挤压关节或骨突处　挤压刺激一般是由近端向远端进行。按压肌腹可引起与牵拉肌梭相同的牵张反应，挤压关节可使关节间隙变窄，刺激高阈值感受器，引起关节周围的肌肉收缩。当患者处于屈髋屈膝的桥式体位、屈肘俯卧位、手膝四点位及站立位时，抬起健腿使患侧肢体负重等，均可产生类似的反应。对骨突处加压具有促进、抑制的双向作用，如在跟骨内侧加压，可促进小腿三头肌收缩，产生足跖屈动作；相反，在跟骨外侧加压，可促进足背屈肌收缩，抑制小腿三头肌收缩，产生足背屈动作。

三、抑 制 方 法

（一）温度刺激

中等温度刺激、不感温局部浴、湿热敷等可使痉挛肌肉松弛。中等温热敷10～20分钟可产生抑制作用。若温度高于体温，则2～3小时内产生反跳现象，即抑制肌群又被易化。

（二）本体感觉刺激

1. 轻度挤压　此法可使偏瘫患者因痉挛引起的肩痛得以缓解。在治疗偏瘫者患肩疼痛时，治疗者可以托起肘部，使上肢外展，然后把上臂向肩胛盂方向轻轻地推，使肱骨头进入关节窝，保持片刻可以使肌肉放松，缓解疼痛。如对偏瘫患者掌指关节进行轻轻挤压，可抑制屈肌张力，缓解痉挛；对偏瘫患者肩部肌痉挛而引起的疼痛，可将患肩外展至35°～45°，再将上臂轻轻向肩胛盂方向推动并固定片刻，即可缓解肌痉挛，减轻疼痛。

2. 压迫肌腱　在痉挛的肌肉肌腱附着点持续加压，可使这些肌肉的张力降低。如对患者颈背部自上而下地轻压脊柱两侧肌群，直至骶尾部，两手交替进行。一般约需3分钟时间，即可降低全身肌群的张力。

3. 持续牵拉　持续一段时间的牵拉，或将处于被拉长的肌肉通过系列夹板或石膏托固定进行持续牵拉。

（三）其他

缓慢地将患者从仰卧位或俯卧位翻到侧卧位可以缓解痉挛。让患者取手膝位，手部和膝部位置不动，躯干做前、后、左、右和对角线式的活动，即远端固定近端运动，可缓解痉挛（适用于手足徐动症等情况）。如果痉挛范围较局限，可缓慢地抚摸或擦拭皮肤表面，可同样达到放松的目的。

利用特殊感觉刺激产生抑制作用，如舒缓的催眠曲，光线暗淡、色彩单调的环境可有抑制作用；轻柔、缓慢、低频率的语言有利于患者的放松。

常用的刺激方法包括触觉刺激、温度刺激、叩击、牵拉等，具体的促进方法和抑制方法总结见表 12-1。

表 12-1　常用的刺激方法

项目	促进方法	抑制方法
触觉刺激	快速擦刷或触摸	缓慢触摸
温度刺激	冰刺激	温、热敷
叩击	快速叩击	缓慢叩击加轻压
牵拉	快速牵拉	持续牵拉
挤压	快速关节挤压	持续挤压
听觉刺激	节奏强、高频率的音乐	舒缓的音乐
视觉刺激	光线亮、色彩艳	光线及色彩暗淡

课堂活动

比一比：请同学们与同桌配合演示常用的刺激方法，比较促进方法与抑制方法的区别。

四、临 床 应 用

（一）弛缓性瘫痪

弛缓性瘫痪又称软瘫，常见于大脑或脊髓损伤的休克期。应采取快速、较强的刺激以诱发肌肉的运动。常用的方法有：

1. 快速擦刷　通过快速、较强的擦刷刺激促进肌肉收缩。以软毛刷或根据患者的情况选用不同硬度的毛刷。擦刷一般由远端向近端进行，以增加感觉的输入，强化反馈作用。

2. 轻触摸　用轻手法触摸手指或足趾间的背侧皮肤、手掌或足底部，以引出受刺激肢体的回缩反应。

3. 冰刺激　包括在治疗部位进行一次性冰刺激和连续冰刺激。

（二）痉挛性瘫痪

痉挛性瘫痪又称硬瘫，常见于大脑或脊髓损伤的恢复期。对痉挛性瘫痪要根据其特点以抑制的手法为主，故应利用缓慢、较轻的刺激，以抑制肌肉痉挛或对拮抗肌的易化，缓解患者的紧张状态。方法如下：

1. 温热刺激　包括中等温度刺激、不感温局部浴、湿热敷等，可以放松痉挛的肌肉。

2. 持续冷刺激　将冰（−17～−12℃）按每3～5秒5次在治疗部位来回刷动，然后用毛巾轻轻蘸干，一般30～40分钟后疗效达到高峰。

3. 持续牵拉　此法应用较广，特别对降低颈部和腰部的伸肌、股四头肌、肱二头肌等的张力是较好的方法。

4. 轻挤压　在跟骨外侧加压，可促进足背屈肌收缩，抑制小腿三头肌收缩，而产生足背屈动作。

5. 负重及旋转躯干　一般认为肢体负重位是缓解痉挛的较理想体位。因此，可以通过负重时对关节的挤压和加压刺激增强姿势的稳定性，而这种稳定性必须以关节的正常位置为基础。在上肢只有肩关节的位置正确，不内收、内旋，才能提高前臂和手部的负重能力，达到缓解上肢痉挛的目的。下肢也是如此，髋关节位置必须正确，没有内收和屈曲，才能达到理想的下肢负重。躯干的旋转也有利于痉挛的减弱，可通过旋转躯干来降低肌张力。

（三）吞咽障碍

脑血管病患者常常因假性延髓麻痹或延髓麻痹引起吞咽和构音障碍。针对吞咽障碍的治疗，局部方法主要是通过一些刺激诱发或增强肌肉活动，这种刺激强度一定要适当，方法如下：

1. 擦刷法　可用毛刷轻刷上唇、面部、软腭和咽后壁，避免刺激下颌、口腔下部。

2. 冰刺激　用冰刺激嘴唇、面部、软腭和咽后壁，用冰擦下颌部的前面。

3. 抗阻吸吮训练　做吸吮动作时增加适当阻力，加强口周围肌肉运动。

本章小结　本章学习重点是鲁德技术的定义、特点；促进技术和抑制技术。本章学习难点为鲁德技术中促进和抑制方法。在学习过程中要注意对比促进方法和抑制方法的区别，有针对性地选择适合患者的治疗方法。鲁德技术的治疗是从诱发反射活动入手，结合发育模式来增强运动反应。因此在治疗过程中，患者所做的活动要有目的性，通过有目的的运动反应建立神经－肌肉系统的运动模式，使肌群间的相互作用更加协调。

（班玉滕）

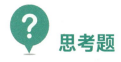

思考题

一、简答题

1. 简述鲁德技术常用的治疗用具。
2. 简述鲁德技术中常用的促进方法及抑制方法。

二、案例分析

患者,男,既往有 2 型糖尿病病史,主诉"突发左侧肢体无力 2 天"入院。目前患者病情稳定,BP 130/80mmHg,神志清,构音障碍,左侧鼻唇沟稍浅,伸舌偏右,咽反射减弱,心肺检查无异常,左上肢肌张力稍低,左侧肩关节和肘关节屈肌肌群肌力 3 级,左下肢屈肌肌群肌力 4 级,左侧生理反射存在,CT 示右侧内囊区脑梗死。

请问：

1. 针对患者目前情况,如何评定患者的功能障碍?
2. 应用鲁德技术,可以为患者做哪些治疗?

第十三章 | 本体促进技术

13章 数字内容

本体促进技术(proprioceptive neuromuscular facilitation,PNF),是通过对本体感受器刺激,达到促进相关神经肌肉反应,增强相应肌肉的收缩能力的目的;同时通过调整感觉神经的异常兴奋性来改变肌肉的张力,使之以正常的运动方式进行活动的一种神经生理治疗技术和训练体系。

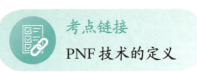

考点链接
PNF 技术的定义

PNF 技术首先在脊髓灰质炎及骨科疾病患者的康复治疗中使用,后来逐步应用到中枢神经系统障碍的康复治疗中。

第一节 治疗技术

一、基本治疗技术

(一)体位

1. 治疗师体位　双脚呈"弓箭步"靠近患者站立,手和臂的排列与运动方向保持一致。

2. 手的抓握　使用蚓状肌抓握(图 13-1),即

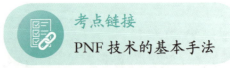

考点链接
PNF 技术的基本手法

夹状手,这一姿势中的压力来自掌指关节的屈曲,手指伸展的程度与接触患者身体的部位相一致。抓握时既可以很好地控制患者的运动,又可避免因挤压引起患者的疼痛。

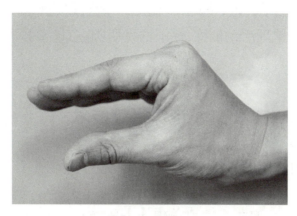

图 13-1　夹状手

（二）本体感觉刺激

1. 阻力　阻力可以提高患者肌力,加强运动控制,增加患者运动的知觉,阻力大小应是患者可接受的,可平稳移动或维持等长收缩的最大阻力,称为最佳阻力。由抗阻所产生的主动肌肉紧张被认为是最有效的本体感觉刺激,刺激的大小与阻力的大小直接相关。

2. 牵张　肌肉被拉长到一定程度后可产生牵张反射。该反射可激发自主肌肉收缩,增强较弱肌肉的收缩力量和反应速度,同时有利于姿势的控制。

3. 关节牵引或挤压　牵引可增大关节间隙,刺激关节感受器,促进关节周围肌肉(特别是屈肌)的收缩。其主要用于促进关节的屈曲及抗重力运动。挤压是对关节的压缩使关节间隙变窄,激活关节感受器,促进关节稳定能力和负重能力,提高了抗重力肌肉的收缩,促进直立反应。

（三）言语指令

言语指令告诉患者何时开始做及做什么,一般包括三部分。

1. 准备指令　使患者做好准备,使患者明确运动的方式、方向及训练目的,以得到患者的配合。

2. 活动指令　告诉患者启动及如何活动。启动口令在牵张的一瞬间发出,能够将患者的意识与反射反应协调起来。重复活动口令可以激发更大的力量或再一次引导运动。

3. 矫正指令　当患者在用力的过程中出现偏移或代偿时给予纠正。

（四）视觉

来自视觉的反馈能促进肌肉更强有力的收缩。治疗过程中让患者一直注视着活动部位如手、足等,能增强运动和帮助纠正动作。同时治疗过程中治疗师和患者良好的视觉接触也可以起到激励患者的作用。

（五）顺序

一方面,正常运动的发育遵循一定的顺序(即由头到脚,由近端到远端的顺序),运动控制能力的发育也遵循着一定的顺序。另一方面，日常的功能性活动也具有一个平滑的过程及身体各部协调运动的顺序。顺序也指治疗师诱发或抑制肢体各部位的活动次序。一般以肢体较强部位的活动开始，将其效应逐步扩散至弱的部位，产生相应活动。治疗师首先激发患者开始进行单项活动训练，逐渐诱发肌肉在某个时间或空间产生等长收缩或等张收缩。

二、特殊治疗技术

（一）主动肌定向技术

1. 节律性启动

（1）适应范围：起始运动困难；运动过慢或过快，缺乏节律性，全身性紧张。如帕金森综合征患者等。

（2）操作方法：治疗师在现有的关节活动范围内被动、缓慢、有节律地活动肢体数次，提示患者感受运动的感觉；接着让患者按照要求的方向做主动运动，返回运动由治疗师做；最后让患者主动或在轻微抗阻的情况下完成相同动作。

2. 等张组合

（1）适应范围：主动关节活动度下降；朝既定方向运动时缺乏协调能力；离心收缩控制能力下降。

（2）操作方法：治疗师在整个关节活动度内主动抗阻患者向心性收缩；在关节活动末端停留，让患者做肌肉静力性收缩；然后在阻力方向和力量不变的情况下，缓慢回到起始位置，做离心性收缩；整个过程中肌肉始终对抗阻力。

（二）拮抗肌逆转

1. 动态反转

（1）适应范围：主动肌无力；运动方向改变能力降低；主动关节活动度下降；训练的肌肉开始疲劳。

（2）操作方法：治疗师在患者活动的一个方向上施加阻力；达到理想的关节活动末端后，远端的手迅速转换方向，诱导患者向相反的方向运动，此时患者动作不能停顿或放松。

2. 稳定性反转

（1）适应范围：稳定性下降；肌无力；不能做等长收缩。

（2）操作方法：治疗师对抗患者主动肌的等张收缩，不允许产生运动。当患者主动抗阻达到最大时，治疗师应立即在相反方向施加新的阻力。注意整个过程中主动肌和拮抗肌交替主动抗阻收缩，均不引起关节的运动。

3. 节律性稳定

（1）适应范围：关节活动受限；活动时疼痛；关节不稳定；拮抗肌群无力；平衡能力降低。

（2）操作方法：让患者保持某一姿势，治疗师交替对主动肌与拮抗肌施加阻力，使患者产生相应的对抗性反应，即肌肉的等长收缩。阻力方向的变换尽量迅速、准确。

（三）放松技术

1. 收缩－放松

（1）适应范围：关节被动运动度降低。

（2）操作方法：治疗师先被动地或令患者主动把受限的肢体放置在被动关节活动范围的末端，然后对制约关节活动的拮抗肌或旋转肌进行较强的等张收缩。在肌肉收缩维持5~8秒后，让患者充分放松肢体，再被动或令患者主动地把受限的肢体放置在新的关节活动范围的末端，重复上述动作，直到不能获得更大的关节活动范围。治疗师一定争取把每次关节活动范围逐渐扩大，同时要求患者做主动运动或抗阻的等张收缩。

2. 保持－放松

（1）适应范围：关节被动运动度降低；疼痛。

（2）操作方法：治疗师先令患者主动地把受限的肢体放置在主动或无痛关节活动范围的末端，对制约关节活动的拮抗肌或旋转肌进行主动的等长收缩。在肌肉收缩维持5~8秒后，让患者充分地放松肢体，再令患者主动地把受限的肢体放置在新的主动或无痛关节活动范围的末端，重复上述动作，直到不能获得更大的关节活动范围。在进行此种技术操作时，治疗师一定不能加剧患者的疼痛程度，应通过提高相应肌肉收缩的力度来逐步扩大关节活动无痛范围。

三、运动模式

1. 命名　PNF的运动模式是根据肢体近端关节的运动来命名的，分为屈曲和伸展模式。躯干和四肢围绕中心关节均具有两个对角线模式（图13-2），为了区别解剖学上在矢状面发生的肢体屈曲和伸展，分别在各自的前面加上了大写字母D（diagonal），表示对角的意思，分别简称D1和D2模式。每一条对角线有两个相互交叉的运动方向，因此就有了D1屈曲、D1伸展、D2屈曲、D2伸展的运动模式。屈曲用大写字母F（flexion）表示，伸展用大写字母E（extension）表示，模式可以表示为：D1F、D1E、D2F、D2E。

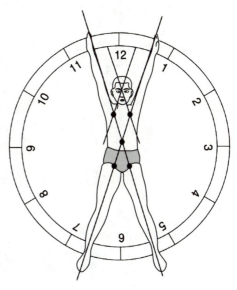

图13-2　对角线模式

2. 特征　PNF的运动模式在3个层面同时发生，即矢状面进行肢体的屈曲和伸展；冠状面进行肢体的外展和内收；水平面进行四肢或躯干的旋转。PNF模式具有螺旋和对角线的特征，形成对角螺旋性运动，称为"螺旋对角交叉式"运动模式。如上肢的 D1 屈曲模式为屈曲 – 内收 – 外旋,伸展模式则为伸展 – 外展 – 内旋。

3. 对角线模式　对角线模式是屈曲或伸展、内收或外展、内旋或外旋 3 对相反运动的组合,并且在运动过程中都出现中线交叉。这种形式可促进身体两侧之间的相互影响,让强的部分带动弱的部分,是日常生活活动中最主要的运动形式。因此,用对角线模式训练对患者的康复最为有效。对角线模式也可以根据肢体(上肢、下肢或两者组合起来)的运动情况分为单侧模式和双侧模式两种形式。

(1)单侧模式:是指单纯的头颈、躯干、一侧上肢或下肢的运动。

(2)双侧模式:是指两侧上肢、两侧下肢或者上、下肢组合的运动。双侧模式分为 4 种形式,见表 13–1、图 13–3。

表 13–1　对角线双侧模式

模式名称	特点
对称模式	在同一方向以相同的对角线模式运动
不对称模式	在同一方向以相对的对角线模式运动
对称交叉模式	在相反方向以相同的对角线模式运动
不对称交叉模式	在相反方向以相对的对角线模式运动

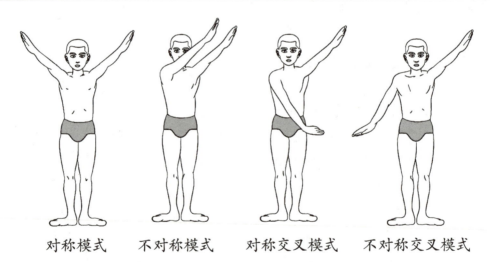

　对称模式　　不对称模式　　对称交叉模式　　不对称交叉模式

图 13–3　对角线的双侧模式

第二节　肢体基本运动模式与手法

 导入案例

患者,女,62 岁,左侧肢体活动不利 20 天。头颅 CT:右侧基底节区脑梗死。查体:血压 150/90mmHg,神志清楚。布伦斯特伦分级左侧上肢－手－下肢:Ⅲ－Ⅱ－Ⅳ。患者不能从仰卧位到左侧卧位。

请问:

1. 该患者此时主要的功能目标是什么?

2. 可以用哪些模式来帮助患者实现此功能目标?

一、上肢运动模式

上肢有两个对角线:屈曲－内收－外旋(D1F)和伸展－外展－内旋(D1E);屈曲－外展－外旋(D2F)和伸展－内收－内旋(D2E)。在操作时,要支持患者头颈部置于舒适的位置,尽可能地使之接近中立位。在做上肢运动模式时,将上肢置于两个对角线交叉的中间位,肩和前臂需处于旋转的中立位,从腕和手开始,用适当的旋转,活动上肢使之在此模式中增加活动度。运动模式的名称以结束模式为准。在这两个对角线模式中的正常顺序为:手指和腕关节首先做全范围运动,然后其他关节一起做其他活动范围的运动(图 13-4)。

1. 上肢屈曲－内收－外旋(D1F)

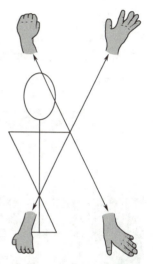

图 13-4　上肢对角线模式

 课堂活动

动一动:请同学们演示上肢屈曲－内收－外旋模式的起始姿势和结束姿势,并演示该模式主动运动的轨迹。

(1)起始姿势:患者仰卧,肩胛骨下压、内收、外旋,肩关节伸展、外展、内旋,前臂旋前,腕关节伸展并尺偏,手指伸展、外展。治疗师跨步站立,面向患者足部(图 13-5)。

(2)抓握:治疗师一手与患者掌心相对,不要碰触患者掌面(图 13-6);另一手置于上臂远端内侧、上方。

(3)口令:"向上,向内拉我的手,一、二、三,用力,拉,转,再用力,再拉,再转,看着你的手……"

(4)运动:当患者腕关节旋转至桡侧屈曲时,手指及拇指伸展;手带动肩关节至屈曲伴内收和外旋,肩胛骨向前上提。患者全程注视运动肢体。治疗师近端手予患者上肢近端屈曲、内收、外旋三个动作的阻力;远端手给予患者手指、腕关节屈曲及前臂旋后动作的阻力(图 13-7)。

（5）结束姿势：肩胛骨抬高、外展、旋转，肩关节屈曲、内收、外旋，肘关节屈或伸，前臂旋后，腕关节屈曲并桡偏，手指屈曲、内收（图13-8）。

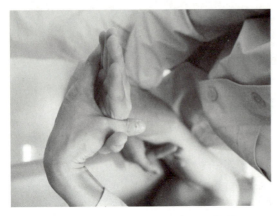

图13-5　上肢D1F起始姿势

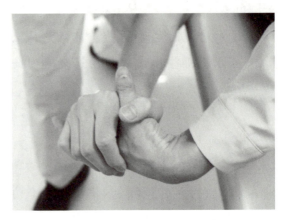

图13-6　上肢D1F抓握

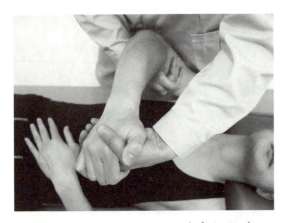

图13-7　上肢D1F运动中间状态

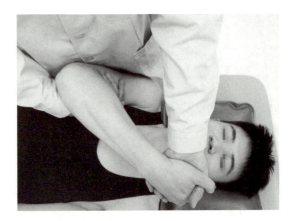

图13-8　上肢D1F结束姿势

2. 上肢伸展－外展－内旋（D1E）

　课堂活动

动一动：请同学们演示上肢伸展－外展－内旋模式的起始姿势和结束姿势，并演示该模式主动运动的轨迹。

（1）起始姿势：患者仰卧，肩胛骨抬高、外展、外旋，肩关节屈曲、内收、外旋，肘关节屈或伸，前臂旋后，腕关节屈曲并桡偏，手指屈曲、内收（图13-9）。治疗师体位同D1F。

（2）抓握：治疗师一手抓握患者的手背，不要碰触患者手掌面；另一手置于上臂远端下方、外侧（图13-10）。

（3）口令："手张开，向下、向外推我的手，一、二、三，用力，推，转，再用力，再推，看着你的手……"

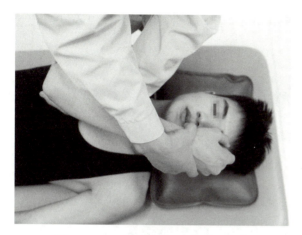

图 13-9　上肢 D1E 起始姿势

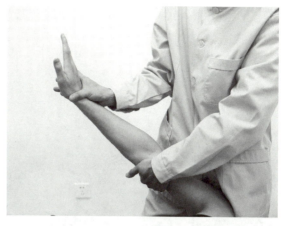

图 13-10　上肢 D1E 抓握运动中间状态

（4）运动：当患者腕关节运动向尺侧伸展时，手指及拇指伸展。手带动肩关节至伸展伴外展和内旋，肩胛骨向后下压。患者全程注视运动肢体。治疗师远端手给予手指与腕关节伸展、前臂旋后动作的阻力；近端手给予患者上肢近端伸展、外展、内旋 3 个方向的阻力。

（5）结束姿势：肩胛骨下压、内收、内旋，肩关节伸展、外展、内旋，肘关节屈或伸，前臂旋前、腕关节伸展并尺偏，手指伸展、外展（图 13-11）。

3. 上肢屈曲－外展－外旋（D2F）

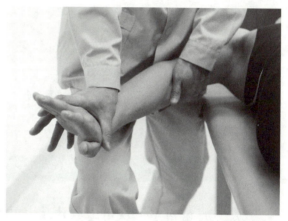

图 13-11　上肢 D1E 结束姿势

课堂活动

动一动：请同学们演示上肢屈曲－外展－外旋模式的起始姿势和结束姿势，并演示该模式主动运动的轨迹。

（1）起始姿势：患者肩胛骨下压、外展、内旋，肩关节伸展、内收、内旋，肘关节屈或伸，前臂旋前，腕关节屈曲并尺偏，手指屈曲、内收；治疗师跨步站立，面向运动方向（图 13-12）。

（2）抓握：治疗师以蚓状手抓握。一手置于上臂远端外侧、上方，另一手抓握患者手背，不接触患者的手掌。

（3）口令："手张开，向上、向外推我的手，一、二、三，用力，拉，转，再用力，再拉，再转，眼睛看着你的手……"

（4）运动：患者腕关节运动至桡侧伸展时，手指及拇指伸展，手带动肩关节至屈曲伴外展和外旋，肩胛骨向后上提。患者全程注视肢体运动轨迹。治疗师近端手给予上肢近端屈曲、外展、外旋 3 个方向动作的阻力,远端手给予手指、腕关节伸展与前臂旋后动作的阻力(图 13-13)。

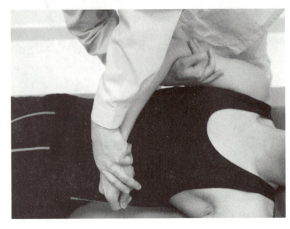
图 13-12　上肢 D2F 起始姿势及抓握

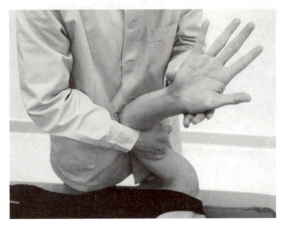
图 13-13　上肢 D2F 运动中间状态

(5)结束姿势:肩胛骨抬高、内收、外旋,肩关节屈曲、外展、外旋,肘关节屈或伸,前臂旋后,腕关节屈曲并桡偏,手指伸展、外展(图 13-14)。

4. 上肢伸展 – 内收 – 内旋(D2E)

课堂活动

动一动:请同学们演示上肢伸展 – 内收 – 内旋模式的起始姿势和结束姿势,并演示该模式主动运动的轨迹。

(1)起始姿势:患者肩胛骨抬高、内收、外旋,肩关节屈曲、外展、外旋,肘关节屈或伸,前臂旋后,腕关节屈曲并桡偏,手指伸展,外展。治疗师体位同 D2F。

(2)抓握:治疗师一手与患者手掌掌心相对,不要接触患者手背,另一手置于上臂远端下方、内侧(图 13-15)。

(3)口令:"向下、向外推我的手,一、二、三用力,推,转,再用力,再推,再转,眼睛看着你的手……"

(4)运动:患者腕关节运动至尺侧屈曲位时,手指和大拇指屈曲。治疗师远端手给予手指、腕关节屈曲、前臂旋转动作的阻力;近端手给予上肢近端伸展、内收、内旋 3 个方向动作的阻力(图 13-16)。

(5)结束姿势:肩胛向前下压、外展、内旋,肩关节伸展、内收并内旋伴随肱骨越过中线至对侧,前臂旋前,腕关节屈曲并尺偏,手指屈曲、内收(图 13-17)。

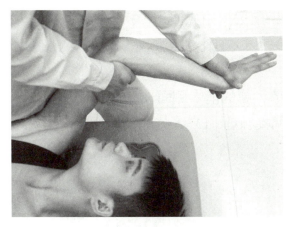

图 13-14 上肢 D2F 结束姿势

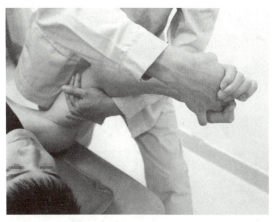

图 13-15 上肢 D2E 起始姿势

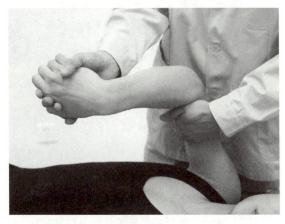

图 13-16 上肢 D2E 运动中间状态

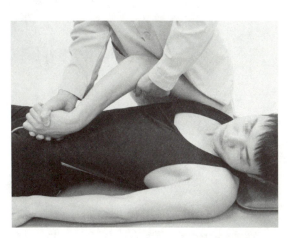

图 13-17 上肢 D2E 结束姿势

二、下肢运动模式

下肢运动模式与上肢类似,操作时同样患者的脊柱应在中间位,无侧弯或旋转。对下肢强壮肌肉施加阻力可带动其他软弱肌肉的收缩。下肢有两个对角线模式(图 13-18)。在这两个对角线模式中的正常顺序为:足趾、足和踝首先做全范围运动,然后其他关节一起做其他活动范围的运动。

1. 下肢屈曲 – 内收 – 外旋(D1F)

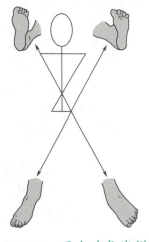

图 13-18 下肢对角线模式

课堂活动

动一动:请同学们演示下肢屈曲 – 内收 – 外旋模式的起始姿势和结束姿势,并演示该模式主动运动的轨迹。

（1）起始姿势：患者髋关节伸展、外展、内旋，膝关节屈或伸，踝关节跖屈并外翻，脚跟向外侧屈曲。治疗师跨步站立，内侧脚（靠近治疗床）在前，外侧脚在后，身体与患者运动力线一致（图13-19）。

（2）抓握：治疗师一手置于患者靠近膝关节大腿的前内侧面，虎口朝向膝关节，另一手抓握患者足背，注意治疗师不要在跖面有任何接触（图13-20）。

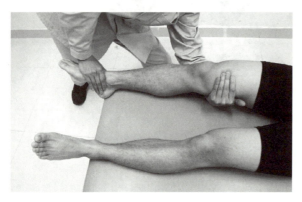

图 13-19 下肢 D1F 起始姿势

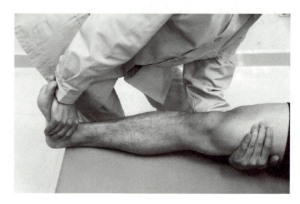

图 13-20 下肢 D1F 抓握

（3）口令："向上抬脚，向上、向内拉我的手，一、二、三，用力，拉，转，再用力，再拉，再转……"

（4）运动：患者足和踝关节运动至背伸和内翻，足趾伸展。治疗师近端手给予下肢近端屈曲、内收、外旋动作的阻力，远端手给予足背屈与内翻动作的阻力（图13-21）。

（5）结束姿势：髋关节屈曲、内收、外旋，膝关节屈或伸，踝关节背屈并内翻，脚跟向内侧伸展（图13-22）。

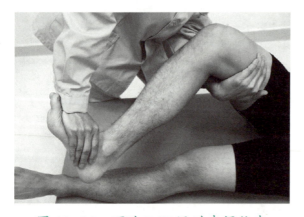

图 13-21 下肢 D1F 运动中间状态

图 13-22 下肢 D1F 结束姿势

2. 下肢伸展 - 外展 - 内旋（D1E）

 课堂活动

动一动：请同学们演示下肢伸展 - 外展 - 内旋模式的起始姿势和结束姿势，并演示该模式主动运动的轨迹。

（1）起始姿势：患者髋关节屈曲、内收、外旋，膝关节屈或伸，踝关节背屈并内翻，脚跟向内侧伸展。治疗师体位同D1F（图13-23）。

（2）抓握：治疗师一手抓握患者足底面，另一手握住大腿的后外侧（图13-23）。

（3）口令："向下伸脚，向下、向外推我的手，一、二、三用力推，转，再用力，再推，再转……"

（4）运动：患者足趾屈曲，足和踝关节跖屈与外翻。外翻引起髋关节内旋，大腿向下活动至伸展与外展，保持内旋。治疗师远端手促进足趾屈曲；近端手给予下肢近端伸展、外展、内旋动作的阻力（图13-24）。

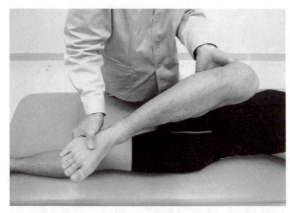

图 13-23　下肢 D1E 起始姿势及抓握

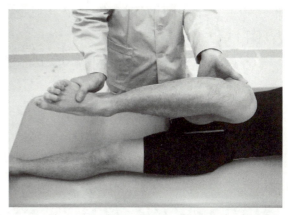

图 13-24　下肢 D1E 运动中间状态

（5）结束姿势：髋关节伸展、外展、内旋，膝关节屈或伸，踝关节跖屈并外翻，脚跟向外侧屈曲（图13-25）。

3. 下肢屈曲－外展－内旋（D2F）

课堂活动

动一动：请同学们演示下肢屈曲－外展－内旋模式的起始姿势和结束姿势，并演示该模式主动运动的轨迹。

（1）起始姿势：患者髋关节伸展、内收、外旋，膝关节屈或伸，踝关节跖屈并内翻，脚跟向内侧屈曲。治疗师跨步站立，面向患者足部。

（2）抓握：治疗师一手置于大腿的前外侧面接近膝关节处，另一手抓握患者足背（图13-26）。

（3）口令："向上抬脚，向上、向外拉我的手，一、二、三，用力，拉，转，再用力，再拉，再转……"

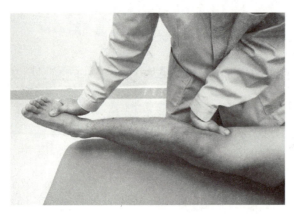

图 13-25　下肢 D1E 结束姿势

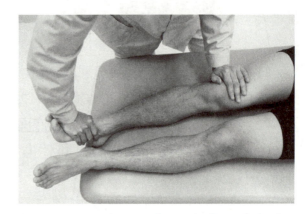

图 13-26　下肢 D2F 起始、抓握及牵拉体位

（4）运动：患者踝关节活动至背伸和外翻时，足趾伸展，外翻引起髋关节内旋。治疗师近端手给予下肢近端屈曲、外展、内旋动作的阻力，远端手给予足背屈与外翻动作的阻力（图 13-27）。

（5）结束姿势：髋关节屈曲、外展、内旋，踝关节背屈并外翻，脚跟向外侧伸展（图 13-28）。

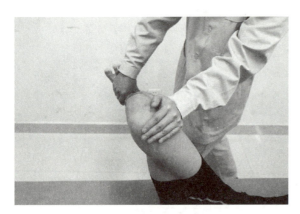

图 13-27　下肢 D2F 运动中间状态

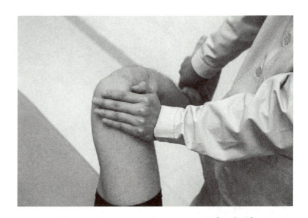

图 13-28　下肢 D2F 结束姿势

4. 下肢伸展-内收-外旋（D2E）

　课堂活动

动一动：请同学们演示下肢伸展-内收-外旋模式的起始姿势和结束姿势，并演示该模式主动运动的轨迹。

（1）起始姿势：患者髋关节屈曲、外展、内旋，膝关节屈或伸，踝关节背屈并外翻，脚跟向外侧伸展。治疗师体位同下肢 D2F（图 13-29）。

（2）抓握：治疗师一手由患者大腿外侧面伸入握住大腿下方，另一手握住患者足底（图 13-29）。

（3）口令："向下伸脚，向下、向内推我的手，一、二、三，用力，推，转，再用力，再推，再转……"

（4）运动：患者足趾屈曲，踝关节跖屈和内翻；大腿活动至伸展与内收、持续外旋。治疗师近端手给予下肢近端伸展、内收、外旋动作的阻力，远端手给予足跖屈与内翻动作的阻力（图13-30）。

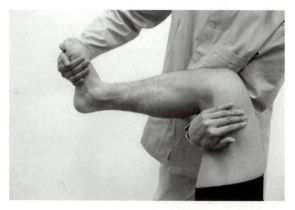 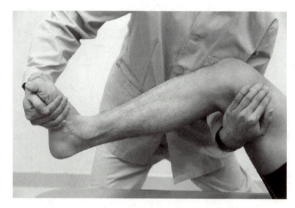

图 13-29　下肢 D2E 起始姿势与抓握　　　图 13-30　下肢 D2E 运动中间状态

（5）结束姿势：髋关节伸展、内收、外旋，膝关节屈或伸，踝关节跖屈并内翻脚跟向内侧屈曲（图13-31）。

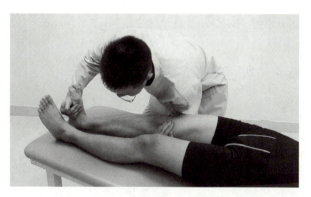

图 13-31　下肢 D2E 结束姿势

三、临床应用

1. 适应证　肢体运动能力下降；关节稳定性下降；协调能力下降；肌肉力量下降；耐力下降。

2. 禁忌证　骨折未愈合，对于骨折愈合还不太稳定的患者禁用挤压手法；关节过度运动的患者禁用牵张；患者极度衰弱无法主动运动的；活动时疼痛过于剧烈不能耐受者。

　　本章的学习重点为基本治疗技术、特殊治疗技术以及上下肢运动模式。难点是特殊治疗技术、运动模式的操作方法及应用。在学习过程中应先学会运动模式的活动轨迹,再融合基本治疗技术,按照被动运动－辅助主动运动－主动运动－抗阻运动的顺利进行反复练习。学会依据患者的功能障碍特征和训练目标,选择合适的运动模式和特殊技术进行训练。

（楼天晓）

 思考题

一、简答题

1. 简述 PNF 技术的基本手法。

2. 简述节律性稳定适应范围。

二、案例分析

　　患者,男,57 岁,右侧肢体活动不利 25 天。头颅 CT 示:左侧基底节区脑梗死。查体:血压 145/95mmHg,神志清楚,布伦斯特伦分级右侧上肢－手－下肢为Ⅳ－Ⅲ－Ⅳ。患者走路时感觉抬右腿困难。

　　请问:可以用哪些模式来帮助患者提高抬右腿的能力?

第十四章 医疗体操

14章 数字内容

1. 掌握医疗体操的定义、作用、适应证、禁忌证、注意事项；颈椎病、肩周炎、腰椎间盘突出症、膝关节骨性关节炎和肺气肿医疗体操练习方法与步骤。
2. 熟悉医疗体操的编排原则。
3. 了解医疗体操特点及分类。
4. 能够为颈椎病、肩周炎、腰椎间盘突出症、膝关节骨性关节炎和肺气肿患者制订医疗体操；指导患者进行医疗体操训练。
5. 具有良好的医患沟通能力；团队协作及人文关怀精神。

第一节 概 述

一、定 义

医疗体操是以防治疾病、促进整体功能康复为目的，根据疾病特点、损伤范围、损伤程度、患者全身功能水平、个性特点以及不同治疗目标而编排的体操运动及运动练习。医疗体操是康复治疗的重要范畴之一，对内外科疾病、偏瘫、骨关节系统疾病等患者的运动功能恢复具有良好的作用，也用于某些脏器疾病如冠心病、慢性阻塞性肺疾病等的康复治疗。

二、医疗体操的特点及分类

（一）特点

1. 选择性强 可按照伤病的实际情况有针对性地编排和设计动作，使其作用到某一关节、某一肌群或全身。根据病情选择不同的准备姿势、活动部位、运动方向、运动幅度、运动速度、动作要求及肌肉收缩程度等,可收到不同的效果,便于个体进行单独训练。

2. 可控性强　根据患者实际情况编排和设计不同的运动强度、动作幅度、持续时间、重复次数等,可准确地控制医疗体操的运动量。

3. 适应性广　根据康复训练的不同需求进行医疗体操的编排,可分别达到发展肌肉力量、耐力、关节活动度、速度、协调和平衡等功能,适应康复训练的不同需求。

4. 改善患者情绪　为达到相同的康复训练目的,可通过不同的医疗体操,采用多元化练习,从而改善患者情绪,以提高练习的主动性与积极性,取得更好的锻炼效果。

5. 预防作用　医疗体操可矫正不良姿势和习惯,从而达到预防疾病的目的。

（二）分类

1. 根据医疗体操不同锻炼形式　可以分为被动运动、助力活动、主动运动和抗阻活动。

2. 根据医疗体操不同治疗目的　可以分为矫正运动、协调运动、平衡运动和呼吸运动。

3. 根据在运动过程中是否使用器械　可以分为徒手运动和器械运动。

4. 根据患者在运动时采取的不同体位　可以分为卧位体操、坐位体操和立位体操。

三、医疗体操的适应证与禁忌证

（一）适应证

1. 内科疾病　高血压、冠心病、慢性阻塞性肺疾病（COPD）、内脏下垂等。

2. 代谢障碍疾病　糖尿病、肥胖等。

3. 神经系统疾病　偏瘫、截瘫等。

4. 运动系统疾病　腰腿痛、颈椎病、肩周炎、骨折、脊柱侧凸等。

5. 妇产科疾病　妊娠期腰痛和产后康复等。

（二）禁忌证

1. 各种疾病的急性期和有明显炎症的患者。

2. 有大出血倾向和神志不清、不配合运动治疗的患者。

3. 未能控制的心力衰竭或急性心力衰竭患者。

4. 运动会导致的神经肌肉疾病,骨骼、肌肉疾病或风湿性疾病的恶化期。

5. 明显的骨关节功能性障碍,运动严重受限或可能由于运动而使之病变恶化者。

四、医疗体操的编排原则

医疗体操的编排原则主要有以下几点:

1. 根据患者的年龄、全身情况、疾病的特点和平时锻炼的习惯来选择医疗体操的运动内容和运动量。根据患者的需要和实际情况合理选择辅助器械。

2. 在医疗体操中起局部治疗作用的专门性运动,应与全身性一般健身运动相结合。

3. 根据循序渐进的原则,医疗体操由简单逐渐到复杂,运动量逐渐增加。

4. 医疗体操应包括准备活动部分、基本部分和整理活动部分。

（1）准备活动部分:指在进行医疗体操运动前要进行热身准备活动,一般采用运动量较小的健身运动和呼吸运动。

（2）基本部分:指针对疾病特点的专门运动,该部分应占较大比重,而且运动量要达到应有水平,方法包括徒手操和器械操。

（3）整理活动部分:指在医疗体操结束后要进行必要的放松练习和整理活动,使运动量逐渐降下来。

5. 医疗体操的编排应注重动作的多样性和趣味性,能够积极调动患者的参与性。

 课堂活动

想一想:请同学们回答,常见的医疗体操有哪些?

第二节　常见医疗体操

一、颈椎病的医疗体操

 导入案例

患者,女,26岁,会计。患者自述近1个月来无明显诱因出现颈肩部疼痛,每次因长时间埋头工作后加重,不伴上肢麻木疼痛,不伴二便障碍,不伴脚踩棉花感,无头晕、恶心、呕吐等感觉,遂到医院门诊就诊。经查体和影像学检查后诊断为颈型颈椎病,转介康复科进行治疗。既往史无特殊。

请完成以下任务:

1. 请结合患者的职业和临床症状,为患者设计一个医疗体操。

2. 请告知患者该医疗体操的注意事项。

（一）定义

颈椎体操是为颈椎病、颈肩部肌肉劳损或疼痛患者编排的医疗体操。通过练习体操动作可以调整和改变颈椎关节和周围软组织的解剖关系,缓解对脊髓、神经根和血管的压迫,缓解疼痛;发展颈部肌肉力量,增进颈椎的稳定性,预防和减缓脊柱的退行性改变。

考点链接
颈椎病的医疗体操的适应证及禁忌证

（二）适应证与禁忌证

1. 适应证　各型颈椎病症状较轻者、颈肩部肌肉劳损或疼痛的患者。

2. 禁忌证　症状急性发作期或有脊髓受压的症状和体征,颈椎骨折未愈合,颈椎肿瘤或结核,颈椎严重失稳,心功能不全,有心源性哮喘、呼吸困难、全身水肿、胸腹水者,近期(10天内)有心肌损害发作者等。

（三）设备及用具

徒手、训练床垫、哑铃、弹力带等。

（四）练习方法与步骤

1. 前屈后伸　双手叉腰,放慢呼吸,头部尽量前屈,使颌区尽可能紧贴前胸;再仰头,头部尽量后仰;停留片刻后再反复做5～10次。亦可利用徒手或弹力带抗阻力完成以上动作(图14-1)。

2. 左右侧弯　头部分别向左右肩峰方向缓慢侧弯,使耳垂尽量接近左右肩峰处,感受到对侧肌肉有紧绷的感觉;停留片刻后再反复做5～10次。亦可利用徒手或弹力带抗阻力完成以上动作(图14-2)。

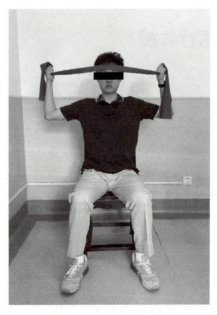

图 14-1　弹力带抗阻前屈

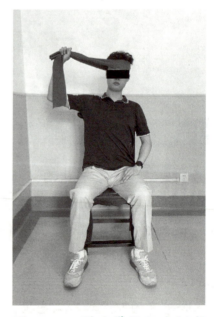

图 14-2　弹力带抗阻左侧弯

3. 左右旋转　头部缓慢向左侧旋转,使颌部尽量接触左侧肩峰,然后还原,再右转,颌部尽量接触右侧肩峰,停留片刻后再反复做5～10次。亦可利用徒手或弹力带抗阻力完成以上动作(图14-3)。

4. 左右旋转前屈　头部缓慢向左旋转到关节活动受限处后再前屈,还原,头部向右旋转到关节活动受限处后再前屈。停留片刻后再反复做5～10次(图14-4)。

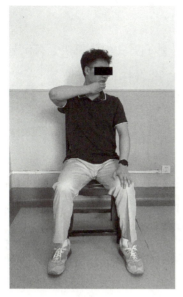 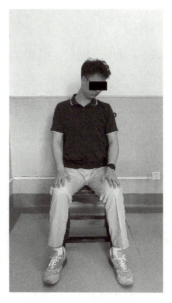

图 14-3　徒手抗阻左侧旋转　　　　图 14-4　左侧旋转前屈

5. 左右旋转后伸　头部缓慢向左旋转到关节活动受限处后再后伸,还原,头部向右旋转到关节活动受限处后再后伸,停留片刻后再反复做5～10次(图14-5)。

6. 耸肩运动　左右交替耸肩5～10次后,双肩同时耸肩5～10次(图14-6)。亦可手握哑铃或利用弹力带抗阻等方式完成该动作。

7. 屈肘扩胸运动　双臂向下经前举,再屈肘后扩胸(图14-7)。亦可手握哑铃或利用弹力带抗阻等方式完成该动作。

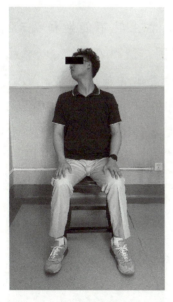 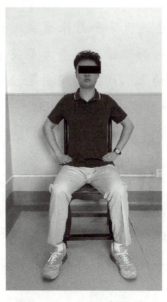 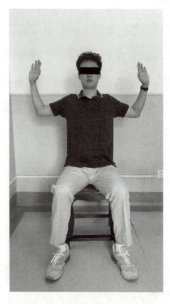

图 14-5　右侧旋转后伸　　　图 14-6　耸肩运动　　　图 14-7　屈肘扩胸运动

8. 同向旋肩,呼吸放松　双上肢屈肘使双手搭在同侧肩上,以手指为轴向前缓慢旋转两肩,头部尽量向前伸,缓慢呼吸,放松身体,反复5~10次;再以手指为轴向后缓慢旋转两肩,头部尽量向后伸,缓慢呼吸,放松身体,反复5~10次。

(五)注意事项

1. 要持之以恒,动作到位;整个动作要缓慢、协调、循序渐进,不可冒进,以免对脊椎造成更大伤害。动作应由简到繁,先做一般练习,再做抗阻练习。

2. 严重颈痛症状者做操慎重,动作缓慢、柔和。

3. 控制好运动量,尤其合并心肺疾病、高血压、骨质疏松症等,做操不要过于用力。

4. 有眩晕症状者,头部转动应缓慢或禁止旋转动作。

5. 椎动脉型颈椎病,注意颈部扭转与后伸时症状可能加重,侧转和旋转动作宜少做、慢做,甚至不做;神经根型颈椎病仰头时症状可能加重;脊髓型颈椎病慎做颈部的屈伸、旋转等运动,以免发生意外;椎动脉型颈椎病患者眩晕症状明显或伴有供血不足时,手术后2个月内忌做过多的颈部体操和练功,尤其是颈椎前路椎体间及后路大块骨片架桥植骨及人工关节置换术后的患者。

6. 练习后如觉疼痛或眩晕加重,提示动作幅度过大或速度过快,可适当降低速度或减小幅度甚至停止练习。

二、肩周炎的医疗体操

 导入案例

患者,女,52岁,教师。患者自述近2个月来肩关节疼痛,右上肢不能做梳头动作,穿衣动作受限,夜间疼痛明显加重,影响睡眠。查体肩关节周围广泛性压痛点,以喙肱肌和肱二头肌短头附着点、肩峰下、冈上肌周围压痛明显,X线检查示骨质无异常。VAS评分为5分,肩关节活动度主动外展90°,被动外展100°;主动前屈80°,被动前屈95°;主动外旋10°,被动外旋15°。门诊诊断为肩周炎(冻结期),转介康复科进行治疗。既往史无特殊。

请完成以下任务:

1. 请结合患者的职业和临床症状,为患者设计一个医疗体操。

2. 请告知患者该医疗体操的注意事项。

3. 患者询问能否通过用力甩手或者吊单杠的方式恢复关节活动度,请给予回答。

（一）定义

肩周炎医疗体操是为肩周炎、冈上肌肌腱炎、肱二头肌长头肌腱腱鞘炎及肩部肌肉疼痛患者编排的运动项目。早期练习主要是改善全身状态，改善局部的血液循环，促进炎症消散，防止组织的粘连和肌萎缩，预防肩关节功能活动受限；后期练习主要是松解局部粘连，增加肩关节活动度，增强肩胛带周围肌群力量。

（二）适应证与禁忌证

1. 适应证　肩周炎、冈上肌肌腱炎、肱二头肌长头肌腱腱鞘炎及肩部肌肉疼痛患者，特别是肩部有疼痛和关节内粘连者。

2. 禁忌证　肩关节周围骨折未愈合及颈椎肿瘤者。

（三）设备及用具

徒手、体操棒、沙袋、肩梯、弹力带、肋木等。

（四）练习方法与步骤

1. 上肢下垂摆动　立位，身体稍向前倾，患肩自然下垂，做向前、向后摆臂练习，增大肩关节运动范围，摆动幅度可逐渐加大。

2. 手持体操棒练习　立位，两手持体操棒，以健肢带动患肢作两臂同时前屈上举、后伸、侧屈、旋转等动作练习，到患侧感觉疼痛处停止，坚持5～10秒，缓慢回到原位（图14-8）。

3. 肩梯练习　立位，以患手爬梯，逐级向前上方向和侧上方向爬，增大肩关节前屈幅度，到感觉疼痛处停止，坚持5～10秒，缓慢放下。

4. 肩轮练习　立位，面对肩轮，患手握住肩轮上扶手，用力左右转动肩轮，到患侧感觉疼痛处停止，坚持5～10秒，缓慢放下。

5. 肋木练习　立位，两手扶肋木，蹲坐，牵伸肩关节，活动范围不超过疼痛角度。

6. 两臂开合练习　立位，两臂在胸前交叉，手摸对侧肩关节，然后两臂张开伸直，到患侧感觉疼痛处停止，坚持5～10秒，缓慢放下。

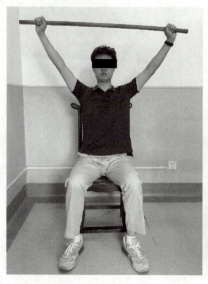
A

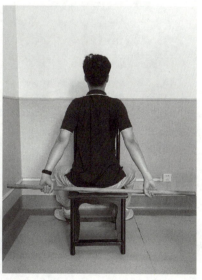
B

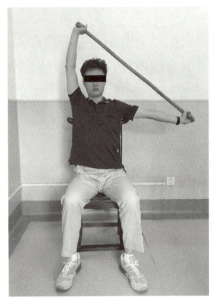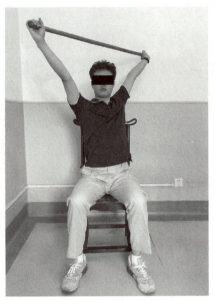

C   D

图 14-8　手持体操棒练习
A. 前屈上举；B. 后伸；C. 侧屈；D. 旋转。

7. 患手摸背、梳头　坐位，患臂后伸内旋，用患手背紧贴后背，从腰骶部逐渐向上（可用健手帮助）到患侧感觉疼痛处停止，坚持 5～10 秒，缓慢放下（图 14-9）；患臂前屈外旋，从头顶逐渐向下至颈部，到患侧感觉疼痛处停止，坚持 5～10 秒，缓慢回到休息体位（图 14-10）。亦可手握哑铃或沙袋完成以上练习。

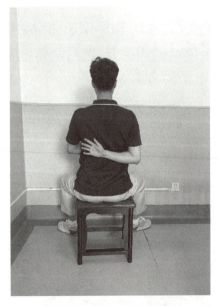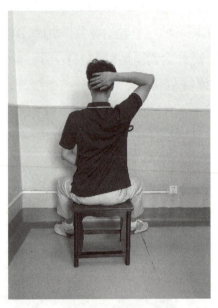

图 14-9　患手摸背　　　　　　　　图 14-10　患手梳头

8. 摆臂放松　站立，稍弯腰，肘伸直，做前后、左右摆臂运动。亦可手握哑铃或沙袋完成以上练习。

（五）注意事项

每天的锻炼次数根据个人情况而不同，一般情况下为每个动作重复 8~10 次，每天 2~3 次。以锻炼后不引起明显疼痛或原有症状不加重为宜。

三、腰椎间盘突出症的医疗体操

 导入案例

患者，男，46 岁，出租车司机。患者自述近 1 个月来无明显诱因出现腰部疼痛，每次因长时间开车后加重。不伴下肢麻木疼痛，不伴二便障碍，不伴脚踩棉花感；双下肢肌力正常。经门诊查体和影像学检查后诊断为腰椎间盘突出症，转介康复科进行治疗。既往史无特殊。

请完成以下任务：

1. 请结合患者的职业和临床症状，为患者设计一个医疗体操。

2. 请告知患者该医疗体操的注意事项。

（一）定义

腰椎间盘突出症的医疗体操是为腰椎间盘突出症或腰椎退行性病变者编制的运动项目。通过练习该体操动作，可以调整和改变腰椎关节与周围软组织的解剖关系，缓解对脊髓、神经根和血管的压迫，减轻或解除局部疼痛；发展腰背部和腹部周围肌群力量及耐力，改善关节活动范围，增强与脊柱相关联的肌肉、韧带的协调性和柔韧性，从而改善和增强脊柱的稳定性，预防和减缓脊柱的退行性改变。

（二）适应证与禁忌证

1. 适应证　腰椎间盘退变、腰椎退行性病变或腰肌劳损患者。

2. 禁忌证　重度腰椎间盘突出伴有马尾症状、腰椎肿瘤、结核及重度腰椎椎体骨质疏松者。

（三）设备及用具

徒手、沙袋、训练床垫。

（四）练习方法与步骤

1. 增强腰椎周围肌群肌力

（1）仰卧位挺胸：仰卧于床上，抬起胸部和肩部，吸气，放下，呼气。

（2）半桥式运动：仰卧于床上，双腿伸直并拢，抬起臀部，挺腰，吸气，放下，呼气。

（3）桥式运动：仰卧于床上，双腿屈曲，抬起臀部同时挺胸挺腰，吸气，放下，呼气（图 14-11）。

（4）挺身运动：俯卧，抬起上身，两臂及两腿伸直。

2. 增强腹肌肌力

（1）抬单腿：仰卧位，膝部伸直，轮流抬起一腿和放下。

（2）抬双腿：仰卧位，两腿伸直并拢抬起，呼气，放下，吸气（图14-12）。

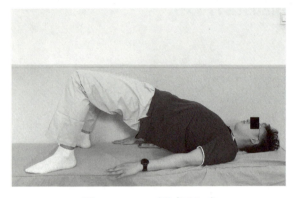

图14-11　桥式运动

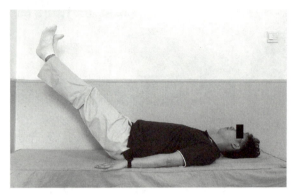

图14-12　仰卧抬双腿

（3）仰卧起坐：仰卧位抬头或坐起手触足尖。

3. 增强臀肌及下肢肌群肌力

（1）俯卧抬腿：俯卧，两腿伸直，轮流抬高（图14-13）。

（2）"燕式"：俯卧，抬起上身两臂及两腿，双膝伸直。

（3）侧卧抬腿：侧卧，上方腿伸直并尽量抬高，先左侧卧抬腿再右侧卧抬腿（图14-14）。

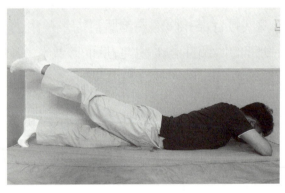

图14-13　俯卧抬腿

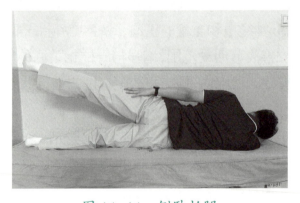

图14-14　侧卧抬腿

（4）靠墙下蹲：两脚与肩平宽，脚跟离墙面30cm，背靠墙站立。在收紧腹肌的同时缓慢屈膝下蹲至膝关节屈曲45°，保持5～10秒，缓慢回到站立姿势。

4. 改善腰背部活动度

（1）上肢平举：双手前平举，侧平举后放下。

（2）屈伸运动：双手叉腰，先弓背后挺胸。弓背时两肘向前，挺胸时肘向后。

（3）叉腰转体：左手经前方、侧方向后斜上举，目视左手向左转腰，还原，两侧轮流。

（4）侧弯运动：双手叉腰，向左弯腰，左手垂直下伸，右手沿胸壁向上滑移，还原，两侧交替。

（5）抱膝弯腰：坐位，弯腰抱住左小腿拉向胸部，还原，两侧交替（图14-15）。

（6）弯腰转体：两手侧平举，两腿伸直分开；弯腰以右手触左足，左手右上举，还原，两侧交替（图14-16）。

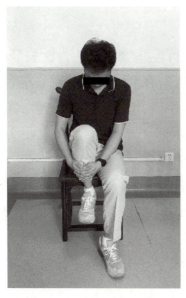 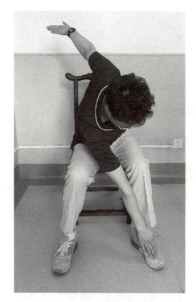

图 14-15　抱膝弯腰　　　　　　　图 14-16　弯腰转体

（7）弓步运动：直立，左腿前迈一步成弓步，双手扶在左膝上，双臂伸直，两肘弯曲，上身随之向下摆动，贴近左膝，还原，两侧交替。

5. 放松运动　腰微屈，双手在身前交叉；双手上举过头，同时抬头吸气；双手分开，放下同时弯腰呼气。

（五）注意事项

1. 每天的锻炼次数根据个人情况而不同，一般情况下为每个动作8～10次，每天2～3次。以锻炼后不引起疼痛或不加重原有疼痛为宜。

2. 腰椎向前滑脱和腰椎管狭窄症患者，避免做腰椎过度后伸练习。

3. 对有腰椎陈旧性压缩性骨折尤其伴有骨质疏松的患者，不宜做向前弯腰动作。

4. 对因外伤而引起腰椎不稳者，做操时髋关节屈曲不宜超过90°。

四、膝关节骨性关节炎的医疗体操

 导入案例

患者，男，66岁。患者自述近1个月来无明显诱因出现双膝疼痛，每次因长时间步行或登山后加重。今日门诊经查体和影像学检查后诊断为双膝骨性关节炎,转介康复科进行治疗。既往史无特殊。患者喜欢爬山、骑自行车和打太极拳。

请完成以下任务:

1. 请结合患者的个人爱好和临床症状,为患者设计一个医疗体操。

2. 请告知患者该医疗体操的注意事项。

(一)定义

膝关节骨性关节炎的医疗体操是为膝关节退行性病变引起的骨性关节炎而编排的运动项目。练习医疗体操可促进膝关节局部血液循环,有利于消除局部炎症,缓解局部肌肉痉挛,增强膝关节周围肌群肌力,恢复膝关节力学平衡,增强关节稳定性,增加膝关节活动度,促进滑液产生并营养软骨,减缓软骨退行性病变。

(二)适应证与禁忌证

1. 适应证　关节退行性病变引起的膝关节骨性关节炎等。

2. 禁忌证　膝关节关节内或周围骨折非稳定期、关节结核、肿瘤和急性化脓性关节炎。

(三)设备及用具

徒手、弹力带、哑铃和沙袋等。

(四)练习方法与步骤

1. 股四头肌牵伸练习　立位,牵伸侧膝关节屈曲,徒手将足跟慢慢拉向臀部,保持背部直立,感到大腿前面有牵伸的紧张感,坚持5～10秒,还原,休息5秒,重复10～20次。牵拉时双膝并拢,支撑腿伸直位(图14-17)。

2. 腘绳肌牵伸练习　单膝跪位,牵伸侧大腿于体前,踝关节屈曲。上身逐渐向前弯腰至最大范围,感到大腿后面有牵伸的紧张感。保持5～10秒,还原,休息5秒,重复10～20次(图14-18)。

3. 股四头肌收缩运动　坐位,膝关节保持伸直,缓慢用力收缩股四头肌,并保持5～10秒,然后放松,重复20～40次。

4. 伸膝运动　坐位,屈膝90°,小腿下垂。轮流伸展两膝关节到最大范围,并保持5～10秒,然后复原,休息5秒,重复10～20次。

5. 直腿抬腿运动　仰卧位,患侧腿保持膝关节伸直的姿势并上抬30°,坚持5～10秒,然后放下,休息5秒,重复10～20次。可根据患者实际情况,在患者踝部悬吊沙袋或固定弹力带,以增加直腿伸腿时的阻力,有助于股四头肌和髂腰肌的力量与耐力练习(图14-19)。

6. 腘绳肌练习　俯卧位,患侧腿屈膝30°～45°,并保持5～10秒,还原,休息5秒,重复10～20次。可根据患者实际情况,在患肢踝部悬吊沙袋或固定弹力带以增加阻力,有助于腘绳肌的力量和耐力练习(图14-20)。

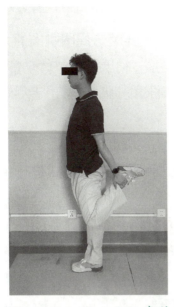

图 14-17　股四头肌牵伸

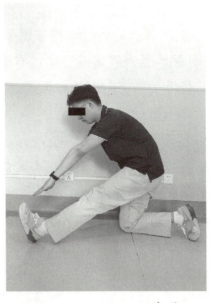

图 14-18　腘绳肌牵伸

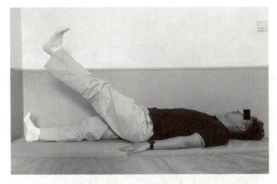

图 14-19　直腿抬腿运动

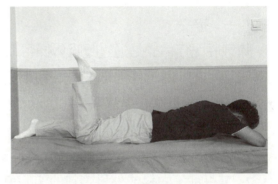

图 14-20　腘绳肌练习

7. 内收肌练习　仰卧位,两大腿内侧放置枕头,夹紧,坚持 5~10 秒,还原,休息 5 秒,重复 10~20 次。可让家属或治疗师将手置于双腿内侧,在患者内收时给予适当阻力,有助于内收肌的力量和耐力练习(图 14-21)。

8. 外展肌练习　侧卧位,膝关节伸直,髋关节尽量外展,坚持 5~10 秒,还原,休息 5 秒,重复 10~20 次;仰卧位,膝关节屈曲,髋关节尽量外展,坚持 5~10 秒,还原,休息 5 秒,重复 10~20 次。可在膝关节处放置弹力带,以增加髋外展时的阻力,有助于外展肌的力量和耐力练习(图 14-22)。

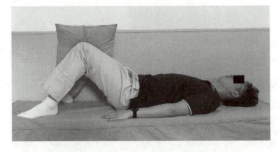

图 14-21　内收肌练习

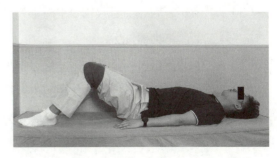

图 14-22　外展肌练习

（五）注意事项

1. 每次运动前先做膝关节周围肌群的牵伸练习,然后做膝关节周围肌肉的力量和耐力练习,最后做有氧运动。通过有氧运动提高患者心肺功能,利于患者整体功能的康复。膝关节骨性关节炎患者的有氧运动主要有:步行、慢跑、游泳和骑脚踏车,患者尽量减少爬楼梯和爬山运动。

2. 每天做以上练习 1～2 次,以不引起膝关节疼痛为练习强度。

3. 在抗阻练习时,可根据患者的情况选择不同的阻力和肌肉收缩形式进行练习。抗阻力负荷以无痛感为适宜强度。

4. 有关节腔积液时不做练习。练习后若出现关节疼痛,可立即冰敷 10～15 分钟。练习后次日若关节疼痛加重,应减轻训练强度或停止练习。

五、肺气肿的医疗体操

（一）定义

肺气肿医疗体操是通过呼吸体操帮助患者恢复因肺气肿而减弱的呼吸功能。主要通过呼吸运动的训练改善呼吸功能,保持气道通畅,增加肺的通气量;促进气管和支气管内分泌物的排出;提高心血管系统对运动负荷的适应性,尽可能恢复活动能力。

（二）适应证与禁忌证

1. 适应证　慢性阻塞性肺疾病、慢性支气管炎等呼吸系统疾病。

2. 禁忌证　内科或外科等其他疾病急性期、严重心脏病患者、年老体衰者。

（三）设备及用具

徒手、弹力球、训练垫、沙袋等。

（四）练习方法与步骤

1. 准备活动　端坐位,双手置于腿上,两臂放松,腹式呼吸练习,肩胸放松,呼深吸轻,平稳从容,鼻吸口呼,自然轻松。

2. 第一节　举臂呼吸。

（1）坐位,两手放在腿上,肩臂放松。

（2）两臂缓慢上举与肩平,稍挺腰,吸气(图 14-23)。

（3）两臂缓缓放下,腰放松,呼气。

3. 第二节　抱胸呼吸。

（1）坐位,两臂屈曲交叉,两肘贴于胸前,做抱胸状。

（2）躯干前倾,呼气,同时两臂自然挤压下胸部(图 14-24)。

（3）吸气,缓缓挺腰,回到预备姿势。

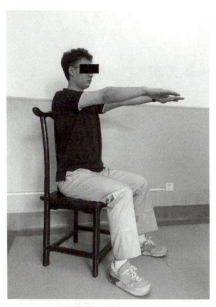

图 14-23　举臂呼吸

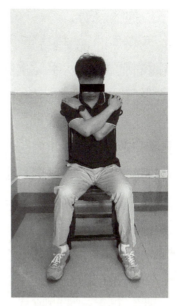

图 14-24　抱胸呼吸

4. 第三节　压腹呼吸。

（1）坐立，双手叉腰，两拇指向后，其余手指压住肋骨底部和腹部。

（2）躯干前倾，呼气，同时两肘关节向前靠拢，以约束腹部和胸部（图 14-25）。

（3）吸气，两肩向后扩胸，回到预备姿势。

5. 第四节　转体运动。

（1）坐立，双手叉腰，两拇指向后。

（2）向左转体，右手向左推出，呼气（图 14-26）。

（3）还原，吸气，回到预备姿势，左右轮流。

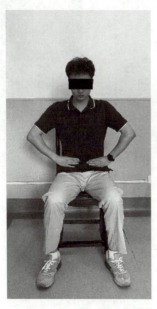

图 14-25　压腹呼吸

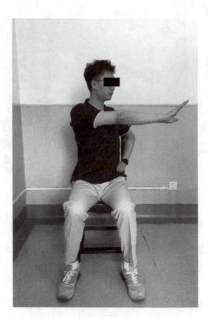

图 14-26　转体运动

6. 第五节　抱膝运动。

（1）坐位,两臂屈曲,抬起与肩平,稍挺腰。

（2）呼气时右腿屈曲,两手环抱右膝,使右膝贴近胸部（图14-27）。

（3）还原,吸气,回到预备姿势,左右轮流。

7. 第六节　抬腿运动。

（1）坐于凳子前缘,两膝伸直,身体后仰。

（2）右腿伸直尽量抬高,呼气（图14-28）。

（3）还原,吸气,回到预备姿势,左右轮流。

8. 第七节　下蹲呼吸。

（1）自然站立,两臂下垂,放松。

（2）两臂侧平举时吸气。

（3）屈膝下蹲,双手抱膝时呼气。

9. 第八节　挥臂呼吸。

（1）自然站立,双手腹前交叉,腰部放松。

（2）双手上举到头顶,抬头看手,吸气（图14-29）。

（3）还原,回到预备姿势,呼气。

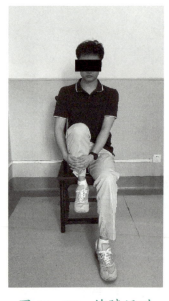 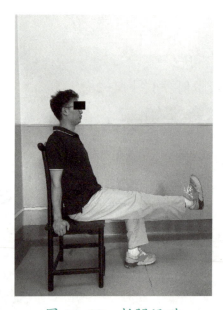 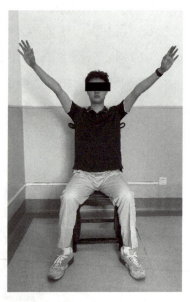

图 14-27　抱膝运动　　　　图 14-28　抬腿运动　　　　图 14-29　挥臂呼吸

以上 8 节体操动作每节各做 5~10 次,每日 1~2 次。

10. 放松活动　原地踏步走或室内行走;放松四肢关节。

（五）注意事项

1. 以上所有动作均需要配合呼吸体操进行练习,呼吸时以腹式呼吸为主。即吸气时腹部凸起,胸部不动,呼气时腹部凹陷,以膈肌收缩舒张活动为主。鼻吸口呼,吸气与呼气的时间比约为 1∶2。

2. 急性呼吸道及肺部感染或心功能失代偿时不能进行医疗体操活动。

3. 呼吸医疗体操应该与其他医疗体育项目相配合。注意长期坚持,循序渐进。常用的医疗体育包括步行、慢跑、骑自行车等。在进行医疗体操或其他医疗体育项目训练时,应注意监控患者的心率、血压等指标。

4. 训练过程中应循序渐进加强肩部肌肉的抗阻练习,加强对呼吸肌的训练。

5. 在进行医疗体操的同时应该控制或减少对呼吸系统的刺激因素,如戒烟,避免冷空气刺激,避免感冒等。

| 本章小结 | 医疗体操是康复治疗中的重要组成部分,常在康复宣教中出现。本章学习重点是常见疾病医疗体操的编排原则、基本动作和训练方法;学习难点是颈椎病、肩周炎、腰椎间盘突出症、膝关节骨性关节炎和肺气肿医疗体操的编排。在学习过程中,应注意对医疗体操编排原则的理解,能针对不同疾病的功能康复需求,编排相应的医疗体操。 |

(税晓平)

思考题

一、简答题

1. 简述医疗体操的编排原则。

2. 简述肺气肿的医疗体操的作用原理。

二、案例分析

患者,女,50岁,会计师。患者自述近1个月来肩关节周围疼痛难忍,左上肢无法梳头,穿衣受限,入夜因疼痛影响睡眠。查体:肩关节周围存在广泛性压痛点,以肱二头肌短头附着点、肩峰下、冈上肌周围压痛为主,X线检查示骨质正常。VAS评分为6分,肩关节活动度主动外展80°,被动外展90°;主动前屈80°,被动前屈85°;主动外旋10°,被动外旋15°。门诊诊断为肩周炎(冻结期),转介康复科进行治疗。

请问:

1. 请结合患者的职业和临床症状,为患者设计编排一个医疗体操。

2. 请告知患者该医疗体操的注意事项。

第十五章 | 呼吸训练

15章 数字内容

学习目标

1. 掌握呼吸训练的定义及改善肺部通气的技术,促进肺部清洁技术,改善呼吸功能技术的训练方法。
2. 熟悉正常呼吸的必备条件;呼吸训练的目标以及适应证、禁忌证。
3. 了解呼吸训练的基本原理。
4. 能够运用呼吸训练技术帮助患者进行康复训练;能进行健康宣教。
5. 具有优良的医德医风;团队合作精神。

呼吸是机体与外界环境之间进行气体交换的过程。人体不断从外界摄取氧气,维持新陈代谢,同时将生物氧化过程中产生的二氧化碳排出体外。正常的呼吸必须具备:完整而扩张良好的胸廓;畅通的气道;健全的呼吸肌;富有弹性的肺组织及与之相匹配的肺血循环;调节灵敏的呼吸中枢与神经传导系统。任何一个环节的异常都可能导致通气或换气的功能障碍。

呼吸训练是指针对呼吸运动的形式、幅度、速度等进行训练,改善呼吸肌的耐力及协调性,增大肺容量及气体交换的效率,建立有效呼吸方式的运动训练方法。对于一些慢性呼吸系统疾病的患者,如慢性阻塞性肺疾病、哮喘等,呼吸训练十分必要。随着胸外科手术的开展,呼吸训练的价值得到了更进一步的肯定。

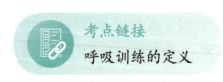

考点链接
呼吸训练的定义

呼吸训练的方法主要包括腹式呼吸训练、缩唇呼吸训练、局部呼吸训练、咳嗽训练及胸腔松动训练等。

第一节 概　　述

一、呼吸训练的基本原理

（一）呼吸运动

在神经中枢系统的调节下，由呼吸肌的舒缩活动而引起的节律性胸廓扩大和缩小的运动称为呼吸运动。气体交换是呼吸器官通过呼吸运动来实现的。呼吸运动受多种因素的调节，既有意识性随意控制，如唱歌时音韵的长短；同时又有节律调节，如在无主动注意的情况下控制着安静状态下的呼吸节律。两者均受外环境和个体代谢需要的影响，通过神经、化学感受器和反射综合调节。

呼吸运动可呈现为腹式呼吸和胸式呼吸。以膈肌引起腹壁呼吸运动为主称腹式呼吸，以肋间肌引起胸廓运动为主称胸式呼吸。兼有胸廓与腹壁呼吸运动者，为胸腹式呼吸。

（二）呼吸肌

呼吸运动的完成主要依靠呼吸肌的作用。平静呼吸时，吸气是主动的，呼气是被动的；中等量运动或深长快速呼吸时，吸气和呼气均有主动肌与辅助肌的参与。

1. 吸气肌　膈肌和肋间外肌为吸气主动肌，斜角肌和胸锁乳突肌为吸气辅助肌。膈肌为主要呼吸肌，呼吸过程 60%～75% 的通气量由膈肌运动提供。静息时膈肌呈穹窿状向上隆起，吸气时膈肌下移，增大胸腔容积。膈肌呼吸不是单纯通过提高静息每分钟通气量来增加通气，而是通过增大膈肌活动范围以及提高肺的伸缩性来增加通气。

2. 呼气肌　肋间内肌为呼气主动肌，腹直肌、腹内斜肌、腹外斜肌、腹横肌等为呼气辅助肌。平静呼气时，呼气肌仅表现为张力略微增高，不参与活动。在做中等量运动或深长快速呼吸时，肋间内肌主动参与。腹肌收缩时，腹压升高，压迫腹腔脏器将膈肌向上推移，同时牵拉下部肋骨向下向内移位，使胸腔容积减小。

（三）呼吸训练的理论基础

1. 呼吸运动受主观意识调节　呼吸运动一定程度上受主观意识调节，因此可进行主动运动训练。

2. 呼吸肌无力可通过适度的运动练习得以改善　长时间制动后往往伴有呼吸肌的无力，而肌力可以通过主动训练改善。呼吸训练中应重点训练吸气肌，适当训练呼气肌，并注意胸腹活动的协调性。

3. 训练可增加肺容量　肺容量在增大呼吸肌的运动范围时可明显增加，从而改善气体代谢。

4. 胸廓的顺应性在主动训练下有所改善　主动训练可改善胸廓顺应性，也可以改善肺组织的顺应性和弹性，并促进血液循环，有利于肺、支气管及肺部组织炎症的吸收和恢复。

5. 训练可改善辅助肌的使用　辅助呼吸肌在一定程度上可增加呼吸运动深度,但使用不当时作用反而相互抵消,增加无效耗氧量,加重呼吸困难症状。因此,训练患者如何正确使用辅助呼吸肌同样必要。

综上所述,通过有效的呼吸训练来改善呼吸功能,对提高患者肺功能和全身体能有着积极作用。

二、呼吸训练目标

1. 提高肺通气,尽可能恢复有效的呼吸运动方式,减少无效氧耗,提高呼吸的效率。
2. 改善呼吸肌的肌力、耐力及协调性,保持或改善胸廓及肺的活动度。
3. 增加咳嗽的效率,促进气道分泌物的排出。
4. 提高有氧运动能力,改善整体功能,教会患者处理呼吸急促。

三、适应证与禁忌证

1. 适应证　急慢性肺部疾病如 COPD、哮喘、急性呼吸窘迫、肺炎、肺栓塞等;慢性限制性肺疾病,包括胸膜炎后和胸部手术后等;手术外伤导致胸部或腹部活动受限;中枢神经系统损伤后引起的肌无力;严重骨骼畸形如脊柱侧凸。

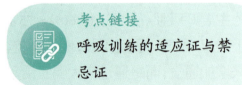

考点链接
呼吸训练的适应证与禁忌证

2. 禁忌证　意识障碍,无法配合训练;临床病情不稳、感染未控制;合并严重肺动脉高压或充血性心力衰竭,呼吸衰竭;近期脊柱损伤、肋骨骨折、肺部或胸腹部急性外伤出血,咯血等。

第二节　呼吸训练的方法

 导入案例

患者,男,60 岁,退休工人,慢性咳嗽、咳痰 20 年,7 年前诊断为 COPD,可自行完成日常生活活动。患者自述 2 周前受凉后出现发热、气短,喘憋加重,呼吸内科用药后症状减轻,现速度较快地行走或者上楼梯及上坡时感觉气短,希望能改善症状,可到楼下散步。吸烟 40 年,每日 20 支。无毒物接触史、有粉尘接触史。

请问:如何对这位患者进行呼吸训练?

一、改善肺部通气技术

（一）腹式呼吸训练

1. 定义　腹式呼吸主要通过膈肌的运动来完成,因此又称作膈肌呼吸。膈肌活动增加 1cm,肺部通气量增加 250～300ml。此种呼吸方式可显著提高肺通气量,且膈肌很薄,耗氧少,可降低呼吸做功,提高呼吸效率。针对膈肌的训练是呼吸训练中最为基础也最重要的内容。

2. 操作方法

（1）患者处于舒适而放松的体位,如仰卧位、半卧位、前倾依靠体位等。仰卧或半卧位时膝下垫枕,膝关节屈曲,使腹肌放松。

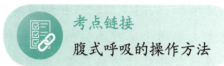

考点链接
腹式呼吸的操作方法

（2）评估患者呼吸模式,并示范腹式呼吸的正确方法。

（3）治疗师双手置于患者腹直肌上(图 15-1)。

（4）让患者用鼻缓慢地深吸气,肩部及胸廓保持平静,同时腹部隆起。

（5）让患者有控制地经口进行呼气,将空气缓慢地排出体外,同时腹部下陷。

（6）患者重复练习 3～4 次后休息,不要通气过度。

（7）患者将手置于自己腹直肌上,体会腹部变化(图 15-2)。患者吸气时,手应轻微上升,呼气时下降。

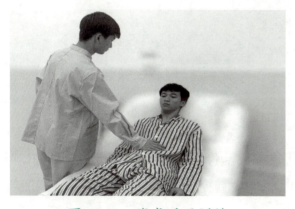

图 15-1　腹式呼吸训练

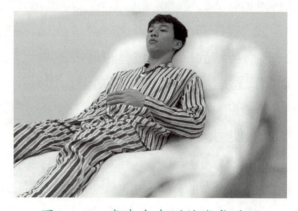

图 15-2　患者自我训练腹式呼吸

（8）在多种体位(坐位、站位)及运动状态下(行走、上楼梯)练习腹式呼吸。

3. 注意事项　示范腹式呼吸时,可让患者把手放在治疗师的腹部,感受呼吸时腹部的运动,帮助患者理解训练内容。正式训练时注意呼吸节奏,过快容易导致通气过度,过慢会使患者憋气,与正常呼吸节律相近为宜。

课堂活动

动一动：请同学们演示腹式呼吸，尝试在不同体位下进行腹式呼吸练习。

知识拓展

膈肌起搏

膈肌起搏是通过电极刺激膈神经，提高膈神经的兴奋性，增加膈肌收缩，使膈肌活动幅度增加，从而使胸腔容积相应增加。目前主要有植入式膈肌起搏器和体外膈肌起搏器。前者主要用于治疗高位截瘫和各种病因所致的低通气综合征，由于体内植入电极易引起医源性合并症且价格昂贵，应用受到限制；后者是经发射器、导线和体表电极刺激膈神经使膈肌收缩的起搏方法，是一种用于改善肺部通气、增加膈肌活动度的新技术。其结构简单，操作方便，无创伤性，价格便宜，易为患者所接受，适用于慢性阻塞性肺疾病、低氧血症及Ⅰ型呼吸衰竭患者，对部分支气管哮喘和顽固性呃逆也可能有疗效。

（二）缩唇呼吸训练

1. 定义　又称作吹笛式呼吸（图15-3），是指患者经鼻腔做深吸气，将嘴唇缩成吹笛状，使气体通过缩窄的口型慢慢呼出的方法。这种方法可以使气管内保持一定压力，降低呼吸频率，减少肺部残气量，增加潮气量，增强运动耐力。

2. 操作方法　患者选择舒适放松体位，呼气时必须被动放松。通过鼻腔缓慢地吸气后，呼气时将口唇缩紧，如吹口哨或吹笛样，慢速均匀地在4～6秒内将气体呼出。可与吹蜡烛法或吹瓶法相结合使用。

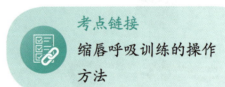

考点链接
缩唇呼吸训练的操作方法

3. 注意事项　呼气时充分放松，避免腹肌收缩。治疗师可将双手置于患者腹部，判断腹肌是否有收缩。腹腔内压力增大挤压膈肌，将增大胸腔压力，同时用力呼气会增加气道乱流，进一步限制小支气管的功能。

（三）呼吸肌训练

1. 横膈肌阻力训练　患者仰卧位，头稍抬高。首先让患者掌握膈肌呼吸方法。治疗师在患者上腹部放置1～2kg沙袋，让患者进行膈肌呼吸，保持上胸廓平静，吸气时腹部隆起，将沙袋抬

考点链接
横膈肌阻力训练的操作方法

高，呼气时腹部下陷（图15-4）。沙袋重量必须以不妨碍膈肌活动及上腹部鼓起为宜。逐渐延长患者阻力呼吸时间，当患者可以保持横膈肌呼吸模式且吸气不会使用辅助肌约15

分钟时,可增加沙袋重量。

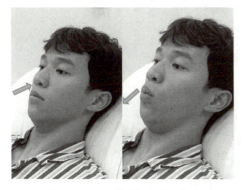

图 15-3 缩唇呼吸训练

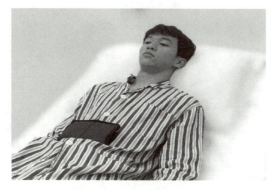

图 15-4 横膈肌阻力训练

2. 吸气阻力训练 利用吸气阻力锻炼患者吸气肌的肌力和耐力。开始训练时,可让患者口唇部放置纸筒,经纸筒吸气,纸筒管径越小则吸气阻力越大。有条件者也可让患者经手握式阻力训练器吸气。此训练器有各种不同直径的管子提供吸气时气流的阻力,气道管径愈窄则阻力愈大。每天进行阻力吸气至少 3 次,每次训练时间逐渐增加到 20～30 分钟,以增加吸气肌耐力。当患者的吸气肌力/耐力有所改善时,逐渐将训练器的管子直径减小。

3. 诱发呼吸训练器 患者取舒适体位(半卧位或坐位);先进行 4 次缓慢、轻松的呼吸;在第 4 次呼吸时做最大呼气;然后将呼吸器放入患者口中,经由呼吸器做最大吸气并且持续吸气数秒钟;每天重复数次,每次练习 5～10 下。

(四)局部呼吸训练

1. 定义 是利用手法扩张胸廓帮助吸气,并在呼气时给予一定协助的训练方法。适用于因手术、疼痛、肺部纤维化容易诱发防卫性肌肉收缩,导致肺扩张不全,出现肺部特定区域的换气不足。

2. 操作方法

(1)双侧肋骨扩张:患者坐位或仰卧位,治疗师双手置于患者胸部下方,肋弓之上,四指向外,拇指指向剑突,让患者呼气,可感到肋骨向下向内移动(图 15-5)。呼气末(吸气前),快速地向下向内牵张胸廓,诱发肋间外肌的收缩,促进吸气。患者吸气时治疗师可给予下肋区轻微阻力以增强患者抗阻意识,以扩张肋下区域。当患者再次呼气时,治疗师轻柔地向下向内挤压胸腔来协助。患者独立使用这种方法时,可将双手置于肋骨上或利用宽布带提供帮助。

(2)单侧肋骨扩张:方法与双侧肋骨扩张类似。患者侧卧位,下肢屈曲,治疗师以一手放于患者一侧肋骨上方,要求患者吸气,可感到肋骨向上抬高,在呼气时轻柔地向下向内挤压胸腔协助,呼气末端恰好在吸气前,快速短暂地向下向内牵张胸廓,诱发一侧肋间外肌的收缩,适用于一侧肺部或胸廓活动受限的患者(图 15-6)。

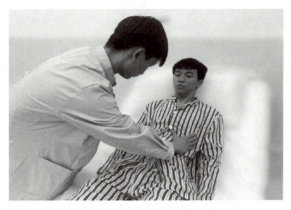

图 15-5　双侧肋骨扩张

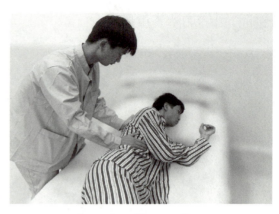

图 15-6　单侧肋骨扩张

（3）后侧底部扩张：患者坐位，身体前倾，头向膝部靠近。治疗师双手置于患者肩胛骨下方，方法与上同（图 15-7）。适用于术后需长期在床上保持半卧位的患者，因为分泌物易堆积在肺下叶的后侧部分。

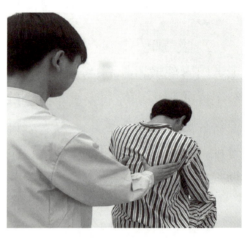

图 15-7　后侧底部扩张

（五）胸腔松动训练

1. 定义　是躯干或肢体结合深呼吸所完成的主动运动，其作用是维持或改善胸壁、躯体及肩关节的活动度，增强吸气深度或呼气控制。

2. 操作方法

（1）松动一侧胸腔：患者坐位，在吸气时向患侧胸腔相反的方向弯曲以牵拉受累绷紧的胸腔组织，促进患侧胸腔的扩张；呼气时向患侧侧屈；接着患者向上抬起患侧上肢过肩，并向健侧弯曲，可以促进患侧组织的额外牵张（图 15-8）。

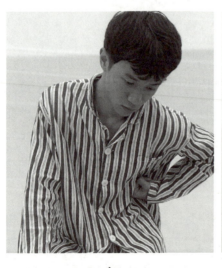

A

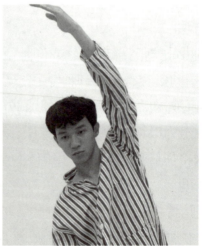

B

图 15-8　松动一侧胸腔训练

A. 手推躯干朝紧绷侧侧屈；B. 手上举朝另一侧弯曲。

（2）松动上胸腔及牵伸胸肌：患者坐位，两手在头后方交叉相握，深吸气时挺胸，手臂水平外展，扩张上胸部及胸腔；呼气时手、肘向前合拢尽量靠在一起，同时身体稍往前面弯曲（图15-9）。

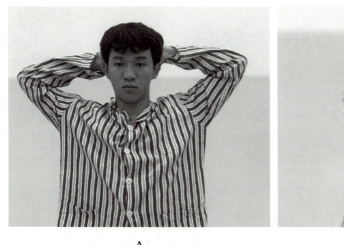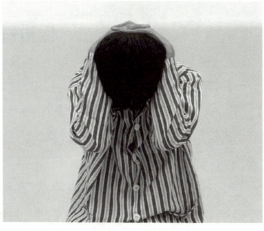

A   B

图 15-9　松动上胸腔及牵伸胸肌训练

A. 深吸气时挺胸；B. 呼气时缩胸。

（3）松动上胸腔及肩关节：患者坐于椅上或站立位，吸气时上肢伸直，双手上举，掌心朝前举高过头。呼气时保持上肢伸直，弯腰屈髋，同时双手尽量下伸（图15-10）。重复5～10次，一日多次。

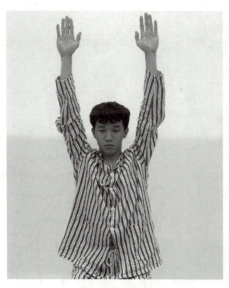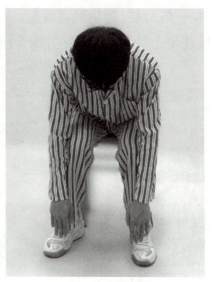

A   B

图 15-10　松动上胸腔及肩关节

A. 吸气时双手上举；B. 呼气时双手下伸。

想一想:胸腔松动训练的技术要领是什么?

二、促进肺部清洁技术

（一）体位引流

1. 定义　指依靠重力作用促使各肺叶或肺段气道分泌物的引流排除。适用于各种支气管－肺疾病伴有大量痰液者。体位引流的原则是将病变部位置于高位,使引流支气管的开口方向向下为宜。

2. 适应证　体质虚弱、膈肌麻痹或手术后并发症不能咳出痰液;慢性阻塞性肺疾病、急性呼吸道感染、急性肺脓肿、支气管扩张;有大量分泌物无法咳出者。

3. 体位引流频率　有大量脓稠痰液者,每天2~4次,直到肺部干净,维持治疗时每天1~2次,防止分泌物再次积聚。在早晨清醒后应用体位引流最有效果,在疾病的痰量增多阶段可增加引流次数。

4. 肺部不同引流体位　首先根据患者情况评定引流部位及体位,尽可能让患者舒适放松。每种体位维持5~10分钟,如果10分钟仍未咳出分泌物,则执行下一个体位。如果患者有需要并且可以忍受,可以一个部位引流30分钟。总治疗时长30~45分钟,避免患者疲劳。

> **考点链接**
> 体位引流的引流体位

（1）病灶部位上叶尖段前部:引流体位为坐位,向后或侧向倾斜(图15-11),叩击部位为锁骨下。

（2）病灶部位上叶尖段后部:引流体位为伏案坐位(图15-12),叩击部位为肩胛骨上。

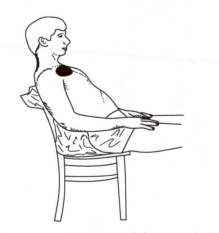

图 15-11　上叶尖段前部坐位引流

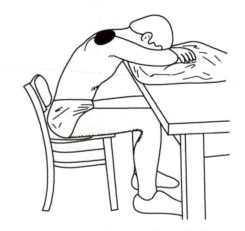

图 15-12　上叶尖段后部伏案坐位引流

（3）病灶部位上叶前段:引流体位为仰卧位,膝下垫枕(图15-13),叩击部位为两侧乳头或乳房上。

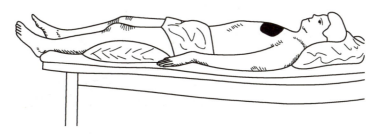

图 15-13   上叶前段仰卧位引流

（4）病灶部位左上叶后段：引流体位为右侧卧位，头和上躯干抬高30°～45°，1/4俯卧（图15-14），叩击部位为左侧肩胛骨区域。

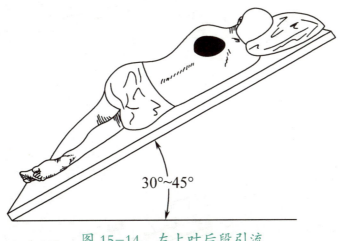

30°~45°

图 15-14   左上叶后段引流

（5）病灶部位右上叶后段：引流体位为1/4俯卧（图15-15），叩击部位为右侧肩胛骨区域。

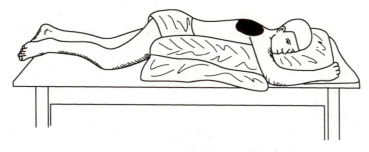

图 15-15   右上叶后段引流

（6）病灶部位左肺舌叶：引流体位为右侧3/4仰卧，利用枕头支持，床尾抬高15°～30°，即头低足高位（图15-16），叩击部位为左侧乳房下方。

（7）病灶部位右中叶：引流体位为左侧3/4仰卧，利用枕头支撑，床尾抬高15°～30°，头低足高位，向后或侧向倾斜（图15-17），叩击部位为右侧乳房下方。

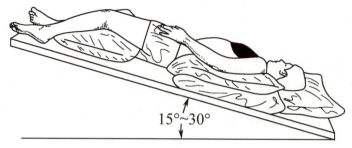

图 15-16　左肺舌叶引流

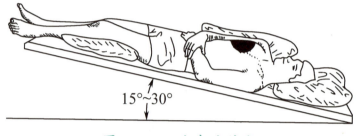

图 15-17　右中叶引流

（8）病灶部位下叶前底段：引流体位为仰卧，膝下垫枕，床尾抬高30°～45°，头低足高位（图15-18），叩击部位为两侧肋骨下部。

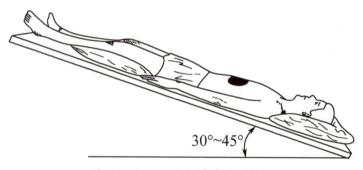

图 15-18　下叶前底段引流

（9）病灶部位下叶后底段：引流体位为俯卧，垫枕于腹部下，床尾抬高30°～45°，头低足高位（图15-19），叩击部位为两侧肋骨下部。

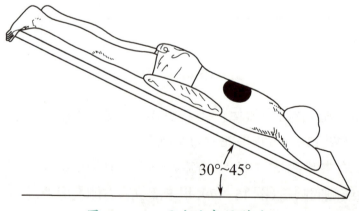

图 15-19　下叶后底段引流

5. 体位引流手法技巧

（1）叩击：治疗师手掌微屈凹陷呈杯状（图 15-20），双腕关节交替屈伸，有节奏地敲击要引流的部位，持续数分钟，直到患者需要变换体位。应避免叩击女性乳房部位及骨突部位。

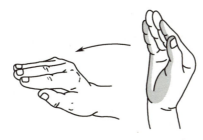

图 15-20　手的叩击姿势

（2）振动：治疗师将双手直接置于胸壁，在患者呼气时缓和地压迫并快速振动胸壁。常与体位引流、叩击一起使用。

（3）摇法：摇法是一种较为剧烈的振法，是在患者呼气时，治疗师大拇指互扣，张开的手直接置于胸壁，同时压迫并摇动胸壁。

6. 注意事项　体位引流前需先定位患者需要引流的肺段，再确定引流体位；引流时患者能够轻松呼吸，不能过度换气或呼吸急促；引流结束后让患者缓慢坐起并休息一会，防止出现直立性低血压；即使引流时没有流出分泌物，治疗一段时间后也可能会咳出一些，需提示患者。

（二）咳嗽训练

1. 有效咳嗽训练　有效的咳嗽可以排除呼吸道阻塞物并保持肺部清洁，是呼吸训练的重要组成部分。要完成有效咳嗽需要正常的呼吸肌肌力，否则只能增加患者的痛苦和能量的无效耗费。

（1）患者处于放松舒适姿势，坐位或身体前倾，颈部稍微屈曲。

（2）掌握膈肌呼吸，强调深吸气。

（3）治疗师示范咳嗽及腹肌收缩。

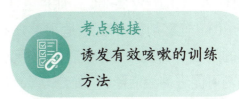

考点链接
诱发有效咳嗽的训练方法

（4）患者双手置于腹部且在呼气时做 3 次哈气以感觉腹肌的收缩，练习发"K"音以感觉声带绷紧、声门关闭及腹肌收缩。

（5）当患者将这些动作相结合时，指导患者做深而放松的吸气，接着做急剧的双重咳嗽。单独呼气时的第 2 个咳嗽比较有效。

训练过程中不要让患者借喘气吸进空气，因为这样会使耗能增加，患者更容易疲劳，有增加呼吸道阻力及乱流的倾向，导致支气管痉挛，还会将黏液或外来物向气道更深处推进。

动一动：请同学们演示有效的咳嗽训练。

2. 诱发咳嗽训练

（1）手法协助咳嗽：适用于腹肌无力者（例如脊髓损伤或长期卧床患者）。手法压迫腹部可协助产生较大的腹压，进行强有力的咳嗽。手法可由治疗师或患者自己操作。

治疗师协助时，患者仰卧位，治疗师双手叠掌，手指张开或交叉，置于患者上腹部剑突下方（图15-21）。患者尽可能深吸气后，治疗师在患者要咳嗽时向内、向上压迫腹部，将横膈往上推。或患者坐在椅子上，治疗师站在患者身后，在患者呼气时给予手法压迫。

患者自我操作时，将手臂交叉放置于腹部或者手指交叉置于剑突下方。深吸气后，在想要咳嗽时身体前倾，同时双手将腹部向内、向上推（图15-22）。

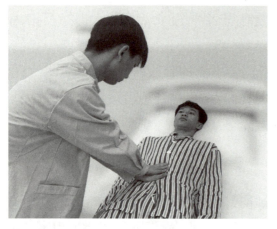

图 15-21　治疗师协助咳嗽训练

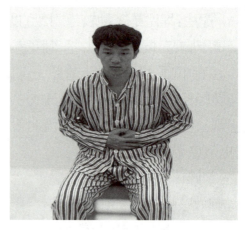

图 15-22　患者自我咳嗽训练

（2）伤口固定法：适用于术后因伤口疼痛而咳嗽受限者。咳嗽时，患者用双手紧紧地压住伤口以固定疼痛部位。如果患者不能触及伤口部位，治疗师应给予协助。

（3）气雾剂吸入方法：适用于分泌物脓稠者。可用超声雾化器等，其所产生的微粒，大的沉着于咽喉及上呼吸道，小的沉着于远端呼吸性支气管肺泡。也可使用气雾剂。气雾剂可促进黏液稀释、扩张支气管，使痰易咳出。临床上使用乙酰半胱氨酸或2%碳酸氢钠1～2ml，沙丁胺醇或氯丙那林0.2～0.5ml，每天2～4次，至少在起床或入睡时吸入。气雾剂吸入后鼓励患者咳嗽，治疗后立即进行体位引流排痰效果更好。

（三）主动循环呼吸技术

主动循环呼吸技术是由呼吸控制（腹式呼吸）、胸廓扩张运动（深呼吸、局部呼吸）、用力呼气技术（哈气）按一定次序组成的排痰技术（图15-23）。在主动循环呼吸技术治疗中，从呼吸控制开始，接着进行胸廓扩张运动，再进行呼吸控制，最后采用以哈气为主的用力呼气技术进行排痰，或者直接从胸廓扩张运动过渡到用力呼气。三者可穿插进行。

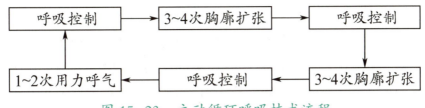

图 15-23　主动循环呼吸技术流程

（1）呼吸控制：要求患者放松体位，保持上胸部和肩颈部放松，以自身频率和深度进行潮式呼吸。患者经鼻吸气，再缓慢呼气。治疗师用手感觉并引导患者腹式呼吸。

（2）胸廓扩张运动：要求患者连续深呼吸，患者主动用鼻深吸气后稍屏气数秒，然后放松呼气。通常进行 3～4 次胸廓扩张后可进入下一个环节。治疗师双手可置于局部胸廓活动度减低的部位，感觉并引导胸廓活动。胸廓扩张运动可以和胸壁叩击、振动、摇动技术联合运用，促进排痰。

（3）用力呼气技术：在正常吸气后，口与声门保持张开，用力呼气，如同在用力地发出无声的"哈"，以清除气道内痰液。

三、改善呼吸功能技术

采用有氧运动可以改善呼吸系统疾病患者的呼吸运动和整体功能，可以选用合适的全身性有氧运动改善患者呼吸的效率，并矫正患者姿势，建立患者运动的自信心。肩关节及躯干的主动运动对扩张胸廓、诱发深呼吸和刺激咳嗽反射都有帮助。

（一）体能促进训练

1. 训练对象　呼吸功能不全者，或其他有需要提高心肺有氧能力的情况。

2. 训练项目　全身性多肌群参与的有氧运动，如跑步、登山、骑自行车、舞蹈等。

3. 训练强度　中等运动强度，为最大吸氧量的 60%～70%。根据患者情况进行调整，呼吸功能较弱的患者可以适度降低。

4. 训练频率及时间　并不要求每天进行，一般为一周 3～4 次，每次活动 20 分钟以上。运动强度较高时运动时间可缩短，强度较低时可适当延长运动时间。

5. 注意事项　运动前应做较全面的全身检查，明确有无其他心、脑疾病，有心律不齐者，须监测血压、血氧饱和度、心电图；有肺动脉高压、肺源性心脏病、心力衰竭、体重下降的患者，运动时需谨慎。可在运动前做运动心肺试验来明确。

（二）功能性活动

功能性活动是指运动强度较低，但日常生活中会经常使用的运动种类，如步行、上下楼梯等，合理运用功能性活动可以使患者呼吸运动更耐疲劳。

1. 训练对象　适用于全身性体力明显不足，呼吸功能下降较明显，易疲劳，严重呼吸困难，不能进行体能促进训练的患者。

2. 训练项目　功能性活动，步行、上下楼梯，家务活动等。

3. 训练强度　功能性活动以日常活动为主,强度偏低,一般以控制运动时间的方法来控制运动量,可以通过逐渐减少运动休息间隙,延长运动时间来增加运动强度。

4. 注意事项　由于针对的是呼吸功能较差的患者,运动过程中可适当吸氧,不仅会预防疲劳、延长运动时间,还可以提高运动能力。采用低强度、高频率的训练方式,可以每天进行。训练过程中注意观察患者表现,监测血氧饱和度,避免过度疲劳。

本章小结

呼吸训练可减轻患者病情,降低呼吸衰竭发生的风险,是肺功能康复方案的重要组成部分。本章的学习重点在于呼吸训练的方法,包括改善肺部通气技术、促进肺部清洁技术以及改善呼吸功能技术;学习难点在于如何为患者拟订个性化的计划,运用呼吸训练技术帮助患者进行康复训练并能与训练对象进行良好沟通;在学习的过程中注意患者开始训练之前必须掌握正确的呼吸控制技术,即建立腹式呼吸,在此基础上进行缩唇呼吸、局部呼吸、胸廓松动等训练。需明确不同原因导致的呼吸困难训练侧重点不同,如慢性阻塞性肺疾病主要运用呼吸控制增加呼吸效率,利用体位引流进行排痰;而对于神经肌肉疾病导致的呼吸功能障碍的康复重点是建立有效呼吸模式,保护并增强呼吸肌肌力,防止呼吸系统并发症。

（刘洪秀）

思考题

一、简答题

1. 简述正常呼吸必须具备的条件。

2. 简述体位引流的适应证和禁忌证。

二、案例分析

患者,男,70 岁,既往吸烟史 40 年。肺部 CT 显示:肺气肿左肺占位,门诊以"COPD 肺占位"收入院。现患者自觉气短,呼吸困难,希望能改善症状。

请问:应如何对患者进行呼吸训练?

第十六章 | 运动疗法新技术

16章 数字内容

学习目标

1. 掌握麦肯基疗法的概念、治疗作用；悬吊训练疗法的概念及操作技术；常见疾病肌内效贴扎技术。
2. 熟悉麦肯基疗法的治疗原则；悬吊训练疗法影响因素；肌内效贴扎技术的分类及各自特点。
3. 了解麦肯基疗法、悬吊训练疗法及肌内效贴扎技术的注意事项。
4. 能够应用麦肯基疗法、悬吊训练疗法及肌内效贴扎技术对常见相关疾病进行操作治疗。
5. 具有安全意识；团队合作意识；职业认同感。

第一节 麦肯基疗法

一、概　述

（一）基本概念

麦肯基力学诊断治疗方法（简称麦肯基疗法）是20世纪50年代由物理治疗师罗宾·麦肯基（Robin McKenzie）创立和逐渐完善的方法。麦肯基疗法是针对人体脊柱、四肢疼痛和／或活动受限的力学原因进行分析和诊断，并用恰当的力学方法进行治疗的独特体系。其自成体系的力学诊断理论和治疗技术独具特色，在解决疼痛方面获得国内外治疗师的认可。

（二）理论基础

1. 三大综合征　麦肯基技术对脊柱的疼痛分为三类：移位综合征、功能不良综合征和姿势

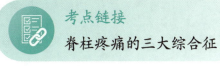

考点链接
脊柱疼痛的三大综合征

综合征。

（1）移位综合征：移位综合征是麦肯基治疗技术中最常见的类型。反复运动可以引起症状的加重或减轻，关节活动范围的减少或增大，症状的外周化或向心化。根据患者对重复运动方向的反应（加重或减轻），移位综合征还可被进一步分为前向、后向及侧向等。据此，可有相对应的力学治疗原则。如对于大多数患者，可通过重复伸展的运动来实现症状缓解和功能改善。

（2）功能不良综合征：其发生与组织损伤后的不完整修复有关。此时局部存在组织挛缩、粘连等改变。临床可表现为运动末端时的疼痛，应力降低则症状缓解或消除。牵拉治疗可以缓解症状，其他方向的运动不会加重或缓解症状。

（3）姿势综合征：是一类尚不存在病理改变的类型，只发生于年轻人，由于在某一姿势工作过久出现疼痛，姿势改变可以让其症状消失并不再重现。

2. 向心化与外周化现象　向心化现象是症状改善的表现，是指症状从外周（四肢）向脊柱中心区域缩小的现象；外周化现象是症状加重的表现，是指症状从脊柱中心区域向外周扩散的现象。向心化和外周化最早被麦肯基描述，并用于对疼痛的评估和治疗中，是反映疼痛减轻或加重的重要指标。

（三）临床应用

1. 适应证　符合麦肯基诊断、分类的颈、胸、腰痛等。

2. 绝对禁忌证　原发或继发恶性肿瘤，不能排除风险者；局部各种感染；中枢神经受累（脊髓受压体征，马尾病灶等）；骨折、脱位和韧带撕裂等骨关节肌肉系统不稳定因素；血管性疾病尚未稳定，如冠心病，严重高血压等。

3. 相对禁忌证　轻至中度骨质疏松，无并发症；结构性 / 先天性疾病；局部韧带松弛并可能影响治疗；妊娠，尤其最后 2 个月；存在未控制的精神性或行为性疾病；近期重大创伤，影响力学诊断和治疗时；局部近期手术后；服用止痛药后在止痛效应期内；严重疼痛，不能活动。

二、检 查 评 估

麦肯基疗法是从对患者的评定开始的。从患者处获取有价值、准确、完整的病史是麦肯基临床综合征分类的基础，也是力学治疗的基础。

 知识拓展

麦肯基诊疗方法的缘起

1956 年，麦肯基的患者史密斯右侧腰痛伴右侧臀部、大腿和膝部疼痛，弯腰不受限，腰向后伸展受限。麦肯基为其进行为期3周的治疗,但没有明显改善。有一天,当史密斯来到诊所时,工作人员告诉他进入治疗室的床上等待。但此时治疗床的一端已经被抬起,史密斯觉得有些奇怪但是还是照做了。史密斯脸朝下趴在床上,使腰处在过度伸展位。大约过了10分钟,麦肯基先生进治疗室时才发现。史密斯的腿痛已经消失,右侧腰痛转移至腰正中部。第二天,麦肯基有意让史密斯重复同样的姿势进行治疗,结果腰正中部的疼痛完全消失。从此,麦肯基开始尝试用腰椎伸展体位来治疗腰痛患者,并探讨其作用机制。

(一)病史采集

1. 一般资料　询问患者基本信息,包括姓名、年龄、工作、日常生活习惯,以了解患者日常生活中的动作可能对脊柱产生的不利因素。

2. 现病史　询问疼痛的特点:疼痛的区域(如腰、臀、小腿、足部等)、疼痛的程度(如偶尔、经常等)、疼痛的性质(酸、麻、胀、痛等)、疼痛的深浅(表层、深层等)、疼痛与体位转换的关系(坐位、站位、卧位时疼痛的变化)。

在麦肯基力学检查中,需要强调体位姿势和运动方向与疼痛的关系:日常的工作姿势或方式是导致疼痛的重要因素。比如办公室伏案的工作人员常常出现久坐后疼痛加重。问诊中需要了解不同体位(卧位、坐位、站立等)对症状的影响。对于大部分人群,腰椎屈曲姿势或运动时常常出现疼痛加重,而反向的姿势或运动常常会获得缓解。这些信息可以从患者的问诊中获得,并为制订客观检查计划提供线索和依据。

3. 既往史　询问患者既往疾病发作的情况,了解过往的治疗手段及其疗效,询问此次症状与既往是否不同。了解患者是否服药,尤其止痛药的情况,询问患者是否有不明原因体重减轻,有无二便明显变化。这些信息可以从患者的问诊中获得,有助于排除麦肯基疗法的禁忌证。

(二)客观检查

1. 静态试验　对于多数患者,在进行运动试验时可以发现某个运动方向对患者的症状有影响,并根据运动试验的结果进行诊断和决定治疗方案。但如果各方向的运动都不能影响患者的症状,则需要进行静态试验。静态试验是让患者维持在受累脊柱节段某一方向的终点位置3分钟,观察患者的症状有无变化。

(1)颈椎静态试验:前突体位、后缩体位、屈曲体位、伸展体位。

(2)胸椎静态试验:屈曲位、伸展位、旋转位。

(3)腰椎静态试验:弓背坐姿、挺直坐姿、弓背站立、挺直站立、俯卧腰椎伸展位、直腿坐位。

2. 动态试验

(1)颈椎运动试验:坐位前突、坐位反复前突、坐位后缩、坐位反复后缩、坐位后缩加伸展、坐位反复后缩加伸展、卧位后缩、卧位反复后缩、卧位后缩加伸展、卧位反复后缩加伸展、坐位侧屈、坐位反复侧屈、坐位旋转、坐位反复旋转。

（2）胸椎运动试验：坐位屈曲、坐位反复屈曲、坐位伸展、坐位反复伸展、俯卧位伸展、俯卧位反复伸展、仰卧位伸展、仰卧位反复伸展、坐位旋转、坐位反复旋转。

（3）腰椎运动试验：站立位屈曲、站立位反复屈曲、站立位伸展、站立位反复伸展、卧位屈曲、卧位反复屈曲、卧位伸展、卧位反复伸展、站立位侧方滑动、站立位反复侧方滑动。

3. 其他检查　为了明确诊断，必要时进行感觉、运动、反射等检查。在诊断不明确时，应对邻近关节进行检查，如髋关节、骶髂关节、肩胛、肩关节等，以明确是否存在四肢关节病变。为了明确某些问题，影像学检查也是必不可少的。

 课堂活动

动一动：请同学们演示颈椎、胸椎、腰椎的静态试验。

三、治　疗　技　术

麦肯基疗法需要基于临床评定和力学诊断，同时密切关注治疗的反应。以下治疗技术为力学治疗中主要运用的方法，需要结合评定结果及治疗反应进行决策和调整。麦肯基认为，由于颈腰疼痛患者大多数是由于过度屈曲导致的疼痛，因此常选用颈腰的伸展训练进行治疗，但也有少部分患者是由于过度伸展导致的疼痛，因此也会根据患者评估结果选择屈曲训练。

麦肯基疗法强调以患者主动训练为主，再根据患者病情，由治疗师辅助训练，治疗师加压，参与并在力学治疗过程中逐渐升级到治疗师进行关节的松动。本章节中的治疗技术展示了患者自我训练的过程，治疗师训练操作方法和患者自我训练操作方法相似。

 导入案例

患者，女，30岁，自述近1个月来腰部疼痛，表现为持续性疼痛，长期伏案工作，在院外诊所接受过针刺、理疗等治疗方法，效果不佳。近1周以来疼痛加剧，疼痛部位放射到下肢远端；X线检查示骨质无异常。

请问：

1. 患者存在哪些功能障碍？

2. 现拟对患者行麦肯基治疗，患者可自行采用的技术动作有哪些？

（一）颈椎

1. 坐位后缩

操作方法：患者高靠背椅坐位，腰背部有良好支撑使腰椎前凸。患者头部尽可能地向后运动，达到最大范围，在终点停留瞬间后放松回到起始位。有节律地重复，争取每次重复时运动幅度能进一步增加。注意在运动过程中头部必须保持水平，双眼平视前方（图 16-1）。

2. 坐位后缩加伸展

操作方法：患者先进行后缩运动至最大范围，方法如"坐位后缩"中所述，从后缩位开始缓慢小心地进行头颈部全范围的伸展。在伸展终点停留 1 秒后，缓慢地回到起始位，有节律地重复（图 16-2）。

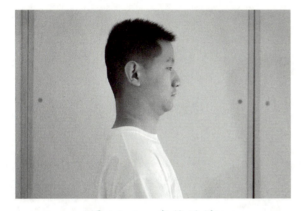
图 16-1　坐位后缩

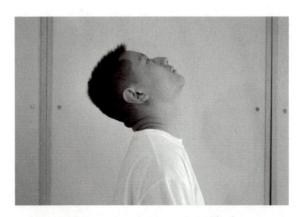
图 16-2　坐位后缩加伸展

3. 仰卧位后缩

操作方法：患者仰卧位，用枕部和下颌同时尽量下压，达到后缩的效果，至后缩终点位后放松，回到起始位（图 16-3）。重复数次后如果症状没有加重或外周化，继续下述运动。

4. 仰卧位后缩加伸展

操作方法：从仰卧位起，让患者将一只手放置枕后，保持仰卧姿势朝头侧移动，使得头颈和肩部移至治疗床以外悬空，治疗床的边缘在患者第 3 或第 4 胸椎处。患者先进行充分后缩运动，在最大后缩位将支撑手放开，进行头后仰，让头尽量放松地悬挂在床头旁（图 16-4）。1 秒后患者用手将头被动地回复至起始位。有节律地重复 5~6 次。

5. 颈部侧屈运动

操作方法：患者高靠背椅坐位，腰背部有良好支撑使腰椎前凸，双手相握放在大腿上。患者先进行后缩，方法同"坐位后缩"，在后缩的基础上进行头侧屈运动，在侧屈终点停留 1 秒钟后回复至起始位，重复 5~15 次（图 16-5）。

6. 颈部旋转运动

操作方法：患者高靠背椅坐位，腰背部有良好支撑使腰椎前凸。患者先做后缩动作，在后缩的基础上转向疼痛侧，旋转过程中注意保持后缩。在后缩旋转的终点位停留 1 秒后回复至起始位,整个过程重复 10～15 次(图 16-6)。

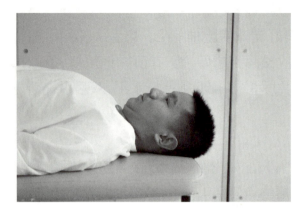

图 16-3　仰卧位后缩

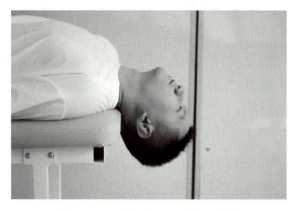

图 16-4　仰卧位后缩加伸展

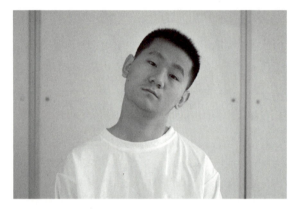

图 16-5　颈部侧屈

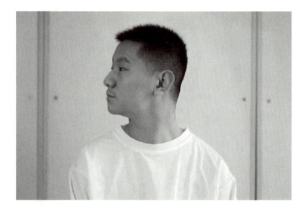

图 16-6　颈部旋转

7. 颈部屈曲运动

(1)屈曲颈椎基本动作

操作方法:患者放松,取坐位,主动低头至下颌接近胸骨,然后回复至起始位,有节律地重复 5～15 次(图 16-7)。

(2)力的升级屈曲自我过度加压

操作方法:患者放松,取坐位,双手十指交叉置于枕后。患者尽量低头至屈曲颈椎终点位后,双手加压 1 秒,然后回复至起始位,重复 5～15 次(图 16-8)。

(二)腰椎

1. 静态俯卧位放松

操作方法:患者俯卧位,整体放松,双上肢置于体侧,自然呼吸。静止 5～10 分钟(图 16-9)。

2. 静态俯卧位伸展

操作方法:患者俯卧位,双上肢置于体侧。患者从俯卧位开始,用双肘和前臂支撑将上半身抬起,腰部有意下沉,骨盆和大腿不离开床面,维持 5～10 分钟(图 16-10)。该技术常用于急性疼痛,不能完成动态伸展动作的患者。

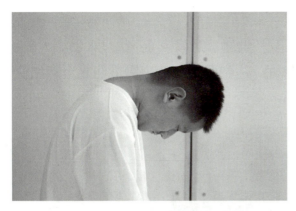

图 16-7 屈曲颈椎基本动作

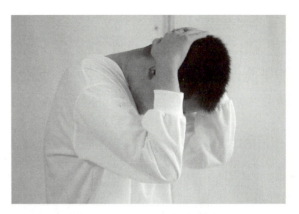

图 16-8 屈曲自我加压

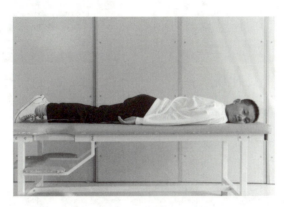

图 16-9 俯卧位放松

技术类型:持续体位。

3. 俯卧位重复伸展

操作方法:患者俯卧位,双手掌心朝下置于肩下。患者用力伸直双上肢将上半身撑起,骨盆以下放松下沉,然后双肘屈曲,上半身下降至起始位,重复 10~15 次为 1 组。伸展时应逐渐增大幅度,直至最后一次达到最大伸展范围。若第 1 组完成后有效,则可进行第 2 组,力度可加大,最后 2~3 次在终点位维持数秒(图 16-11)。

4. 站立位伸展

操作方法:患者站立,双足分开约 30cm,双手支撑腰部,手指朝后。用双手作为支点,尽量向后弯曲躯干,达到最大伸展范围后回复至起始位(图 16-12)。重复 10 次。

5. 仰卧位屈曲

操作方法:患者仰卧位,双足底接触床面,双髋膝关节屈曲约 45°。指导患者用双手带动双膝向胸部运动,达到运动终点时,双手用力下压,随之放松,双足回复至起始位。重复 10 次,前两次需小心进行,最后两次需达到最大屈曲范围(图 16-13)。

6. 坐位屈曲

操作方法:将椅子放平稳,坐在椅子边缘,双腿尽量分开,双手平放在腿上。向下弯腰,双手抓住脚踝,使身体进一步弯曲。重复 10 次。练习时尽量每次弯腰幅度都比上一次大一些,保证练习结束时背部尽量弯曲(图 16-14)。

7. 站立位屈曲

操作方法:患者站立位,双足分开约30cm,双膝伸直。患者向前弯腰,双手沿大腿前方下滑,以提供必要的支撑,并可作为测量的依据。达到最大屈曲范围后回复至起始位,重复10次,开始时要轻柔小心(图16-15)。

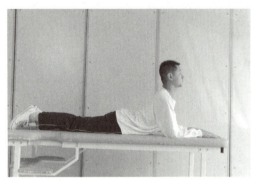

图16-10　俯卧位伸展

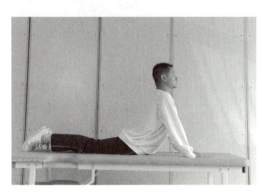

图16-11　俯卧位重复伸展

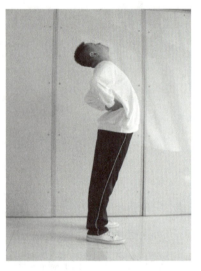

图16-12　站立位伸展

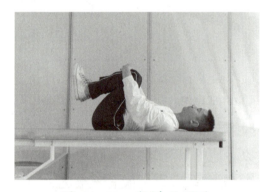

图16-13　仰卧位屈曲

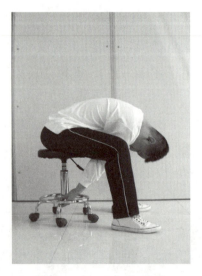

图16-14　坐位屈曲

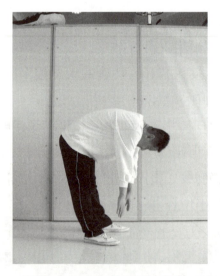

图16-15　站立位屈曲

第二节　悬吊训练疗法

一、概　　述

（一）基本概念

悬吊训练疗法（sling exercise therapy，SET）是在悬吊装置辅助下，将身体的局部或整体进行悬吊以减轻运动负荷，通过强化躯干肌肉及非主导侧肢体的运动能力，加强神经和肌群之间的反馈、统合功能来提高身体在运动中的平衡、控制能力和稳定状态。

悬吊训练疗法是以持久改善肌肉骨骼疾病为目的，应用主动治疗和训练的一个总的概念集合。该疗法以主动训练和康复治疗作为关键要素，通过特定的检查发现运动障碍的薄弱环节，先解决深层稳定性的控制问题，再渐进地处理运动协调功能，最终从根本上解决运动功能障碍。

（二）基本知识

1. 运动感觉系统　指在功能性运动中，与保持关节稳定有关的感觉、运动和中枢整合控制的相关组织构成的体系。

（1）本体感觉：从肌肉、肌腱、韧带、关节囊和皮肤上的机械感受器传入中枢神经系统的所有神经输入信号。

（2）运动觉：对关节运动及其方向和速度的感知。

（3）感觉和运动的协调功能：包括本体感觉（传入信号线路）、运动觉（信号的感知能力）和肌肉传出的纠正姿势和保持稳定性的神经冲动。

2. 核心稳定性　核心稳定性是指人体核心部位的稳定程度。脊柱稳定系统包括三部分：被动稳定系统、主动稳定系统、神经控制系统。其中，被动稳定系统包含骨骼、韧带、椎间盘、筋膜等，提供内源性稳定；主动稳定系统包含核心肌群与肌腱，提供外源性稳定；而神经控制系统则以神经回

> **考点链接**
> **核心稳定性的概念**

路控制肌肉收缩时间、顺序与强度。三个系统分别维持脊柱稳定性的独立性因素，其中某一因素损害，其他因素加以代偿，当各系统之间的功能无法代偿时，脊柱稳定性逐渐丧失，出现各种临床症状。核心稳定性在改善人体平衡能力、预防运动损伤、提高运动成绩等方面发挥极其重要的作用。

3. 弱链接　从生物力学的角度来讲，肢体的运动可以看作力在由一个个关节构成的运动链上的传递。在一个动作中，某肌肉（通常是局部稳定肌）和其他肌肉一起工作时，它太弱以致不能发挥其应有的作用，力的传递会受到干扰，出现动作完成不正确或局部疼痛。

4. 整体运动肌与局部稳定肌　根据功能和解剖位置的不同，将脊柱周围肌肉区分为

局部稳定肌和整体运动肌两类。在保持脊柱稳定的作用中，局部稳定肌起到主要作用，整体运动肌主要作为身体运动所需的动力来源，在保持脊柱稳定性方面起到辅助作用。

局部稳定肌通常位于深部，具有单关节或者单一节段分布，肌纤维以慢肌为主，耐力活动时激活，选择性弱化，募集较差，可以被抑制，通过离心收缩控制椎体活动，具有静态保持能力，脊柱最重要的局部稳定肌为多裂肌，其他如腹横肌、腰大肌也起到类似作用。整体运动肌位于表层，具有双关节或者多关节分布如连接胸廓和骨盆，呈梭状，肌纤维以快肌为主，优先募集，通过向心收缩控制椎体的运动和产生功率。

（三）诊断与治疗系统

悬吊训练疗法包括诊断和治疗两大系统。

1. 诊断系统　诊断系统的核心是弱链测试（weak link test，WLT）。让患者待测躯干或四肢肌群在闭链运动中开始，在患者可以完成动作的水平上开始，缓慢增加负荷直到患者在完成动作时出现问题，同时在出现以下情况的测试水平上做标记：疼痛、不能正确完成动作、左右侧表现不一致，根据标记的部位进行力学分析找出弱链接，接着用开链运动检测各块肌肉以确定薄弱的程度——再进行功能训练。在用闭链运动进行检测时要求治疗师严密检测，防止身体其他肌肉去代偿"薄弱环节"。

2. 治疗系统　悬吊训练治疗系统包括肌肉放松、增加关节活动范围、牵引、训练稳定肌肉系统、感觉运动协调训练、开链运动和闭链运动、肌力训练、小组训练、伴有长期随访的个体化家庭训练以及用于制订和修改运动计划的软件等。

（四）悬吊训练的影响因素

1. 悬吊点　悬吊点的设置和绳子的长度可影响运动轨迹的形状和对关节挤压、放松的程度。

（1）悬吊点在运动关节上方：运动可以始终保持在水平方向上，没有阻力的变化。

（2）悬吊点在运动关节远侧：运动至关节与悬吊点的连线上时，肢体高度最低向两侧运动时阻力不断增加，返回时有重力的分力提供助力。运动轨迹为凹形的弧线。

（3）悬吊点在运动关节近侧：运动至关节与悬吊点的连线上时，肢体高度最高从两侧向中间运动时阻力不断增加，返回时有重力的分力提供助力，运动轨迹为凸形的弧线。

（4）悬吊点在运动关节外侧：关节向外运动时不受阻力，并且在重力作用下可向外运动，向内运动有阻力并不断增加。向外的运动轨迹为逐渐下降的弧线。

（5）悬吊点在运动关节内侧：关节向内运动时不受阻力，并且在重力作用下可向内运动，向外运动有阻力并不断增加。向外的运动轨迹为逐渐上升的弧线。

2. 悬吊位置　悬吊带吊于肢体的近端或远端，其杠杆力是不同的，可以通过调节悬吊肢体的位置来调节运动强度。

3. 弹力带　弹力带可以作为额外提供的助力，也可作为运动的阻力。根据所选弹力绳使用时拉伸的程度，可以给肢体提供大小不同的助力。也可提供大小不同的阻力。

4. 软垫、治疗球　软垫或治疗球可以为人体提供不稳定的支撑面，增加训练的不稳定性,使训练难度增加。

动一动:请同学们演示悬吊点在运动关节近侧、悬吊点在运动关节外侧的情况。

(五) 临床应用

1. 适应证　骨关节疾病的治疗与预防;脑卒中、脑外伤等颅脑损伤疾病导致患者运动、感觉功能障碍及帕金森病的康复治疗;脊髓损伤后导致的肢体感觉、运动功能障碍的康复治疗;残疾儿童的早期干预和康复治疗;体育运动员的训练等方面。

2. 禁忌证　结核、肿瘤、发热、出血倾向、意识障碍、新发骨折或骨折未愈合、皮肤伤口未愈合、关节脱位、严重骨质疏松、严重认知障碍者等,以及严重心、脑、肾疾病不能耐受训练患者。

悬吊训练的发展

德国是悬吊训练器械的先驱,最早的吊带床是在第二次世界大战之前由德国巴德洪堡的汤姆森教授发起的。20世纪60年代开始,挪威医学工作者开始应用悬吊带治疗慢性肩关节和髋关节方面的疾病。20世纪90年代初期,在广泛的生物力学研究基础上,挪威康复医学工作者创造性地提出了一系列新的训练理念和原则,并展开大量的临床实践,发展出全新的悬吊运动治疗体系。这一体系中最具代表意义的理念是"弱链接"理念。21世纪初期,随着竞技类体育体能训练重要性的凸显,以及核心力量稳定性训练的逐步发展,运动训练领域开始重视悬吊训练的应用。

二、治 疗 技 术

患者,女,27岁,顺产后4个月。产后喂奶后腰背部酸痛,偶尔有尿不尽感,体格检查及妇科检查均正常,盆底肌肉检查无明显肌肉触痛,核心肌肉力量较差。

请问:

1. 核心肌肉有哪些?

2. 现拟对患者缓解腰部疼痛,可进行哪些核心悬吊治疗?

(一)上肢悬吊技术

1. 肩关节外展、内收运动

起始位:患者仰卧位,肩关节轴向悬吊,吊带固定手,窄带置于肘部,拉高绳索使手臂略高于水平面。

操作方法:肘关节伸直,肩关节行外展、内收运动训练,可行主动训练,也可由治疗师辅助被动练习(图16-16)。

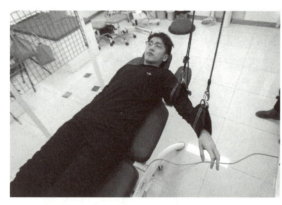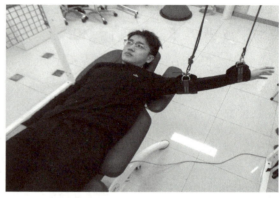

A   B

图16-16   肩关节外展、内收运动

A. 肩关节内收运动;B. 肩关节外展运动。

2. 肩关节屈曲、伸展运动

起始位:患者侧卧位,头枕于手臂或垫子上,肩关节轴向悬吊,吊带固定手,窄带置于肘部,拉高绳索使手臂离开身。

操作方法:肘关节伸直,肩关节行前屈、后伸运动训练,可行主动训练,也可由治疗师辅助被动练习(图16-17)。

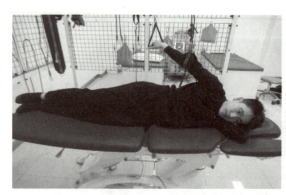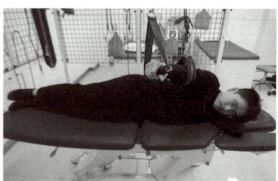

A   B

图16-17   肩关节屈曲、伸展运动

A. 肩关节伸展运动;B. 肩关节屈曲运动。

3. 肩关节水平位外展、内收运动

起始位:患者坐于训练器之下,肩关节轴向悬吊,吊带固定手,窄带置于肘部,保持肘关节微屈,拉高绳索抬高手臂至患者舒适的高度。

操作方法:肩关节水平位行外展、内收运动训练,可行主动训练,也可由治疗师辅助被动练习(图16-18)。

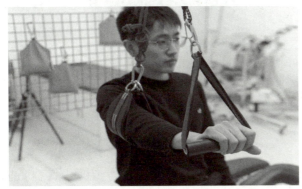 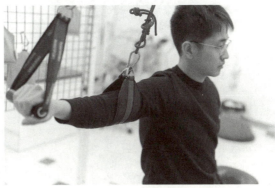

A   B

图 16-18   肩关节水平位外展、内收运动

A. 肩关节水平内收运动;B. 肩关节水平外展运动。

(二)躯干悬吊技术

1. 颈部侧屈运动

起始位:患者仰卧,头枕于中分带,绳夹夹住两绳,调节中分带高度至患者感觉舒适。

操作方法:头缓慢侧移,完成颈部侧屈,可行主动训练,也可由治疗师辅助被动练习(图16-19)。

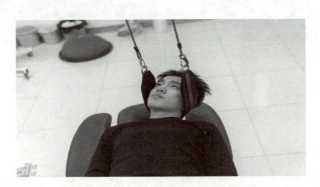

图 16-19   颈部侧屈运动

2. 颈部旋转训练

起始位:出患者仰卧,头枕于中分带,绳夹夹住两绳,调节中分带高度至患者感觉舒适。

操作方法:头部缓慢转向一侧,完成颈部旋转运动,可行主动训练,也可由治疗师辅助被动练习(图16-20)。

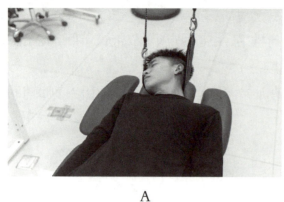
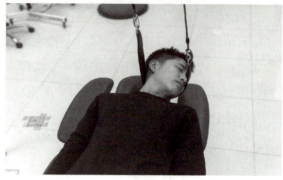

A B

图 16-20　颈部旋转训练

A. 颈部右侧旋转运动;B. 颈部左侧旋转运动。

3. 颈部屈曲、伸展运动

起始位:患者侧卧,头枕于中分带,绳夹夹住两绳,调节中分带高度至患者感觉舒适,颈部中立位。

操作方法:头部缓慢屈伸,完成颈部屈伸运动,可行主动训练,也可由治疗师辅助被动练习(图 16-21)。

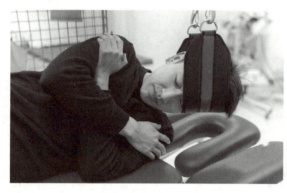
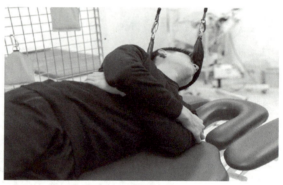

A B

图 16-21　颈部屈曲、伸展运动

A. 颈部屈曲运动;B. 颈部伸展运动。

4. 背部屈曲、伸展运动

起始位:患者坐于训练器之下,宽带置于臂下,患者伏头于臂,宽带高度根据所要松动的脊柱节段调整。

操作方法:向前推宽带使背部伸展,屈曲背部回至起始位(图 16-22)。

5. 背部侧屈运动

起始位:患者坐于训练器之下,宽带置于臂下,患者前倾,头部伏于双臂之上,宽带高度根据所要松动的脊柱节段调整。

操作方法:上身侧移完成背部侧屈,可行主动训练,也可由治疗师辅助被动练习

（图 16-23）。

6. 背部旋转运动

起始位：患者坐于训练器之下，宽带系于穿过滑轮的黑绳上，宽带置于臂下，患者前倾，头部伏于双臂上，宽带高度根据所要松动的脊柱节段调整。

操作方法：扭动上身完成背部旋转，可行主动训练，也可由治疗师辅助被动练习（图 16-24）。

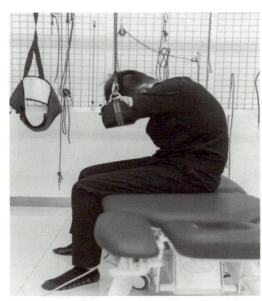 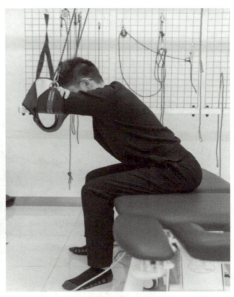

A   B

图 16-22　背部屈曲、伸展运动

A. 背部屈曲运动；B. 背部伸展运动。

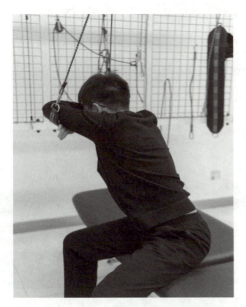 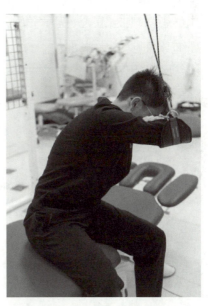

图 16-23　背部侧屈运动　　　　图 16-24　背部旋转运动

（三）下肢悬吊技术

1. 髋关节外展、内收运动

起始位：患者仰卧位，双上肢伸展放于体侧，髋关节轴向悬吊，吊带固定踝部，窄带置于膝部，拉高绳索使下肢略高于水平面。

操作方法：膝关节伸展，髋关节行外展、内收运动训练，可行主动训练，也可由治疗师辅助被动练习（图16-25）。

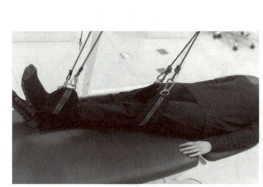 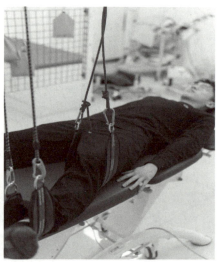

A   B

图 16-25　髋关节外展、内收运动

A. 髋关节内收运动；B. 髋关节外展运动。

2. 髋关节屈曲、伸展运动

起始位：患者侧卧位，头枕于臂或垫子上，髋关节轴向悬吊，吊带固定踝部，窄带置于膝部，拉高绳索使腿处于水平位。

操作方法：膝关节伸展，髋关节行屈曲、伸展运动训练，可行主动训练，也可由治疗师辅助被动练习，本训练亦可屈膝进行（图16-26）。

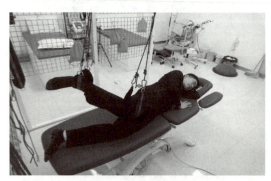 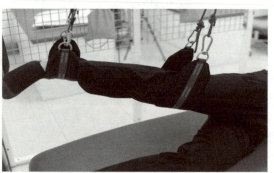

A   B

图 16-26　髋关节屈曲、伸展运动

A. 髋关节屈曲运动；B. 髋关节伸展运动。

3. 膝关节屈曲、伸展运动

起始位:患者侧卧位,头枕于臂或垫子上,膝关节轴向悬吊,吊带固定踝部,窄带置于膝部,拉高绳索使下肢处于水平位(图16-27)。

操作方法:髋关节制动,膝关节行屈曲、伸展运动训练,可行主动训练,也可由治疗师辅助被动练习。

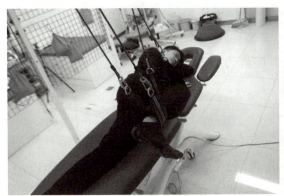
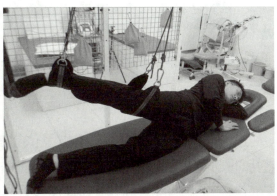

A   B

图 16-27　膝关节屈曲、伸展运动
A. 膝关节屈曲运动;B. 膝关节伸展运动。

第三节　肌内效贴扎技术

一、概　述

(一)基本概念

肌内效贴(kinesio)最早由日本的加濑建造(Kenso Kase)创用。肌内效贴扎(kinesiology taping)技术又称贴扎技术,是一种将有弹性的贴布贴于体表,以达到保护肌肉骨骼系统、促进功能活动的非侵入性治疗技术。目前广泛应用于康复医学及运动医学领域。

(二)贴布物理特性与专有名词

1. 物理特性　肌内效贴的基本物理特性包括弹力、张力、应力、切力及黏着力等,由防水弹力棉布、医用亚克力胶和离型材料(背亲纸)组成。其厚度适宜、透气性好,不易引起皮肤过敏,具有弹性,满足运动对灵活度与舒适度的需求。

2. 专有名词　肌内效贴在长期临床贴扎实践中形成一些专有名词和术语,主要包括:

(1)锚:是指贴扎起端,为最先贴扎端、固定端。

(2)尾:是指远离固定端向外延伸的一端,或称尾端。

(3)延展方向:是指"锚"固定后,尾端继续延展贴扎的方向。

（4）回缩方向：是指贴布"尾"向"锚"弹性回缩的方向。

（5）自然拉力：是指对贴布不施加任何外加拉力或仅施加小于 10% 的拉力。

（6）中度拉力：是指对贴布施加 10%～30% 的拉力。

（7）极限拉力：是指对贴布施加超过 30% 的拉力。

 课堂活动

动一动：请同学们演示贴布的自然拉力、中度拉力、极限拉力。

（三）治疗作用

通过调整贴扎的方向和拉力，以及依靠其在肢体运动过程中与软组织的相互作用，起到支持、促进或放松软组织的作用，同时还能改善循环、减轻水肿、减少局部炎症反应、减轻疼痛等。当施加的拉力超出其弹性极限时，仅起到固定、筋膜引导作用。

肌内效贴布有多种颜色，在实际应用中可从心理学角度考虑选择不同的颜色。如为达到放松目的，多采用冷色调的贴布；为达到兴奋促进目的，多采用暖色调贴布。

（四）基本贴扎作用

1. I 形　贴布不裁剪，依需求决定宽度及"锚"的位置。主要作用为促进肌肉运动及支持软组织；针对关节活动面或拉伤的软组织进行不同程度的固定。

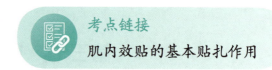
考点链接
肌内效贴的基本贴扎作用

2. Y 形　主要目的是促进或放松较次要或较小的肌群。可针对特殊形状的肌肉（如腓肠肌）或包绕特殊解剖结构时使用。

3. X 形　可促进"锚"所在位置的血液循环及新陈代谢，达到止痛的效果，也就是所谓的"痛点提高贴布"；另外，某些特殊部位如胸部的丰胸贴扎也常采用 X 形。

4. 爪形　主要作用包括：爪形贴布需尽量包覆组织液滞留的肢体或血液淤积的区域，以消除肿胀，促进淋巴液和血液循环；增加感知觉的输入。

5. 灯笼形　贴布两端不裁剪，中段裁剪为多分支，形成两个散状形结合体。其主要作用包括：贴布两端均为固定端，故稳定效果良好（临床实践中，大的关节常用两个 Y 形贴布实现）；灯笼形贴布兼具爪形贴布的特性。

以上贴布（图 16-28）若有重叠多层贴扎，原则上是裁剪得越多贴在越里层（即从里到外为爪形／灯笼形→X 形→Y 形→I 形），但临床实践中也有学者在应用 X 形贴布做痛点提高时，将其贴在最里层，而灯笼形在用于稳定时贴在最外层。值得注意的是，在同一解剖部位不应贴扎层次过多，以免给予软组织太复杂甚至矛盾的"指令"，或者因隔离太厚而影响疗效。

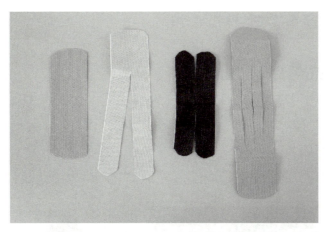

图 16-28　不同形状的肌内效贴

（五）贴扎疗效的注意事项

贴扎者对患者的评估,局部的解剖结构与生物力学因素分析,贴布的裁剪形状,患者的摆位,贴扎时贴布延展的方向,施加在贴布上的拉力,贴扎的次序等。其他影响因素包括:皮肤的状态、皮下脂肪的厚度、贴扎环境、贴扎后的活动等。

贴扎前须做好皮肤清洁,若用乙醇处理皮肤后,建议待其挥发后再行贴扎;避免锐物、出汗等影响到贴布的凝胶面;某些运动损伤贴扎后若保持适度的主、被动运动,会因为贴布与软组织间的有益交互作用而提高疗效。

 知识拓展

肌内效贴扎技术方法

肌内效贴扎技术方法多样,目前常见的贴扎技术包括肌肉贴扎技术、韧带贴扎技术、肌腱贴扎技术、筋膜贴扎技术、淋巴贴扎技术、空间贴扎技术、功能矫正贴扎技术、感觉输入贴扎技术等。随着肌内效贴更加广泛的应用,其贴扎方式还会不断推陈出新。

二、治　疗　技　术

 导入案例

患者,男,20岁,自述打篮球踝关节扭伤2小时,关节有肿胀,伴有疼痛,不能走路,活动后加重,无下肢肢体无力、发麻。

请问:

1. 肌骨损伤的急性处理原则是什么?

2. 如何对患者行踝部稳定性贴扎治疗？

（一）肩峰下撞击综合征贴扎方法

摆位:端坐位,患肩自然下垂、内旋,屈肘 90°,用健手托住患手(图 16-29)。

1. X 形贴布(自然拉力)

(1) 作用:减轻疼痛。

(2) 贴布方法:中部"锚"固定于肩部疼痛点,"尾"向两端延展(图 16-30)。

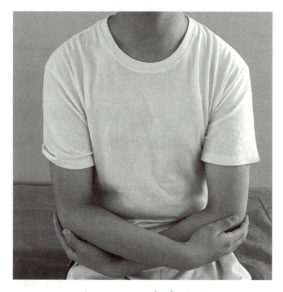

图 16-29　患者体位

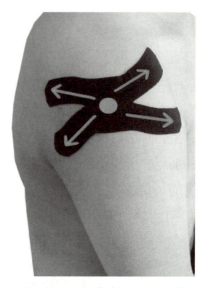

图 16-30　肩部 X 形贴布

2. I 形贴布(自然拉力)

(1) 作用:放松冈上肌、三角肌。

(2) 贴布方法:"锚"固定于肱骨大结节上部,"尾"沿冈上肌延展止于肩胛骨冈上窝(图 16-31)。

3. Y 形贴布(自然拉力)

(1) 作用:放松冈上肌、三角肌。

(2) 贴布方法:"锚"固定于三角肌粗隆,两"尾"分别沿三角肌前后束延展至三角肌起点处(图 16-32)。

4. 灯笼形贴布(中度拉力)

(1) 作用:稳定肩关节、改善局部循环。

(2) 贴布方法:一条贴布中部与从左的二条贴布垂直方向,中部(裁剪成两条的部分)包覆于三角肌粗隆和上斜方肌中部;另一条贴布与第一条贴布垂直方向,中部(裁剪成两条的部分)包覆肩峰周围,两端分别固定于胸背部(图 16-33)。

（二）膝骨性关节炎贴扎方法

摆位:患者舒适坐位,自然屈膝(图 16-34)。

1. X 形贴布(自然拉力)

(1)作用:减轻疼痛。

(2)贴布方法:中间"锚"固定于膝部痛点,"尾"向各端延展体位(图 16-35)。

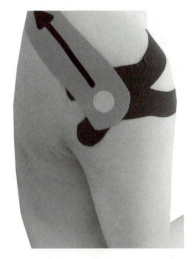
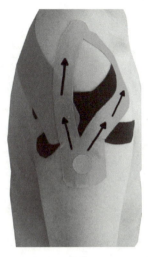
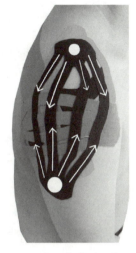

图 16-31　肩部 I 形贴布　　　图 16-32　肩部 Y 形贴布　　　图 16-33　肩部灯笼贴布

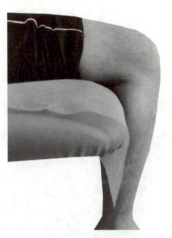
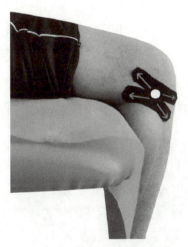

图 16-34　膝骨性关节炎患者体位　　　图 16-35　膝关节 X 形贴布

2. 爪形贴布(自然拉力)

(1)作用:消除肿胀。

(2)贴布方法:爪形贴布共两条,"锚"分别从股骨内、外上髁上方,发出多尾如双手交叉状,延展包覆于局部肿胀处(图 16-36)。

3. Y 形贴布(自然拉力)

(1)作用:促进肌肉平衡,促进股四头肌肌力,放松腘绳肌。

(2)贴布方法:"锚"固定于股骨干中上段,于髌骨上缘分出两尾,包绕髌骨两侧汇合于胫骨粗隆上方。贴法及最终效果图见图 16-37。

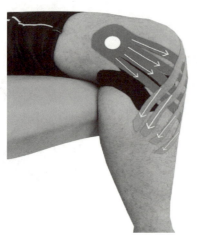

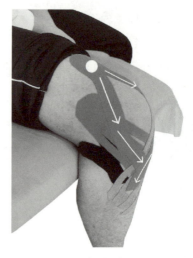

图 16-36　膝关节爪形贴布　　　　　图 16-37　膝关节 Y 形贴布

（三）腰椎间盘突出症贴扎方法

摆位：坐位，身体微前屈，双手可支撑于椅背或床面。

1. Ⅰ 形贴布（中度拉力及自然拉力，适用于慢性期）

（1）作用：支持腰部，稳定作用。

（2）Ⅰ 形贴布横向贴扎：贴布中段以中度拉力固定于病患椎体处，两"尾"以自然拉力向左右两端延展。Ⅰ 形贴布纵向贴扎：贴布中段以中度拉力固定于病患椎体处，两"尾"以自然拉力向上下两端延展（图 16-38A）。

（3）Ⅰ 形贴布斜向交叉贴扎：一条贴布中段以中度拉力固定于病患椎体处，两"尾"以自然拉力斜向两端延展；另一条贴布贴扎方向与其垂直，方法相同（图 16-38B）。

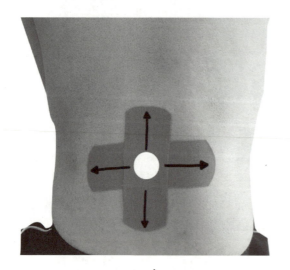

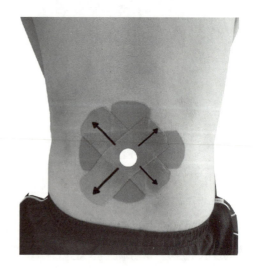

A　　　　　　　　　　　　　　　B

图 16-38　Ⅰ 形贴布（中度拉力及自然拉力，适用于慢性期）

A. 横向和纵向贴扎；B. 斜向交叉贴扎。

2. Ⅰ形贴布(自然拉力,适用于急性期)

(1)作用:缓解疼痛,稳定腰部。

(2)Ⅰ形贴布纵向贴扎:3条Ⅰ形贴布,一条"锚"固定于腰1棘突,"尾"以自然拉力向下延展至骶椎上方;另两条分别贴于脊柱两侧,"锚"固定于12肋骨位置,"尾"以自然拉力向下延展至髂骨边缘(图16-39A)。

(3)Ⅰ形贴布横向贴扎:一条贴布"锚"固定于腰5棘突处,两"尾"以自然拉力向两侧延展;另一条贴布"锚"固定于胸12棘突处,两"尾"以自然拉力向两侧延展(图16-39B)。

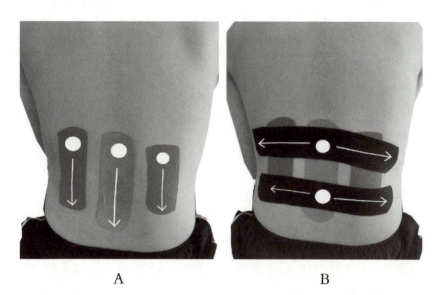

A   B

图16-39　Ⅰ形贴布(自然拉力,适用于急性期)

A. 纵向贴扎;B. 横向贴扎。

本章小结　　　本章学习重点是麦肯基疗法的理论基础、诊断方法及治疗原则;悬吊训练的诊疗系统;肌内效贴的治疗原理及治疗作用。本章学习难点为麦肯基疗法、悬吊训练技术及肌内效贴扎技术的临床应用。在学习过程中注意比较其他运动疗法与新技术的区别,在学习过程中注意反复练习和体会以上治疗技术,达到熟练操作的能力。

(闫鹏宇)

 思考题

一、简答题

1. 简述悬吊训练当中的弱链测试。

2. 简述肌内效贴的作用。

二、案例分析

张某,女,30岁,产后2周伴腰痛不适,无其他不良症状。请结合本章学到的新技术,设计一份针对该患者缓解疼痛、核心功能训练的运动处方。

附　录

实 训 指 导

实训 1　关节活动技术

【实训目的】

1. 掌握肩、肘、腕、手、髋、膝、踝、足关节及躯干活动技术。

2. 熟悉肩、肘、髋、膝关节的持续被动运动训练。

3. 能根据患者关节活动受限的情况选择合适的关节活动技术。

【实训准备】

1. 物品　PT床、PT凳、枕头。

2. 器材　上肢持续被动运动机、下肢持续被动运动机、滑轮、体操棒、肩轮、肩梯、肋木、肘关节及前臂练习器、腕关节练习器、踝关节练习器、悬吊装置。

3. 环境　实训室宽敞明亮,室温适宜;学生着装宽松,易于暴露四肢,方便操作;每3~4人一组。

【实训学时】

3学时。

【实训步骤】

1. 课前分组讨论病案,并拟出治疗方案与治疗方法。

2. 以小组为单位进行汇报并操作演示。

3. 总结同学分组讨论及操作,对关节活动技术进行示教。

4. 分组练习肩、肘、腕、手、髋、膝、踝、足关节及躯干的活动技术,完成肩、肘、髋、膝关节的持续被动运动训练。

5. 以小组为单位操作演示并进行总结。

【实训内容】

（一）病案

患者,男,19岁,在工地施工时不慎被倒塌的架子压倒,致左侧股骨干骨折,后行切开复位钢板内固定术。患者手术1周以后可以进行哪些训练? 分别有哪些作用? 请分组讨论并进行操作演示。

（二）上肢关节活动技术

1. 肩部关节

（1）被动运动:肩关节前屈、后伸、外展、水平外展和内收,肩关节内旋、外旋,肩胛骨被动运动。

（2）主动助力运动:用健侧上肢自我辅助关节运动,借助吊环、肩轮、肩梯、肋木、体操棒等器械辅助关节运动。

（3）主动运动：屈曲－伸展、外展－内收、水平外展－内收、内旋－外旋和环转。

（4）肩关节的持续被动运动。

2. 肘部关节

（1）被动运动：肘关节屈曲和伸展、前臂旋前和旋后。

（2）主动助力运动：用健侧手自我辅助关节运动，借助肘屈伸牵引椅和前臂旋转器等器械辅助关节运动。

（3）主动运动：屈曲－伸展、前臂旋前－旋后。

（4）肘关节的持续被动运动。

3. 腕部关节

（1）被动运动：腕关节屈曲、伸展、尺偏、桡偏、环转。

（2）主动助力运动：用健侧手自我辅助关节运动；借助腕屈伸练习器、旋转练习器、体操球等器械辅助关节运动。

（3）主动运动：屈曲－伸展、尺偏－桡偏、环转。

4. 手指关节

（1）被动运动：①掌指关节屈曲、伸展、外展、内收；②指间关节的屈曲、伸展。

（2）主动运动：结合日常生活活动进行掌指关节和指间关节的训练。

（三）下肢关节活动技术

1. 髋部关节

（1）被动运动：髋关节前屈、后伸、外展、内收、内旋、外旋。

（2）主动助力运动：用健侧下肢自我辅助关节运动；用治疗架、滑轮、套带的组合装置辅助髋关节运动。

（3）主动运动：屈曲－伸展、外展－内收、内旋－外旋、环转。

（4）髋关节的持续被动运动。

2. 膝部关节

（1）被动运动：膝关节的屈曲、伸展。

（2）主动助力运动：用健侧手帮助患侧膝关节做屈曲运动；用治疗架、滑轮、套带的组合装置辅助膝关节运动。

（3）主动运动：屈曲－伸展。

（4）膝关节的持续被动运动。

3. 踝及足关节

（1）被动运动：踝关节背伸、跖屈、内翻、外翻，跗跖关节旋转，跖趾关节屈曲、伸展和外展、内收。

（2）主动助力运动：用健侧手帮助患侧踝关节、跖趾关节运动；可选择踝背伸、踝跖屈练习器辅助踝关节运动。

（3）主动运动：踝关节各方向全范围活动度训练。

（四）躯干活动技术

1. 颈段活动

（1）被动运动：颈部前屈、后伸、左右侧屈和旋转运动。

（2）主动运动：坐位或站位，做颈椎前屈后伸、左右侧屈和旋转运动。

2. 胸腰段活动

（1）被动运动：患者仰卧位，患侧下肢膝关节屈曲，治疗师一手固定患侧肩关节，一手置于患侧骨盆部位，使肩和骨盆向相反的方向旋转并停留数秒钟，以充分牵拉躯干。

（2）主动运动：坐位或站位，做腰椎前屈后伸、左右侧屈和旋转运动。

【实训报告】

见附录"实训报告模板"。

【实训评价】

评分细则	分值	评分等级				得分
		A	B	C	D	
着装仪表	5	5	4	3	2～0	
物品准备及仪器管理	5	5	4	3	2～0	
治疗师及患者体位	10	10	9～8	7～6	5～0	
操作准确规范度	40	40～36	35～26	25～16	15～0	
操作熟练程度	10	10	9～8	7～6	5～0	
对患者的引导、反馈和鼓励	10	10	9～8	7～6	5～0	
职业道德素养及沟通能力	10	10	9～8	7～6	5～0	
回答提问准确度	10	10	9～8	7～6	5～0	
总分						

注：A 指操作规范正确（体位、操作、解释），无差错，无延时；B 指操作较规范，差错少于全套操作的 20%，操作无延时；C 指操作欠规范，差错少于全套操作的 40%，操作稍有延时；D 指操作不规范，差错多于全套操作的 40%，操作明显延时（不操作或操作全错计 0 分）。

（彭　野）

实训 2　关节松动技术

【实训目的】

1. 掌握各关节的生理运动和附属运动。

2. 掌握上、下肢关节的关节松动技术。

3. 能根据患者运动障碍的原因与特点选择合适的关节松动技术。

【实训准备】

1. 物品　PT 床、PT 凳、枕头、毛巾。

2. 器材　冰袋、治疗带、楔形垫、软垫等。

3. 环境　实训室宽敞明亮，室温适宜；学生着装宽松，易于暴露四肢和脊柱，方便操作；每 3～4 人一组。

【实训学时】

4学时。

【实训步骤】

1. 课前分组讨论病案,并拟出治疗方案与治疗方法。

2. 以组为单位进行汇报并操作演示。

3. 总结同学分组讨论及操作,对关节松动技术进行示教。

4. 分组练习关节松动技术。

5. 以组为单位操作演示并进行总结。

【实训内容】

（一）病案

患者,女,55岁,退休教师。3个月前患者出现右肩部疼痛,疼痛呈酸胀样,门诊以"肩周炎"收入康复医学科住院治疗。现右肩关节无明显畸形,局部肤温可,三角肌无萎缩,右肩部肩胛提肌、肩峰、肱骨大结节、喙突处不同程度压痛,三角肌下缘压痛,双上肢肌力可,肩部关节活动受限,以内旋和外旋动作受限明显。现需对患者进行康复治疗,请问如何对患者进行关节松动治疗?请进行操作演示。

（二）关节松动技术方法

1. 肩关节松动技术（盂肱关节）　①分离牵引;②长轴牵引;③上下滑动;④前屈向足侧滑动;⑤外展向足侧滑动;⑥前后向滑动;⑦后前向滑动;⑧外展摆动;⑨侧方滑动;⑩松动肩胛胸壁关节;⑪水平内收摆动;⑫内旋、外旋摆动。

2. 肘关节松动技术　①肱尺关节分离牵引;②肱尺关节长轴牵引;③肱尺关节侧方滑动;④屈伸摆动;⑤肱桡关节分离牵引;⑥肱桡关节长轴牵引;⑦肱桡关节侧方滑动;⑧桡尺近侧关节长轴牵引;⑨桡尺近侧关节前后向滑动;⑩桡尺近侧关节后前向滑动。

3. 腕关节松动技术　①桡尺远侧关节前后向滑动;②桡尺远侧关节后前向滑动;③桡腕关节分离牵引;④桡腕关节前后向滑动;⑤桡腕关节后前向滑动;⑥桡腕关节尺侧滑动;⑦桡腕关节桡侧滑动;⑧腕骨间关节前后向滑动;⑨腕骨间关节后前向滑动。

4. 髋关节松动技术　①长轴牵引;②分离牵引;③前后向滑动;④后前向滑动;⑤屈曲摆动;⑥旋转摆动;⑦内收内旋摆动;⑧外展外旋摆动。

5. 膝关节松动技术　①股胫关节长轴牵引;②股胫关节前后向滑动;③股胫关节后前向滑动;④股胫关节侧方滑动伸膝摆动;⑤伸膝摆动;⑥旋转摆动;⑦髌股关节分离牵引;⑧髌股关节侧方滑动;⑨髌股关节上下滑动。

6. 踝关节松动技术　①胫距关节分离牵引;②胫距关节前后向滑动;③胫距关节后前向滑动;④胫距关节向内侧滑动;⑤胫距关节向外侧滑动;⑥胫距关节屈伸摆动;⑦胫距关节翻转摆动。

7. 颈椎关节松动技术　①分离牵引;②屈伸摆动;③侧屈摆动;④旋转摆动;⑤垂直按压棘突;⑥垂直按压横突;⑦垂直松动椎间关节。

8. 腰椎关节松动技术　①垂直按压棘突;②侧方推棘突;③垂直按压横突;④旋转摆动。

【实训报告】

见附录"实训报告模板"。

评分细则	分值	评分等级				得分
		A	B	C	D	
着装仪表	5	5	4	3	2~0	
物品准备	5	5	4	3	2~0	
被检查者体位	10	10	9~8	7~6	5~0	
操作准确规范度	40	40~36	35~26	25~16	15~0	
操作熟练程度	10	10	9~8	7~6	5~0	
检测结果分析	10	10	9~8	7~6	5~0	
回答提问准确度	10	10	9~8	7~6	5~0	
对患者人文关爱	10	10	9~8	7~6	5~0	
总分						

注：A 指操作规范正确（体位、操作、解释），无差错，无延时；B 指操作较规范，差错少于全套操作的20%，操作无延时；C 指操作欠规范，差错少于全套操作的40%，操作稍有延时；D 指操作不规范，差错多于全套操作的40%，操作明显延时（不操作或操作全错计0分）。

（文应丹）

实训 3　肌肉牵伸技术

【实训目的】

1. 掌握上肢、下肢、躯干肌肉牵伸技术的操作方法。
2. 能根据患者关节挛缩、活动受限的原因和特点选择合适的牵伸技术。

【实训准备】

1. 物品　PT床、PT凳、枕头、毛巾、绷带。
2. 器材　肋木、踝关节矫正板、矫形器、滑轮、重锤。
3. 环境　实训室宽敞明亮，室温适宜；学生着装宽松，易于暴露四肢，方便操作；每3~4人一组。

【实训学时】

4学时。

【实训步骤】

1. 课前分组讨论病案，并拟出治疗方案与治疗方法。
2. 以组为单位进行汇报并操作演示。
3. 总结同学分组讨论及操作，对肌肉牵伸技术进行示教。
4. 分组练习上肢、下肢、躯干肌肉的牵伸技术。
5. 以组为单位操作演示并进行总结。

【实训内容】

（一）病案

患者，男，23岁，因车祸致右侧肱骨髁上骨折，行内固定术治疗，术后未做康复训练，2个月后，肘关节发生屈曲挛缩，关节活动受限。为了改善其关节活动范围可进行哪些训练，为其制订一个巩固疗效的自我训练方案，并进行操作演示。

（二）上肢肌肉牵伸技术

1. 肩部肌肉

（1）徒手被动牵伸技术：肩关节后伸肌群、前屈肌群、内收肌群、外旋肌群、内旋肌群、水平内收肌群、肩胛提肌的被动牵伸。

（2）自我牵伸技术：长轴牵伸，分离牵伸，自我牵伸肩后伸、前屈、内收、肩胛提肌、旋转肌群。

2. 肘部肌肉

（1）徒手被动牵伸技术：屈肘、伸肘肌群与前臂旋前、旋后肌群的被动牵伸。

（2）自我牵伸技术：屈肘分离牵伸、扶墙屈肘牵伸，伸肘分离牵伸、悬吊伸肘牵伸，自我牵伸前臂旋前、旋后肌群。

3. 腕及手部肌肉

（1）徒手被动牵伸技术：屈腕、伸腕、尺侧偏、桡侧偏肌群，屈指、伸指肌群的被动牵伸。

（2）自我牵伸技术：自我牵伸屈腕、伸腕、腕尺偏、腕桡偏肌群，自我牵伸掌指关节屈、伸肌群，自我牵伸屈、伸指肌群。

（三）下肢肌肉牵伸技术

1. 髋部肌肉

（1）徒手被动牵伸技术：臀大肌，腘绳肌，髂腰肌，内收、外展、内旋、外旋肌群的被动牵伸。

（2）自我牵伸技术：自我牵伸伸髋肌群、髂腰肌、外展与内收肌群，弓步牵伸屈髋、伸髋肌群。

2. 膝部肌肉

（1）徒手被动牵伸技术：伸膝、屈膝肌群的被动牵伸。

（2）自我牵伸技术：自我牵伸伸膝、屈膝肌群。

3. 踝及足部肌肉

（1）徒手被动牵伸技术：踝跖屈、踝背伸、足内翻肌群，足趾屈、伸肌群的被动牵伸。

（2）自我牵伸技术：自我牵伸踝跖屈肌群。

（四）脊柱肌肉牵伸技术

1. 颈部肌肉

（1）徒手被动牵伸技术：颈部伸肌群、屈颈肌群、侧屈肌群的被动牵伸。

（2）自我牵伸技术：自我牵伸颈椎后伸、前屈、侧屈肌群。

2. 腰部肌肉

（1）徒手被动牵伸技术：腰背部伸展肌群，腰部屈肌、侧屈肌群的被动牵伸。

（2）自我牵伸技术：自我牵伸腰椎后伸、前屈、侧屈肌群。

【实训报告】

见附录"实训报告模板"。

评分细则	分值	评分等级				得分
		A	B	C	D	
着装仪表	5	5	4	3	2～0	
物品准备	5	5	4	3	2～0	
被检查者体位	10	10	9～8	7～6	5～0	
操作准确规范度	40	40～36	35～26	25～16	15～0	
操作熟练程度	10	10	9～8	7～6	5～0	
检测结果分析	10	10	9～8	7～6	5～0	
回答提问准确度	10	10	9～8	7～6	5～0	
对患者人文关爱	10	10	9～8	7～6	5～0	
总分						

注:A指操作规范正确(体位、操作、解释),无差错,无延时;B指操作较规范,差错少于全套操作的20%,操作无延时;C指操作欠规范,差错少于全套操作的40%,操作稍有延时;D指操作不规范,差错多于全套操作的40%,操作明显延时(不操作或操作全错计0分)。

(吕紫燕)

实训 4　肌 力 训 练

【实训目的】

1. 熟练掌握上肢、下肢、头颈和躯干肌群的肌力训练技术。

2. 能够根据患者现存肌力水平、损伤原因、兴趣爱好等制订合理的训练处方,并指导开展肌力训练。

3. 具有爱心和同理心,严谨、认真、负责的职业态度,养成坚持肌力训练的习惯,增强身体素质。

【实训准备】

1. 物品　PT床、PT凳、枕头。

2. 器材　系列哑铃、沙袋、训练垫、弹力带、上肢肌力训练组合装置、下肢肌力训练组合装置、滑板、滑车重锤、悬吊装置等。

3. 环境　实训室宽敞明亮,室温适宜;学生着装宽松,易于暴露四肢,方便操作;每3～4人一组。

【实训学时】

3学时。

【实训步骤】

1. 课前分组讨论学习案例,为患者制订肌力训练方法。

2. 以组为单位进行汇报并操作演示。

3. 总结同学分组讨论及操作,对肌力训练方法的要点进行讲解、演示。

4. 分组练习上肢、下肢、头颈和躯干肌群的肌力训练技术。

5. 以小组为单位进行操作演示,并开展评价。

【实训内容】

（一）病案

患者,女,36 岁,3 个月前不慎摔倒,致左侧髌骨裂缝骨折,行石膏固定,拆除外固定后,其膝关节活动明显受限,股四头肌发生萎缩,肌力 4 级。为改善股四头肌的肌力,可开展哪些训练,以小组为单位为患者制订一个肌力训练方案,并进行操作演示。

（二）肩部肌群

1. 增强肩前屈肌群各级肌力训练。

2. 增强肩后伸肌群各级肌力训练。

3. 增强肩外展肌群各级肌力训练。

4. 增强肩内收肌群各级肌力训练。

5. 增强肩内旋肌群各级肌力训练。

6. 增强肩外旋肌群各级肌力训练。

（三）肘部及前臂肌群

1. 增强屈肘肌群各级肌力训练。

2. 增强伸肘肌群各级肌力训练。

3. 增强前臂旋前 / 旋后肌群各级肌力训练。

（四）腕及手部肌群

1. 增强腕屈肌群各级肌力训练。

2. 增强腕伸肌群各级肌力训练。

3. 增强腕桡偏 / 尺偏肌群各级肌力训练。

4. 增强屈掌指肌群各级肌力训练。

5. 增强屈指肌群各级肌力训练。

6. 增强对掌肌群各级肌力训练。

（五）髋部肌群

1. 增强屈髋肌群各级肌力训练。

2. 增强髋后伸肌群各级肌力训练。

3. 增强髋外展肌群各级肌力训练。

4. 增强髋内收肌群各级肌力训练。

5. 增强髋内旋 / 外旋肌群各级肌力训练。

（六）膝部肌群

1. 增强屈膝肌群各级肌力训练。

2. 增强伸膝肌群各级肌力训练。

（七）踝部肌群

1. 增强踝跖屈肌群各级肌力训练。

2. 增强踝背屈肌群各级肌力训练。

3. 增强足内翻 / 外翻肌群各级肌力训练。

（八）头颈和躯干肌群

1. 增强颈前屈肌群各级肌力训练。

2. 增强颈后伸肌群各级肌力训练。

3. 增强躯干前屈肌群各级肌力训练。

4. 增强躯干后伸肌群各级肌力训练。

5. 增强躯干旋转肌群各级肌力训练。

【实训报告】

见附录"实训报告模板"。

【实训评价】

评分细则	分值	评分等级				得分
		A	B	C	D	
着装仪表	5	5	4	3	2~0	
物品准备	5	5	4	3	2~0	
被检查者体位	10	10	9~8	7~6	5~0	
操作准确规范度	40	40~36	35~26	25~16	15~0	
操作熟练程度	10	10	9~8	7~6	5~0	
口述动作要领	10	10	9~8	7~6	5~0	
回答提问准确度	10	10	9~8	7~6	5~0	
对患者人文关爱	10	10	9~8	7~6	5~0	
总分						

注：A指操作规范正确（体位、操作、解释），无差错，无延时；B指操作较规范，差错少于全套操作的20%，操作无延时；C指操作欠规范，差错少于全套操作的40%，操作稍有延时；D指操作不规范，差错多于全套操作的40%，操作明显延时（不操作或操作全错计0分）。

（楼天晓）

实训 5　平衡与协调训练

【实训目的】

1. 掌握各种体位下的平衡训练方法。

2. 掌握上肢、下肢的协调训练方法。

3. 能根据患者运动障碍的原因与特点选择合适的平衡与协调训练方法。

【实训准备】

1. 物品　PT床、PT凳、枕头、毛巾。

2. 器材　平行杠、姿势矫正镜、平衡板、平衡治疗仪、篮球、木钉盘、玻璃珠、跳棋、画板、毽子。

3. 环境　实训室宽敞明亮，室温适宜；学生着装宽松，易于暴露四肢，方便操作；每3~4人一组。

【实训学时】

2学时。

【实训步骤】

1. 课前分组讨论病案,并拟出治疗方案与治疗方法。

2. 以组为单位进行汇报并操作演示。

3. 总结同学分组讨论及操作,对平衡和协调训练技术进行示教。

4. 分组练习平衡、协调训练技术。

5. 以组为单位操作演示并进行总结。

【实训内容】

（一）病案

患者,女,76岁,脑出血入院半个月,现各项生命体征正常,状态平稳,转入康复科。患者主要以右侧肢体活动障碍为主,肌张力低下,平衡及协调功能低下,能够保持坐位静态平衡。请对患者进行平衡及协调训练,并进行操作演示。

（二）平衡训练方法

1. 仰卧位训练　桥式运动（单桥运动,双桥运动,辅助下桥式运动）。

2. 前臂支撑下俯卧位训练　静态平衡训练、动态平衡训练。

3. 坐位平衡训练

（1）长坐位平衡训练:静态平衡训练、自动态平衡训练、他动态平衡训练。

（2）端坐位平衡训练:静态平衡训练、自动态平衡训练、他动态平衡训练。

4. 跪位平衡训练

（1）手膝位平衡训练:静态平衡训练、自动态平衡训练、他动态平衡训练。

（2）双膝跪位平衡训练:静态平衡训练、自动态平衡训练、他动态平衡训练。

5. 站立位平衡训练　静态平衡训练、自动态平衡训练、他动态平衡训练。

（三）协调训练方法

1. 双上肢的协调训练

（1）轮替动作

1）双上肢交替上举。

2）双肘交替屈曲。

3）双手交替摸肩上举。

4）左右前臂交替旋前、旋后。

（2）方向性动作

1）双手指腹敲击桌面。

2）对指练习。

3）指鼻练习。

4）其他:如木钉板训练、临摹字体、下跳棋、画迷宫等。

2. 双下肢的协调训练

（1）交替屈髋运动。

（2）交替伸膝运动。

（3）坐位交替踏步运动。

（4）拍地练习。

（5）原地踏步走。

（6）原地高抬腿跑。

（7）其他运动:如功率自行车练习、跳绳、踢毽子、划船、打球等运动。

【实训报告】

见附录"实训报告模板"。

【实训评价】

评分细则	分值	评分等级				得分
		A	B	C	D	
着装仪表	5	5	4	3	2～0	
物品准备	5	5	4	3	2～0	
被检查者体位	10	10	9～8	7～6	5～0	
操作准确规范度	40	40～36	35～26	25～16	15～0	
操作熟练程度	10	10	9～8	7～6	5～0	
检测结果分析	10	10	9～8	7～6	5～0	
回答提问准确度	10	10	9～8	7～6	5～0	
对患者人文关爱	10	10	9～8	7～6	5～0	
总分						

注:A指操作规范正确(体位、操作、解释),无差错,无延时;B指操作较规范,差错少于全套操作的20%,操作无延时;C指操作欠规范,差错少于全套操作的40%,操作稍有延时;D指操作不规范,差错多于全套操作的40%,操作明显延时(不操作或操作全错计0分)。

(班玉滕)

实训 6　站立与步行训练

【实训目的】

1. 能够进行平行杠内的站立及重心转移训练。

2. 能够进行步行分解训练。

3. 能够指导患者使用助行器、持手杖、持腋拐进行室内步行训练。

【实训准备】

1. 物品　PT床、PT凳。

2. 器材　平行杠、姿势矫正镜、靠背椅、轮椅、助行器、腋拐、手拐、前臂拐、训练用三阶梯。

3. 环境　实训室宽敞明亮,室温适宜;学生着装宽松,易于暴露四肢,方便操作;每3～4人一组。

【实训学时】

2学时。

【实训步骤】

1. 课前分组讨论病案,并拟出治疗方案与治疗方法。

2. 以组为单位进行汇报并操作演示。

3. 总结同学分组讨论及操作,对站立与步行训练技术进行示教。

4. 分组练习站立与步行训练技术。

5. 以组为单位操作演示并进行总结。

【实训内容】

(一)病案

患者,女,68岁,脑梗死6个月,现主症以右侧下肢体活动障碍为主,髋关节、膝关节及踝关节活动度下降,步行呈典型的痉挛性偏瘫步态。如何对患者进行步态分析及如何指导患者进行站立及步行训练?请写出训练计划,并进行操作演示。

(二)平行杠内的站立训练

1. 要求患者双足全足掌着地。

2. 要保持正确的头、颈、躯干及骨盆的对线关系。

3. 保持髋关节伸展位。

4. 保持膝关节屈曲8°~15°。

5. 要求患者双足并拢,身体重心保持在中线位置。

(三)平行杠内的重心转移训练

1. 身体重心左右转移训练

2. 身体重心前后转移训练

(四)步行训练方法

1. 步行基础训练。

2. 步行分解训练 ①单腿负重;②患侧腿上下台阶;③患侧腿支撑伸髋站立,健腿跨越障碍;④靠墙伸髋踏步;⑤侧方迈步、原地迈步。

(五)室内步行训练

1. 平行杠内训练 ①蹭步训练;②摆至步;③摆过步;④四点步行;⑤两点步行。

2. 助行器步行训练。

3. 手杖步行训练 ①三点步行训练;②二点步行训练。

4. 腋拐步行训练 ①拖地步行;②摆至步;③摆过步;④四点步行;⑤三点步行;⑥两点步行。

【实训报告】

见附录"实训报告模板"。

【实训评价】

评分细则	分值	评分等级				得分
		A	B	C	D	
着装仪表	5	5	4	3	2~0	
物品准备	5	5	4	3	2~0	
被检查者体位	10	10	9~8	7~6	5~0	

评分细则	分值	评分等级				得分
		A	B	C	D	
操作准确规范度	40	40~36	35~26	25~16	15~0	
操作熟练程度	10	10	9~8	7~6	5~0	
口述动作要领	10	10	9~8	7~6	5~0	
回答提问准确度	10	10	9~8	7~6	5~0	
对患者人文关爱	10	10	9~8	7~6	5~0	
总分						

注:A 指操作规范正确(体位、操作、解释),无差错,无延时;B 指操作较规范,差错少于全套操作的 20%,操作无延时;C 指操作欠规范,差错少于全套操作的 40%,操作稍有延时;D 指操作不规范,差错多于全套操作的 40%,操作明显延时(不操作或操作全错计 0 分)。

(邹 颖 田 莉)

实训 7 博巴斯技术

【实训目的】

1. 掌握博巴斯基本技术和治疗原则。
2. 熟悉博巴斯技术对小儿脑性瘫痪和偏瘫的治疗方法。
3. 能在临床实践中合理运用博巴斯技术。

【实训准备】

1. 物品 PT 床、PT 凳、枕头、毛巾。
2. 器材 木棒、杯子、画板、博巴斯球、轮椅、平行杠、平衡板、滑板、分指板、踝关节矫正板、训练用三阶梯、脑瘫患儿模型。
3. 环境 实训室宽敞明亮,室温适宜;学生着装宽松,方便操作;每 3~4 人一组。

【实训学时】

3 学时。

【实训步骤】

1. 课前分组讨论病案,并拟出治疗方案与治疗方法。
2. 以组为单位进行汇报并操作演示。
3. 总结同学分组讨论及操作,对博巴斯技术进行示教。
4. 分组练习博巴斯训练技术。
5. 以组为单位操作演示并进行总结。

【实训内容】

(一)病案

病案 1:患者,男,70 岁,1 个月前突发左侧肢体无力,持物不能,站立不稳。查头颅 CT 及 MRI 提示"右侧基底节区脑梗死",在神经内科予以改善脑代谢等药物对症治疗后,患者仍遗留有左侧肢体活动不利,上肢屈肌痉挛,肌张力2级,下肢伸肌痉挛,肌张力1+级。请用博巴斯技术对患者进行康复训练,分组讨论并进行操作演示。

病案2:患儿,男,4岁,因"运动发育落后"收住院。患儿为孕33周顺产儿,出生体重1.9kg,有"新生儿缺氧缺血性脑病"史。生后患儿运动、智力发育一直落后于正常同龄儿。现只能弯腰撑坐,不会独坐,不能独站、独行。查体:双下肢硬直,扶站时双下肢屈曲,双脚尖着地。扶行时双下肢交叉剪刀步。请用博巴斯技术对患者进行康复训练,分组讨论并进行操作演示。

(二)博巴斯基本技术

1. 反射抑制模式

(1)躯干抗痉挛模式:牵拉患侧躯干肌,缓解该侧肌紧张。

(2)上下肢的抗痉挛模式:①对抗上肢屈曲痉挛模式;②对抗下肢伸肌痉挛模式。

(3)肩的抗痉挛模式:肩部向前上方伸展,缓解肩胛周围肌肉痉挛。

(4)手的抗痉挛模式:①博巴斯握手;②负重牵伸。

2. 促进正常姿势反射

(1)翻正反应的促进:①头对身体的翻正;②身体对身体的翻正;③迷路性翻正;④视觉性翻正。

(2)保护性伸展反应的促进:①俯卧位上肢支持体重;②四点爬位上肢支持体重;③端坐位上肢保护性伸展,包括前方、侧方和后方的保护性伸展。

(3)平衡反应的促进:①肘支撑俯卧位;②手膝位;③跪立位;④站立位。借助平衡板、体操球等器具。

3. 关键点的控制

(1)头部关键点的控制:①前屈时全身屈曲模式占优势,抑制全身伸展模式;②后伸时全身伸展模式占优势,抑制全身屈曲模式;③旋转时破坏全身性伸展和屈曲模式。

(2)躯干关键点的控制:胸骨柄中下段主要控制躯干的张力。躯干伸展,全身伸肌占优势,抑制全身性屈曲模式。躯干旋转,可以破坏全身性屈曲、伸展模式。

(3)肩胛及上肢关键点的控制:①肩胛带前伸,全身屈曲模式占优势;②肩胛带回缩,全身伸展模式占优势。

(4)骨盆及下肢关键点的控制:坐位骨盆后仰时,上半身屈曲占优势,下半身伸展占优势;坐位骨盆前倾时,上半身伸展占优势,下半身屈曲占优势。站立位前倾,全身屈曲模式;站立位后仰,全身伸展模式。

(5)远端关键点的控制:①控制拇指,缓解手部的痉挛;②踝关节背屈外翻,缓解下肢伸肌痉挛。

4. 刺激固有感受器和体表感受器

(1)肢体负重及关节挤压。

(2)位置反应。

(3)保持反应。

(4)轻轻拍打。

【实训报告】

见附录"实训报告模板"。

【实训评价】

评分细则	分值	评分等级				得分
		A	B	C	D	
着装仪表	5	5	4	3	2~0	
物品准备	5	5	4	3	2~0	
被检查者体位	10	10	9~8	7~6	5~0	
操作准确规范度	40	40~36	35~26	25~16	15~0	
操作熟练程度	10	10	9~8	7~6	5~0	
检测结果分析	10	10	9~8	7~6	5~0	
回答提问准确度	10	10	9~8	7~6	5~0	
对患者人文关爱	10	10	9~8	7~6	5~0	
总分						

注：A 指操作规范正确（体位、操作、解释），无差错，无延时；B 指操作较规范，差错少于全套操作的 20%，操作无延时；C 指操作欠规范，差错少于全套操作的 40%，操作稍有延时；D 指操作不规范，差错多于全套操作的 40%，操作明显延时（不操作或操作全错计 0 分）。

（陆　银）

实训 8　布伦斯特伦技术

【实训目的】

1. 掌握布伦斯特伦治疗技术及训练方法。

2. 熟悉中枢神经系统损伤后的恢复阶段,原始反射及成人偏瘫患者的运动模式。

3. 能运用布伦斯特伦技术为患者实施康复医疗服务。

【实训准备】

1. 物品　PT 床、PT 凳、枕头、毛巾。

2. 器材　冰块、毛刷、大插件、小插件、穿衣板、画板、拐杖、轮椅、平行杠、平衡板、滑板、踝关节矫正板、训练用三阶梯。

3. 环境　实训室宽敞明亮,室温适宜;学生着装宽松,方便操作;每 3~4 人一组。

【实训学时】

3 学时。

【实训步骤】

1. 课前分组讨论病案,并拟出治疗方案与治疗方法。

2. 以组为单位进行汇报并操作演示。

3. 总结同学分组讨论及操作,对布伦斯特伦技术进行示教。

4. 分组练习布伦斯特伦训练技术。

5. 以组为单位操作演示并进行总结。

【实训内容】

（一）病案

患者，男，76岁，脑梗死后遗症，入院后给予康复初期评价。患者目前上肢不能抬举，手指不能抓握，肌肉松弛；下肢外展、外旋，不能屈曲、伸展。请用布伦斯特伦技术对患者进行运动功能分期及康复训练，分组讨论并进行操作演示。

（二）治疗技术

1. 利用粗大的运动模式　利用联合反应、共同运动。

2. 利用原始反射　利用对称性紧张性颈反射、非对称性紧张性颈反射、紧张性迷路反射、紧张性腰反射、阳性支持反射、同侧屈伸反射、交互性伸肌反射。

3. 利用交互抑制。

（三）训练方法

1. 上肢

（1）第Ⅰ～Ⅲ阶段的训练方法：屈肌共同运动的引出，伸肌共同运动的引出，双侧抗阻划船样动作，利用类似雷米斯特反应促进伸肘，利用挤腰动作进一步促进伸肘，半随意伸肘。

（2）第Ⅳ阶段的训练方法：手背接触至后腰部；肩0°，肘关节屈曲90°，前臂旋前、旋后；肩关节屈曲90°，肘关节伸展，上肢前平举；肩关节屈曲，肘关节伸展，前臂旋前、旋后。

（3）第Ⅴ阶段的训练方法：肩关节外展90°，肘关节伸展；肩关节外展90°，肘关节伸展，前臂旋前、旋后；肘关节伸展，前臂中立位，上肢上举过头。

（4）第Ⅵ阶段的训练方法：注重上肢协调性、灵活性及耐力的训练，尽量使上肢完成功能性动作。

2. 手

（1）第Ⅰ～Ⅲ阶段的训练方法：诱发抓握，诱发手指联合伸展，手指的半随意性伸展，伸腕抓握的训练。

（2）第Ⅳ～Ⅴ阶段的训练方法：拇指分离运动训练、横向抓握、随意性手指伸展。

（3）第Ⅵ阶段的训练方法：应将患者所掌握的技能与日常生活相结合，让患者完成系鞋带、系纽扣等日常活动。

3. 下肢

（1）第Ⅰ～Ⅲ阶段的训练方法：屈肌共同运动的引出，伸肌共同运动的引出，利用雷米斯特反应促进外展，利用雷米斯特反应促进内收，踝背屈的诱发。

（2）第Ⅳ～Ⅴ阶段的训练方法：髋、膝、踝同时屈曲，伴髋内收；伸髋伸膝，踝背屈；伸髋屈膝，踝背屈；屈髋伸膝，踝背屈；踝关节跖屈训练。

（3）第Ⅵ阶段的训练方法：借助步行，指导步行，独立步行，跨越障碍物，上下台阶。

4. 躯干

（1）坐位平衡训练。

（2）躯干前屈及侧屈。

（3）躯干旋转。

【实训报告】

见附录"实训报告模板"。

评分细则	分值	评分等级 A	B	C	D	得分
着装仪表	5	5	4	3	2～0	
物品准备	5	5	4	3	2～0	
被检查者体位	10	10	9～8	7～6	5～0	
操作准确规范度	40	40～36	35～26	25～16	15～0	
操作熟练程度	10	10	9～8	7～6	5～0	
检测结果分析	10	10	9～8	7～6	5～0	
回答提问准确度	10	10	9～8	7～6	5～0	
对患者人文关爱	10	10	9～8	7～6	5～0	
总分						

注:A指操作规范正确(体位、操作、解释),无差错,无延时;B指操作较规范,差错少于全套操作的20%,操作无延时;C指操作欠规范,差错少于全套操作的40%,操作稍有延时;D指操作不规范,差错多于全套操作的40%,操作明显延时(不操作或操作全错计0分)。

(陆　银)

实训9　本体促进技术

【实训目的】

1. 熟练掌握上肢、下肢的螺旋对角线运动模式的操作方法。

2. 能够根据患者功能水平和训练目标,选择合适的运动训练模式。

3. 具备良好的医患沟通能力,关心关爱患者,能及时观察患者的治疗反应,具有刻苦钻研和精益求精的精神。

【实训准备】

1. 物品　PT床、PT凳、枕头。

2. 器材　弹力带等。

3. 环境　实训室宽敞明亮,室温适宜;学生着装宽松,易于暴露四肢,方便操作;每3～4人一组。

【实训学时】

3学时。

【实训步骤】

1. 课前分组讨论病案,根据治疗目标为患者选择合适的训练模式。

2. 以小组为单位进行汇报并操作演示。

3. 总结同学分组讨论及操作,演示运动模式的操作方法。

4. 分组练习上肢、下肢运动模式。

5. 以小组为单位展示训练成果,开展评价。

（一）**病案**

患者,男,63岁,右侧肢体活动不利22天。头颅CT:左侧基底节区脑梗死。查体:血压150/90mmHg,神志清楚。患者可在中度辅助下使用四脚拐行走,然而右侧髋关节和膝关节的主动运动度在摆动期时减少,为改善患者的步行功能,请思考可以采用哪些模式进行训练,并演示操作方法。

（二）**上肢运动模式**

1. 上肢屈曲 – 内收 – 外旋(D1F)模式。

2. 上肢伸展 – 外展 – 内旋(D1E)模式。

3. 上肢屈曲 – 外展 – 外旋(D2F)模式。

4. 上肢伸展 – 内收 – 内旋(D2E)模式。

（三）**下肢运动模式**

1. 下肢屈曲 – 内收 – 外旋(D1F)模式。

2. 下肢伸展 – 外展 – 内旋(D1E)模式。

3. 下肢屈曲 – 外展 – 外旋(D2F)模式。

4. 下肢伸展 – 内收 – 内旋(D2E)模式。

【实训报告】

见附录"实训报告模板"。

【实训评价】

评分细则	分值	评分等级				得分
		A	B	C	D	
着装仪表	5	5	4	3	2~0	
物品准备	5	5	4	3	2~0	
被检查者体位	10	10	9~8	7~6	5~0	
操作准确规范度	40	40~36	35~26	25~16	15~0	
操作熟练程度	10	10	9~8	7~6	5~0	
检测结果分析	10	10	9~8	7~6	5~0	
回答提问准确度	10	10	9~8	7~6	5~0	
对患者人文关爱	10	10	9~8	7~6	5~0	
总分						

注:A指操作规范正确(体位、操作、解释),无差错,无延时;B指操作较规范,差错少于全套操作的20%,操作无延时;C指操作欠规范,差错少于全套操作的40%,操作稍有延时;D指操作不规范,差错多于全套操作的40%,操作明显延时(不操作或操作全错计0分)。

（楼天晓）

实训 10　呼 吸 训 练

【实训目的】

1. 掌握不同体位下腹式呼吸训练、缩唇呼吸训练、局部呼吸训练、胸腔松动训练的基本方法。

2. 掌握不同病灶的体位引流技术、咳嗽训练。

3. 熟悉并练习主动循环呼吸技术。

【实训准备】

1. 物品　PT 床、PT 凳、枕头、毛巾、直立床。

2. 器材　沙袋、吸气阻力训练器。

3. 环境　实训室宽敞明亮,室温适宜;学生着装宽松,方便操作,方便操作;每 3～4 人一组。

【实训学时】

2 学时。

【实训步骤】

1. 课前分组讨论病案,并拟出治疗方案与治疗方法。

2. 以组为单位进行汇报并操作演示。

3. 总结同学分组讨论及操作,对呼吸训练技术进行示教。

4. 分组练习呼吸训练技术。

5. 以组为单位操作演示并进行总结。

【实训内容】

(一)病案

患者,男,65 岁,因慢性咳嗽、咳痰 20 年入院,患者上 3 层楼有明显气促,喘憋,休息时好转。受凉后常出现发热,常口唇发绀,气短、喘憋加重,休息时也感呼吸困难。每日晨起痰量多,为白色泡沫样痰。如何对患者进行呼吸训练? 请进行操作演示。

(二)训练方法

1. 改善肺部通气技术

(1)腹式呼吸训练。

(2)缩唇呼吸训练。

(3)呼吸肌训练:横膈肌阻力训练、吸气肌阻力训练、诱发呼吸训练。

(4)局部呼吸训练:双侧肋骨扩张、单侧肋骨扩张、后侧底部扩张。

(5)松动胸腔训练:松动一侧胸腔、松动上胸腔及牵张胸肌、松动上胸腔及肩关节。

2. 促进肺部清洁技术

(1)体位引流:不同肺段体位引流技术、手法。

(2)咳嗽训练:有效咳嗽训练、诱发咳嗽训练、伤口固定法。

3. 主动循环呼吸技术。

【实训报告】

见附录"实训报告模板"。

评分细则	分值	评分等级				得分
		A	B	C	D	
着装仪表	5	5	4	3	2～0	
物品准备	5	5	4	3	2～0	
被检查者体位	10	10	9～8	7～6	5～0	
操作准确规范度	40	40～36	35～26	25～16	15～0	
操作熟练程度	10	10	9～8	7～6	5～0	
检测结果分析	10	10	9～8	7～6	5～0	
回答提问准确度	10	10	9～8	7～6	5～0	
对患者人文关爱	10	10	9～8	7～6	5～0	
总分						

注:A 指操作规范正确(体位、操作、解释),无差错,无延时;B 指操作较规范,差错少于全套操作的 20%,操作无延时;C 指操作欠规范,差错少于全套操作的 40%,操作稍有延时;D 指操作不规范,差错多于全套操作的 40%,操作明显延时(不操作或操作全错计 0 分)。

(刘洪秀)

实训 11　运动治疗新技术

【实训目的】

1. 掌握麦肯基颈椎、腰椎治疗技术;肌内效贴扎技术。

2. 熟悉悬吊技术中核心功能的训练。

3. 能运用运动治疗新技术帮助患者进行康复训练,培养学生良好的人文关爱精神及团队合作精神。

【实训准备】

1. 物品　治疗床、椅子、枕头、毛巾、悬吊系统。

2. 器材　剪刀、肌内效贴。

3. 环境　实训室宽敞明亮,室温适宜;学生着装宽松,易于暴露四肢,方便操作;每 3～4 人一组。

【实训学时】

2 学时。

【实训步骤】

1. 课前分组讨论病案,并拟出治疗方案与治疗方法。

2. 以组为单位进行汇报并操作演示。

3. 总结同学分组讨论及操作,对麦肯基疗法、悬吊及肌内效贴扎进行示教。

4. 分组练习麦肯基疗法、悬吊及肌内效贴扎技术。

5. 以组为单位操作演示并进行总结。

【实训内容】

（一）病案

患者,女,30 岁,产后 2 周伴腰痛不适,无其他不良症状,请结合本章学到的新技术设计一份针对该患者缓解疼痛、核心功能训练的运动处方,并进行操作演示。

（二）训练方法

1. 麦肯基疗法

（1）静态俯卧位放松

操作方法:患者俯卧位,整体放松,双上肢置于体侧,自然呼吸。

（2）静态俯卧位伸展

操作方法:患者俯卧位,双上肢置于体侧。患者从俯卧位开始,用双肘和前臂支撑将上半身抬起,腰部有意下沉,骨盆和大腿不离开床面,维持 5~10 分钟。

（3）俯卧位重复伸展

操作方法:患者俯卧位,双手掌心朝下置于肩下。患者用力伸直双上肢将上半身撑起,骨盆以下放松下沉,然后双肘屈曲,上半身下降至起始位,重复 10~15 次为 1 组。伸展时应逐渐增大幅度,直至最后一次达到最大伸展范围。若第 1 组完成后有效,则可进行第 2 组,力度可加大,最后 2~3 次在终点位维持数秒。

（4）站立位伸展

操作方法:患者站立,双足分开约 30cm,双手支撑腰部,手指朝后。用双手作为支点,尽量向后弯曲躯干,达到最大伸展范围后回复至起始位。重复 10 次。

（5）仰卧位屈曲

操作方法:患者仰卧位,双足底接触床面,双髋膝关节屈曲约 45°。指导患者用双手带动双膝向胸部运动,达到运动终点时,双手用力下压,随之放松,双足回复至起始位。重复 10 次,前两次需小心进行,最后两次需达到最大屈曲范围。

（6）坐位屈曲

操作方法:将椅子放平稳,坐在椅子边缘,双腿尽量分开,双手平放在腿上。向下弯腰,双手抓住脚踝,使身体进一步弯曲。重复 10 次。练习时尽量使每次弯腰幅度都比上一次大一些,保证练习结束时背部尽量弯曲。

（7）站立位屈曲

操作方法:患者站立位,双足分开约 30cm,双膝伸直。患者向前弯腰,双手沿大腿前方下滑,以提供必要的支撑,并可作为测量依据。达到最大屈曲范围后回复至起始位,重复 10 次,开始时要轻柔小心。

2. 悬吊训练

（1）仰卧位骨盆上抬训练

操作方法:患者采取仰卧位,双上肢放于两侧并与躯干平行。一侧膝关节屈曲 90° 并使足底贴于床面,另一侧下肢平放于床面,悬吊承托点正好在骨盆带上方,使用弹性绳索连接宽的吊带,并使吊带拖住骨盆带远离床面。悬吊固定点正好在膝关节上方,使用固定绳索绑定窄的吊带,并使吊带托住腘窝。训练过程中将窄吊带中的膝关节伸直,另一侧腿伸直抬起,保持与被悬吊侧腿部同一高度平面,将悬吊侧腿部下压悬吊带,使骨盆抬高。

（2）俯卧位平板支撑训练

操作方法：患者采取俯卧位，双上肢肘撑于床面。悬吊承托点正好在骨盆带上方，使用弹性绳索连接宽的吊带，并使吊带拖住骨盆带远离床面。悬吊固定点正好在双踝关节上方，使用固定绳索绑定窄的吊带。训练过程中，肘撑使躯干抬离床面，使患者保持平板支撑动作，根据患者具体情况，可以通过减少弹性绳的辅助、悬吊点的改变、支持面的不稳定设置来增加动作难度，增加感觉输入，促进本体感觉功能激活。

（3）侧卧位髋外展训练

操作方法：患者采取侧卧位，一侧上肢枕于头下。悬吊承托点正好在骨盆带上方，使用弹性绳索连接宽的吊带，并使吊带拖住骨盆带远离床面。悬吊固定点正好在下侧踝关节上方，使用固定绳索绑定窄的吊带，训练过程中，核心收紧使躯干抬离床面，上侧髋关节外展增加难度。

3. 肌内效贴扎技术

（1）Ⅰ形贴布横向贴扎

操作方法：贴布中段以中度拉力固定于病患椎体处，两"尾"以自然拉力向左右两端延展。

（2）Ⅰ形贴布纵向贴扎

操作方法：贴布中段以中度拉力固定于病患椎体处，两"尾"以自然拉力向上下两端延展。

（3）Ⅰ形贴布斜向交叉贴扎

操作方法：一条贴布中段以中度拉力固定于病患椎体处，两"尾"以自然拉力斜向两端延展；另一条贴布贴扎方向与其垂直，方法相同。

【实训报告】

见附录"实训报告模板"。

【实训评价】

评分细则	分值	评分等级				得分
		A	B	C	D	
着装仪表	5	5	4	3	2～0	
物品准备	5	5	4	3	2～0	
被检查者体位	10	10	9～8	7～6	5～0	
操作准确规范度	40	40～36	35～26	25～16	15～0	
操作熟练程度	10	10	9～8	7～6	5～0	
口述动作要领	10	10	9～8	7～6	5～0	
回答提问准确度	10	10	9～8	7～6	5～0	
对患者人文关爱	10	10	9～8	7～6	5～0	
总分						

注：A指操作规范正确（体位、操作、解释），无差错，无延时；B指操作较规范，差错少于全套操作的20%，操作无延时；C指操作欠规范，差错少于全套操作的40%，操作稍有延时；D指操作不规范，差错多于全套操作的40%，操作明显延时（不操作或操作全错计0分）。

（闫鹏宇）

实训报告模板

实训名称	
实训时间	

操作流程要点：

注意事项：

适应证：

禁忌证：

实训感受：

报告人：

指导老师：

教学大纲（参考）

一、课程性质

运动疗法是中等卫生职业教育康复技术专业一门重要的专业核心课程,是康复医学治疗技术(士)考试和学生就业考试必考课目。本课程主要内容包括运动疗法的概论、运动治疗基础、关节活动技术、关节松动技术、肌肉牵伸技术、肌力训练、平衡与协调训练、站立与步行训练、牵引技术、博巴斯技术、布伦斯特伦技术、鲁德技术、本体促进技术、医疗体操、呼吸训练、运动疗法新技术。本课程的主要任务是通过学习,学生掌握运动疗法基础理论、各类运动疗法的操作方法与临床应用,能根据患者运动障碍的特点与原因制订合理的运动治疗处方,实施治疗,并能关心、关爱患者,促进患者全方位的康复。学生毕业后能直接对接康复医学科、康复中心、社区卫生服务中心等运动治疗的工作岗位。

二、课程目标

通过本课程的学习,学生能够达到下列要求:

(一)职业素养目标

1. 具有求实创新精神,勤于钻研,富有爱心及责任感。

2. 具有团队协作能力,善于沟通交流,有较高的人文素养与社会适应能力。

3. 具有吃苦耐劳品质,树立为残疾人服务的意识,建立热爱康复事业的职业情感。

(二)专业知识和技能目标

1. 掌握运动治疗技术的概念、作用、种类;各种运动治疗技术的基本原理和操作方法;运动治疗技术的适应证、禁忌证与注意事项等专业知识。

2. 具有根据患者运动障碍的原因与特点选择合适的运动治疗技术的能力。

3. 具有为患者制订有针对性的运动治疗处方的能力。

4. 具有为患者实施运动治疗,并能收到较好疗效的能力。

三、学时安排

教学内容	学时		
	理论	实践	合计
一、概论	2	1	3
二、运动治疗基础	2	0	2
三、关节活动技术	2	2	4
四、关节松动技术	3	3	6
五、肌肉牵伸技术	3	3	6
六、肌力训练	3	3	6
七、平衡与协调训练	2	2	4
八、站立与步行训练	2	2	4
九、牵引技术	2	2	4
十、博巴斯技术	3	3	6

教学内容	学时		
	理论	实践	合计
十一、布伦斯特伦技术	3	3	6
十二、鲁德技术	2	2	4
十三、本体促进技术	2	2	4
十四、医疗体操	2	2	4
十五、呼吸训练	1	2	3
十六、运动疗法新技术	2	3	5
机动	0	1	1
合计	36	36	72

四、课程内容和要求

单元	教学内容	教学要求	教学活动参考	参考学时	
				理论	实践
一、概论	（一）概述 1. 基本概念 2. 运动疗法分类 （二）运动疗法的常用器械 1. 上肢训练常用器械 2. 下肢训练常用器械 3. 其他常用设备	1. 掌握物理治疗、运动疗法、物理治疗师的概念 2. 熟悉运动训练常用器械的名称及功能 3. 了解运动疗法各种技术名称及分类 4. 能够阐述物理治疗与运动疗法的区别；辨识上肢及下肢运动训练器械；根据功能障碍选择运动训练器械 5. 具有安全意识；严谨的工作态度	理论讲授 情境教学 教学录像 启发教学	2	
	实训1：上肢训练常用器械 实训2：下肢训练常用器械 实训3：其他常用设备		角色扮演 案例分析 技能实践		1
二、运动治疗基础	（一）运动形式与分类 1. 运动轴与运动平面 2. 关节的运动方向 3. 关节的运动链 4. 运动分类 （二）运动治疗对人体的影响 1. 制动对人体的影响 2. 运动治疗的作用 3. 运动的潜在威胁	1. 掌握运动轴与运动平面、运动处方的概念 2. 熟悉制动对人体的影响 3. 了解运动对人体的积极效应和潜在威胁 4. 能够演示出关节的运动；制订简单的运动处方 5. 具有"运动是良医"的理念；严谨的工作态度	理论讲授 情境教学 教学录像 启发教学	2	

单元	教学内容	教学要求	教学活动参考	参考学时	
				理论	实践
二、运动治疗基础	（三）运动处方 1. 运动目的 2. 运动类型 3. 运动强度 4. 运动时间 5. 运动频率 6. 注意事项				
三、关节活动技术	（一）概述 1. 影响关节活动的因素 2. 改善关节活动的技术与方法 3. 临床应用 （二）人体关节活动技术 1. 肩部关节 2. 肘部关节 3. 腕部关节 4. 手指关节 5. 髋部关节 6. 膝部关节 7. 踝及足关节 8. 躯干	1. 掌握改善关节活动的技术与方法；上肢、下肢关节与躯干的活动技术 2. 熟悉影响关节活动的因素；关节活动技术的临床应用及持续被动运动 3. 了解人体各关节解剖及运动学概要 4. 能够演示关节活动技术；根据不同的案例分析关节活动影响因素及存在问题，完成关节活动训练	理论讲授 情境教学 教学录像 启发教学	2	
	实训1：肩部、肘部、腕部、手指关节活动技术 实训2：髋部、膝部、踝及足关节活动技术	5. 具有良好的职业道德；康复团队协作意识；医患沟通能力	角色扮演 案例分析 技能实践		2
四、关节松动技术	（一）概述 1. 基本概念 2. 基本手法 3. 手法分级 4. 临床操作程序 5. 治疗作用及临床应用 （二）上肢关节松动技术 1. 肩部关节 2. 肘部关节	1. 掌握关节松动技术的定义、基本手法、手法分级应用、操作程序；肩、肘、腕、髋、膝、踝六大关节的松动技术 2. 熟悉关节松动技术的治疗作用、临床应用；脊柱关节的松动技术 3. 了解手部及足部的关节松动技术	理论讲授 情境教学 教学录像 启发教学	3	

单元	教学内容	教学要求	教学活动参考	参考学时	
				理论	实践
四、关节松动技术	3. 腕部关节 4. 手部关节 （三）下肢关节松动技术 1. 髋部关节 2. 膝部关节 3. 踝部关节 4. 足部关节 （四）脊柱关节松动技术 1. 颈椎关节 2. 胸椎关节 3. 腰椎关节	4. 能够运用关节松动技术为患者进行康复治疗；独立使用关节松动技术；开展健康教育 5. 具有良好医德医风；团队合作意识；职业认同感			
	实训1：上肢关节松动技术 实训2：下肢关节松动技术 实训3：脊柱关节松动技术		角色扮演 案例分析 技能实践		3
五、肌肉牵伸技术	（一）概述 1. 牵伸基础 2. 肌肉牵伸技术 3. 牵伸作用 4. 牵伸程序 5. 临床应用 （二）上肢肌肉牵伸技术 1. 肩部肌肉 2. 肘部肌肉 3. 腕及手部肌肉 （三）下肢肌肉牵伸技术 1. 髋部肌肉 2. 膝部肌肉 3. 踝及足部肌肉 （四）脊柱肌肉牵伸技术 1. 颈部肌肉 2. 腰部肌肉	1. 掌握牵伸技术的定义、方法、作用及临床应用；上肢、下肢、脊柱肌肉的被动牵伸、自我牵伸技术 2. 熟悉挛缩的概念与分类；肌肉牵伸的程序 3. 了解肌肉的物理特性、牵伸原理和主动抑制的牵伸手法 4. 能运用肌肉牵伸技术帮助患者进行治疗；与患者进行良好的沟通交流和宣教；预防再次损伤 5. 具有良好医德医风；团队合作意识；职业认同感	理论讲授 情境教学 教学录像 启发教学	3	
	实训1：上肢肌肉牵伸技术 实训2：下肢肌肉牵伸技术 实训3：脊柱肌肉牵伸技术		角色扮演 案例分析 技能实践		3

单元	教学内容	教学要求	教学活动参考	参考学时 理论	参考学时 实践
六、肌力训练	（一）概述 1. 影响肌力的因素与肌力下降的原因 2. 肌力训练的目的和种类 3. 肌力训练的基本原则 4. 肌力训练的方法 5. 肌耐力训练 6. 临床应用 （二）上肢肌群肌力训练 1. 肩部肌群 2. 肘部及前臂肌群 3. 腕及手部肌群 （三）下肢肌群肌力训练 1. 髋部肌群 2. 膝部肌群 3. 踝部肌群 （四）头颈和躯干肌群肌力训练 1. 头颈肌群 2. 躯干肌群	1. 掌握肌力训练的目的和种类；肌力训练的基本原则；肌力和肌耐力训练方法 2. 熟悉影响肌力的因素与肌力下降的原因 3. 了解等速肌力训练方法 4. 能够根据患者肌力等级，指导其开展科学的肌力训练 5. 具有爱心和同理心；严谨、认真、负责的职业态度；增强身体素质，培养自我肌力训练的习惯	理论讲授 情境教学 教学录像 启发教学	3	
	实训1：上肢肌群肌力训练 实训2：下肢肌群肌力训练 实训3：头颈和躯干肌群肌力训练		角色扮演 案例分析 技能实践		3
七、平衡与协调训练	（一）概述 1. 平衡 2. 协调 （二）平衡训练 1. 影响平衡能力的因素 2. 平衡训练的原则 3. 平衡的训练方法 4. 注意事项	1. 掌握平衡的分类及其概念；共济失调的概念、分类及其表现；平衡训练的方法，协调训练的方法 2. 熟悉影响平衡能力的因素；平衡的维持机制；平衡训练的原则；影响协调训练的因素；协调训练的原则	理论讲授 情境教学 教学录像 启发教学	2	

单元	教学内容	教学要求	教学活动参考	参考学时	
				理论	实践
七、平衡与协调训练	（三）协调训练 1. 影响协调训练的因素 2. 协调训练的基本原则及顺序 3. 协调训练方法 4. 注意事项	3. 了解重心和支撑面对平衡功能的影响；踝对策、髋对策、迈步对策的概念和意义 4. 能够运用平衡与协调训练的方法为患者进行康复治疗并进行针对性康复指导训练			
	实训1：平衡训练技术 实训2：协调训练技术	5. 具有良好的人际沟通能力；与患者及家属进行有效沟通的能力	角色扮演 案例分析 技能实践		2
八、站立与步行训练	（一）概述 1. 基本概念 2. 正常步行周期中肌肉和关节活动 （二）站立训练 1. 平行杆内的站立训练 2. 平行杆内的重心转移训练 （三）步行训练 1. 步行训练的条件 2. 步行训练前的准备 3. 步行训练方法 （四）常见异常步态的矫治训练 1. 剪刀步态 2. 偏瘫步态 3. 足下垂步态 4. 膝过伸 5. 臀大肌步态 6. 臀中肌步态	1. 掌握步行训练的条件和训练前的准备 2. 熟悉常见异常步态的矫治训练方法 3. 了解正常步行周期中骨盆和下肢各关节的角度变化及参与的肌群 4. 能够进行平行杠内的站立及重心转移训练；步行分解训练技能；指导患者使用助行器、持手杖、持腋拐进行室内步行训练 5. 具有良好的安全意识；团队合作意识	理论讲授 情境教学 教学录像 启发教学	2	
	实训1：站立训练 实训2：步行训练		角色扮演 案例分析 技能实践		2

单元	教学内容	教学要求	教学活动参考	参考学时	
				理论	实践
九、牵引技术	（一）概述 1. 定义与分类 2. 牵引的治疗作用 （二）颈椎牵引 1. 颈椎牵引作用 2. 颈椎牵引常用装置 3. 颈椎牵引方法 4. 临床应用及注意事项 （三）腰椎牵引 1. 腰椎牵引作用 2. 腰椎牵引常用装置 3. 腰椎牵引方法 4. 临床应用及注意事项	1. 掌握颈椎牵引技术和腰椎牵引技术的常用牵引方法，临床应用及注意事项 2. 熟悉颈椎牵引技术和腰椎牵引技术的治疗作用及常用的牵引装置 3. 了解牵引技术的定义及分类 4. 能运用颈椎、腰椎牵引技术为患者进行康复治疗、训练及指导 5. 具有良好医德医风；医疗风险防范意识	理论讲授 情境教学 教学录像 启发教学	2	
	实训1：颈椎牵引技术 实训2：腰椎牵引技术		角色扮演 案例分析 技能实践		2
十、博巴斯技术	（一）理论基础 1. 定义 2. 治疗原则 （二）基本技术 1. 反射抑制模式 2. 促进正常姿势反射 3. 关键点的控制 4. 刺激固有感受器和体表感受器 （三）临床应用 1. 小儿脑性瘫痪的治疗 2. 脑卒中偏瘫的治疗	1. 掌握博巴斯技术的定义、治疗原则和基本技术 2. 熟悉博巴斯技术对小儿脑性瘫痪和脑卒中偏瘫的治疗方法 3. 了解博巴斯技术的发展简史和最新发展动态 4. 能够运用博巴斯技术对小儿脑性瘫痪、脑卒中偏瘫患者进行康复治疗 5. 具有良好的医患沟通能力；人文关怀意识；医疗风险防范意识	理论讲授 情境教学 教学录像 启发教学	3	
	实训1：基本技术 实训2：脑卒中偏瘫的治疗		角色扮演 案例分析 技能实践		3

单元	教学内容	教学要求	教学活动参考	参考学时 理论	参考学时 实践
十一、布伦斯特伦技术	（一）理论基础 1. 中枢神经系统损伤后的恢复阶段 2. 偏瘫患者的异常运动模式 （二）基本技术 1. 治疗技术 2. 训练方法	1. 掌握布伦斯特伦偏瘫运动功能恢复阶段的特点；布伦斯特伦技术的基本治疗方法及治疗原则 2. 熟悉联合反应、共同运动的概念；共同运动的模式；联合反应、原始反射的类型	理论讲授 情境教学 教学录像 启发教学	3	
	实训1：上肢布伦斯特伦训练技术 实训2：下肢布伦斯特伦训练技术 实训3：手布伦斯特伦训练技术	3. 了解布伦斯特伦的发展简史及理论基础 4. 能够运用布伦斯特伦技术对脑卒中偏瘫患者进行康复治疗 5. 具有安全意识；独立思考解决问题能力；人文关怀意识	角色扮演 案例分析 技能实践		3
十二、鲁德技术	（一）理论基础 1. 概述 2. 基本理论 3. 运动控制的形式 4. 治疗原则 （二）基本技术 1. 治疗用具 2. 促进方法 3. 抑制方法 4. 临床应用	1. 掌握鲁德技术的定义、特点；促进技术和抑制技术 2. 熟悉鲁德技术的基本理论，治疗原则和临床应用 3. 了解鲁德技术的发展简史，常用治疗工具 4. 能够根据患者的功能障碍特点，选择性运用合适的鲁德技术方法，对患者进行康复治疗并指导康复训练	理论讲授 情境教学 教学录像 启发教学	2	
	实训1：鲁德促进方法 实训2：鲁德抑制技术	5. 具有良好的人文关怀意识；团结协作精神	角色扮演 案例分析 技能实践		2
十三、本体促进技术	（一）治疗技术 1. 基本治疗技术 2. 特殊治疗技术 3. 运动模式	1. 掌握PNF技术的概念；基本治疗技术；基本运动模式 2. 熟悉PNF技术的特殊治疗技术；PNF技术的临床应用	理论讲授 情境教学 教学录像 启发教学	2	

单元	教学内容	教学要求	教学活动参考	参考学时	
				理论	实践
十三、本体促进技术	（二）肢体基本运动模式与手法 1. 上肢运动模式 2. 下肢运动模式 3. 临床应用	3. 了解PNF技术的发展简史 4. 能够演示上、下肢运动模式的操作方法，并运用到偏瘫等患者康复治疗中 5. 具有刻苦钻研和精益求精的精神；良好的医患沟通能力；关心关爱患者的意识			
	实训1：上肢运动模式 实训2：下肢运动模式		角色扮演 案例分析 技能实践		2
十四、医疗体操	（一）概述 1. 定义 2. 医疗体操的特点及分类 3. 医疗体操的适应证与禁忌证 4. 医疗体操的编排原则 （二）常见医疗体操 1. 颈椎病的医疗体操 2. 肩周炎的医疗体操 3. 腰椎间盘突出症的医疗体操 4. 膝关节骨性关节炎的医疗体操 5. 肺气肿的医疗体操	1. 掌握医疗体操的定义、作用、适应证、禁忌证、注意事项；颈椎病、肩周炎、腰椎间盘突出症、膝关节骨性关节炎和肺气肿医疗体操练习方法与步骤 2. 熟悉医疗体操的编排原则 3. 了解医疗体操特点及分类 4. 能够为颈椎病、肩周炎、腰椎间盘突出症、膝关节骨性关节炎和肺气肿患者制订医疗体操；指导患者进行医疗体操训练 5. 具有良好的医患沟通能力；团队协作及人文关怀精神	理论讲授 情境教学 教学录像 启发教学	2	
	实训1：颈椎病的医疗体操 实训2：肺气肿的医疗体操		角色扮演 案例分析 技能实践		2
十五、呼吸训练	（一）概述 1. 呼吸训练的基本原理 2. 呼吸训练目标 3. 适应证与禁忌证 （二）呼吸训练的方法 1. 改善肺部通气技术 2. 促进肺部清洁技术 3. 改善呼吸功能技术	1. 掌握呼吸训练的定义及改善肺部通气的技术，促进肺部清洁技术，改善呼吸功能技术的训练方法 2. 熟悉正常呼吸的必备条件；呼吸训练的目标以及适应证、禁忌证	理论讲授 情境教学 教学录像 启发教学	1	

单元	教学内容	教学要求	教学活动参考	参考学时 理论	参考学时 实践
十五、呼吸训练	实训1:改善肺部通气技术 实训2:促进肺部清洁技术 实训3:改善呼吸功能技术	3. 了解呼吸训练的基本原理 4. 能够运用呼吸训练技术帮助患者进行康复训练;进行健康宣教 5. 具有优良的医德医风;团队合作精神	角色扮演 案例分析 技能实践		2
十六、运动疗法新技术	(一)麦肯基疗法 1. 概述 2. 检查评估 3. 治疗技术 (二)悬吊训练疗法 1. 概述 2. 治疗技术 (三)肌内效贴扎技术 1. 概述 2. 治疗技术	1. 掌握麦肯基疗法的概念、治疗作用;悬吊训练疗法的概念及操作技术;常见疾病肌内效贴扎技术 2. 熟悉麦肯基疗法的治疗原则;悬吊训练疗法影响因素;肌内效贴扎技术的分类及各自特点 3. 了解麦肯基疗法、悬吊训练疗法及肌内效贴扎技术的注意事项	理论讲授 情境教学 教学录像 启发教学	2	
	实训1:麦肯基疗法 实训2:悬吊训练疗法 实训3:肌内效贴扎技术	4. 能够应用麦肯基疗法、悬吊训练疗法及肌内效贴扎技术对常见相关疾病进行操作治疗 5. 具有安全意识;团队合作意识;职业认同感	角色扮演 案例分析 技能实践		3

五、说明

(一)教学安排

本课程标准主要供中等卫生职业教育康复技术专业教学使用。本课程于第3学期开设,总学时为72学时,其中理论教学36学时,实践教学36学时。学分为4学分。

(二)教学要求

1. 本课程对知识目标分为掌握、熟悉、了解三个层次。掌握:指对基本知识、基本理论有较深刻的认识,并能综合、灵活地运用所学的知识解决实际问题。熟悉:指能够领会概念、原理的基本含义,解释现象。了解:指对基本知识、基本理论能有一定的认识,能够记忆所学的知识要点。

2. 本课程重点突出以岗位胜任力为导向的教学理念,在技能目标分为能和会两个层次。能:指能独立、规范地解决实践技能问题,完成实践技能操作。会:指在教师的指导下能初步实施实践技能操作。

3. 本课程突出课程思政内容,在素质目标中强调"敬佑生命、救死扶伤、甘于奉献、大爱无疆"的医者精神以及安全意识等课程思政内容的培养。

(三)教学建议

1. 本课程依据初级康复治疗师岗位的工作任务、职业能力要求,强化理论实践一体化,突出"做中学、学中做"的职业教育特色,根据培养目标、教学内容和学生的学习特点以及执业资格考试要求,提倡项目教学、案例教学、任务教学、角色扮演、情境教学等方法,利用校内外实训基地,将学生的自主学习、合作学习和教师引导教学等教学组织形式有机结合。

2. 教学过程中,可通过测验、观察记录、技能考核和理论考试等多种形式,对学生的职业素养、专业知识和技能进行综合考评。应体现评价主体的多元化,评价过程的多元化,评价方式的多元化。评价内容不仅关注学生对知识的理解和技能的掌握,更要关注知识在临床实践中运用与解决实际问题的能力水平,重视职业素质的形成。

(田　莉)

主要参考文献

[1] 燕铁斌. 骨科康复评定与治疗技术 [M].5 版. 北京:科学出版社,2020.

[2] 燕铁斌. 物理治疗学 [M].3 版. 北京:人民卫生出版社,2018.

[3] 章稼,王于领. 运动治疗技术 [M].3 版. 北京:人民卫生出版社,2020.

[4] 王雪强. 关节松动术 [M]. 北京:科学出版社,2021.

[5] 黄晓琳,燕铁斌. 康复医学 [M].6 版. 北京:人民卫生出版社,2018.

[6] 林成杰. 物理治疗技术 [M].3 版. 北京:人民卫生出版社,2019

[7] 吴庆连. 康复医学科管理规范与操作常规 [M]. 北京:中国协和医科大学出版社,2018.

[8] 王拥军,潘华山. 运动医学 [M].2 版. 北京:人民卫生出版社,2018.

[9] 王予彬,王惠芳. 运动损伤康复治疗学 [M].2 版. 北京:科学出版社,2019.

[10] 胡菱,赵兰婷,王明航,等. 心肺康复理论及治疗技术 [M]. 北京:清华大学出版社,2021.